Krebs einfach erklärt

Visar Vela • Günther Spahn

Krebs einfach erklärt

Was ist Krebs und was können wir dagegen tun?

Mit Beiträgen von Laurence Favet und Besmira Sabani

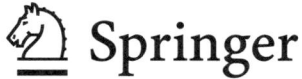

Visar Vela
Winterthur, Schweiz

Günther Spahn
Karlsruhe, Deutschland

ISBN 978-3-662-70290-1   ISBN 978-3-662-70291-8 (eBook)
https://doi.org/10.1007/978-3-662-70291-8

Die Deutsche Nationalbibliothek verzeichnet diese Publikation in der Deutschen Nationalbibliografie; detaillierte bibliografische Daten sind im Internet über https://portal.dnb.de abrufbar.

© Der/die Herausgeber bzw. der/die Autor(en), exklusiv lizenziert an Springer-Verlag GmbH, DE, ein Teil von Springer Nature 2025

Das Werk einschließlich aller seiner Teile ist urheberrechtlich geschützt. Jede Verwertung, die nicht ausdrücklich vom Urheberrechtsgesetz zugelassen ist, bedarf der vorherigen Zustimmung des Verlags. Das gilt insbesondere für Vervielfältigungen, Bearbeitungen, Mikroverfilmungen und die Einspeicherung und Verarbeitung in elektronischen Systemen.
Die Wiedergabe von allgemein beschreibenden Bezeichnungen, Marken, Unternehmensnamen etc. in diesem Werk bedeutet nicht, dass diese frei durch jede Person benutzt werden dürfen. Die Berechtigung zur Benutzung unterliegt, auch ohne gesonderten Hinweis hierzu, den Regeln des Markenrechts. Die Rechte des/der jeweiligen Zeicheninhaber*in sind zu beachten.
Der Verlag, die Autor*innen und die Herausgeber*innen gehen davon aus, dass die Angaben und Informationen in diesem Werk zum Zeitpunkt der Veröffentlichung vollständig und korrekt sind. Weder der Verlag noch die Autor*innen oder die Herausgeber*innen übernehmen, ausdrücklich oder implizit, Gewähr für den Inhalt des Werkes, etwaige Fehler oder Äußerungen. Der Verlag bleibt im Hinblick auf geografische Zuordnungen und Gebietsbezeichnungen in veröffentlichten Karten und Institutionsadressen neutral.

Alle Abbildungen sind mit der Software DALL-E, Gold Version erstellt.

Einbandabbildung: © Autor

Planung/Lektorat: Stefanie Wolf
Springer ist ein Imprint der eingetragenen Gesellschaft Springer-Verlag GmbH, DE und ist ein Teil von Springer Nature.
Die Anschrift der Gesellschaft ist: Heidelberger Platz 3, 14197 Berlin, Germany

Wenn Sie dieses Produkt entsorgen, geben Sie das Papier bitte zum Recycling.

Vorwort

Wenn ein Patient mit einer Krebsdiagnose konfrontiert wird, ist er oft von Ängsten und Fragen überwältigt. Dieses Buch richtet sich an diejenigen, die nach Antworten über die Entstehung von Krebs und seine verschiedenen Formen suchen. Es richtet sich auch an diejenigen, die sich mit dem Widerspruch auseinandersetzen, dass sie trotz eines gesunden Lebensstils an Krebs erkrankt sind. Das Buch geht auf diese Frage genauso ein, wie auf die, ob es einen Zusammenhang zwischen Krebs und Stress gibt. Es klärt auch auf, warum einige Frauen nach einer Heilung (kompletten Remission) von Brustkrebs weiterhin überwacht werden müssen und warum eine Chemotherapie nach einer Operation (adjuvant) empfohlen wird, selbst wenn der Krebs vollständig entfernt wurde. Unser Ziel ist es, Patientinnen und Patienten durch ein verbessertes Verständnis dazu zu befähigen, sich in den Genesungsprozess selbst einzubringen. Für viele von uns und unsere Familienangehörigen ist diese Erkrankung ein Teil des Lebens geworden.

Krebs ist eine Krankheit, die sich im Laufe der Menschheitsgeschichte immer stärker ausgebreitet hat. Auch wenn Krebs aufgrund verschiedener Ursachen immer häufiger auftritt, gibt es diese Krankheit bereits seit langer Zeit. Der älteste dokumentierte Fall stammt aus Ägypten, um das Jahr ***1600 v. Chr.*** Zu dieser Zeit wurde der erste Brusttumor beschrieben. Für viele Menschen gehört diese Krankheit zu ihrem Leben. Die Angst vieler Menschen vor einer Krebserkrankung und die Nicht-Inanspruchnahme von Vorsorgeprogrammen ist ein bedeutendes Thema geworden. Diese Furcht hält einige davon ab, sich regelmäßig untersuchen zu lassen, aus Angst vor der Diagnose einer vermeintlich unheilbaren Krankheit.

Glücklicherweise befinden wir uns in einem Zeitalter, in dem die Medizin stetig Fortschritte macht.

Die Zahl der Menschen, deren Krebserkrankung gänzlich geheilt werden kann, steigt stetig. Der Einsatz von künstlicher Intelligenz (KI) könnte die Diagnostik und die Behandlung von Krebs zusätzlich verbessern. Die Verknüpfung innovativer Technologien wie die Next-Generation-Sequenzierung (NGS) mit KI-Ansätzen könnte eine Vielzahl neuer Therapieoptionen eröffnen. Weltweit werden neue Forschungszeitschriften herausgegeben, die sich mit innovativen Ansätzen über die Diagnose und Therapie von Krebs auseinandersetzen. Dazu gehören bildgebende Diagnostik mit künstlicher Intelligenz, Forschung am menschlichen Methylom (Gesamtheit chemischer Endgruppen an der menschlichen DNS) und im Labor gezüchtete Zellkulturen, die sich zu organähnlichen Strukturen, den Organoiden, entwickeln und der Krebsforschung dienen.Fachausdrücke, wie die genannten, können für Leser ohne wissenschaftlichen oder medizinischen Hintergrund schwer zu verstehen sein. Aus diesem Grund haben wir dieses Buch geschrieben. Wir möchten Informationen über Krebs auf eine verständliche und dennoch wissenschaftlich und medizinisch korrekte Weise weitergeben. Wir haben zahlreiche bildliche Analogien verwendet, die Ihnen ein vertieftes Verständnis zum Thema Krebs vermitteln sollen.

Winterthur, Schweiz   Visar Vela
Karlsruhe, Deutschland   Günther Spahn

Einführung

Krebs ist eine Krankheit, die sich langsam zur häufigsten Todesursache entwickelt, insbesondere in Ländern, in denen Junkfood im Überfluss vorhanden ist und es an körperlicher Betätigung mangelt. Krebs ist nicht ansteckend, aber er breitet sich schnell aus. Nach Angaben der Weltgesundheitsorganisation (WHO) wurden im Jahr 2020 20 Mio. neue Krebsfälle gemeldet, während 10 Mio. Menschen an der Krankheit starben [1]. Diese Zahlen steigen weltweit jeden Tag an. Prognosen zufolge könnte die Zahl der jährlichen Krebsneuerkrankungen, bis 2050 auf etwa 35 Mio. ansteigen [2]. Der erwartete Anstieg von Krebsfällen wird unter anderem auf den Bevölkerungszuwachs, die steigende Lebenserwartung der Menschen sowie erhöhte Risiken durch Veränderungen im Lebensstil zurückgeführt. Faktoren wie Fettleibigkeit, Tabak- und Alkoholkonsum sowie Luftverschmutzung spielen dabei eine entscheidende Rolle. Diese Zahlen sind ein Grund dafür, dass die meisten von uns Freunde und Familienmitglieder durch diese Krankheit verloren haben. Krebs betrifft uns auf persönlicher Ebene.

Die Häufigkeit von Krebserkrankungen ist weltweit unterschiedlich verteilt. Wie Abb. 1 zeigt, liegt die Rate in den hoch industrialisierten westlichen Ländern bei etwa 450 Krebsfällen pro 100.000 Einwohner. Lungen-, Dickdarm-, Brust- und Prostatakrebs sind in diesen Ländern weit verbreitet. Im Gegensatz dazu sind die Raten in asiatischen Ländern niedriger, etwa 97 Fälle pro 100.000 Einwohner, wobei Magen- und Leberkrebs, auf die wir zu einem späteren Zeitpunkt zu sprechen kommen, häufiger sind als andere Krebsarten [3].

Obwohl in Afrika generell niedrige Krebsraten vorliegen, hat sich auch dort die Rate der Krebserkrankungen und die Sterblichkeit in jüngerer Zeit

VIII   Einführung

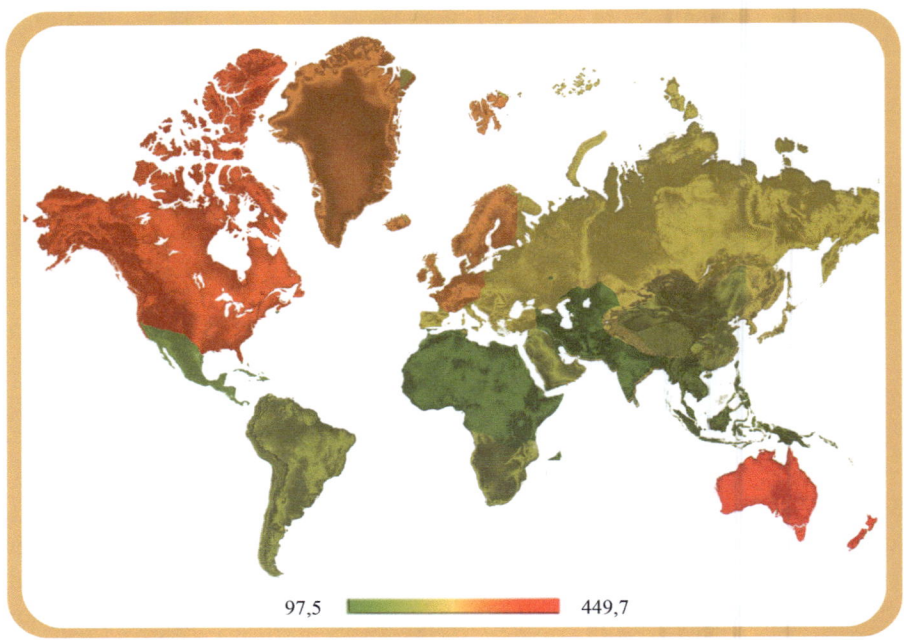

Abb. 1 Weltweite Verteilung der Krebsinzidenz. Die Karte zeigt die Inzidenz aller Krebsarten pro 100.000 Einwohner

erhöht. Dieser Anstieg kann teilweise auf die höhere Lebenserwartung zurückgeführt werden, da Krebs mit dem Alter zunimmt. Leider sind viele Menschen in Afrika immer noch unzureichend über die Krankheit und Präventionsstrategien informiert.

Da die Krebsforschung und Gesundheitsversorgung in Afrika nicht im Vordergrund stehen, sind Berichte und Statistiken über Krebsraten häufig auf verschiedene Register verteilt und nicht zentralisiert, was ihre Aussagekraft einschränkt. Ferner fehlt es in dieser Region an medizinischer Ausstattung, medizinischem Personal und Ressourcen zur Erkennung, Behandlung und Bekämpfung von Krebs [4]. In Australien ist die Krebsrate im Gegensatz zu Afrika sehr hoch, was auf verschiedene Faktoren wie geografische Lage, Sonneneinstrahlung und Migration zurückzuführen ist. Interessanterweise ist die durch Krebs verursachte Sterblichkeit in entwickelten Ländern dieser Erde durchschnittlich nur ca. 15 % niedriger als in Entwicklungsländern. Dies zeigt eindrücklich, wie hilflos wir trotz kostenintensiver und aufwendiger Therapien diesen bösartigen Krebserkrankungen ausgeliefert sind [3]. Diese Aspekte werden im Kap. 2 unter dem Abschnitt „Krebsrisikofaktoren" genauer erläutert. Es ist wichtig zu verstehen, dass Krebs, obwohl die Raten weltweit variieren, überall auftritt.

Einführung IX

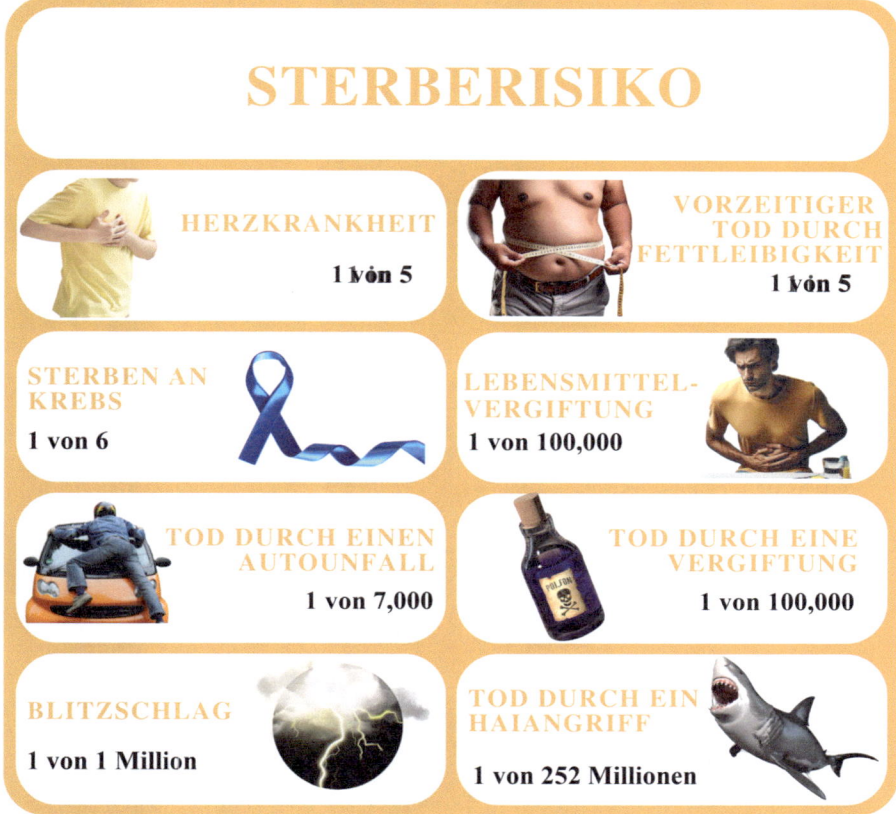

Abb. 2 Befürchtungen vs. tatsächliches Risiko. Das Risiko, an Krebs zu erkranken, ist sehr hoch; ebenso hoch wie das Risiko, an den Folgen des Rauchens zu sterben [7, 8]

Deshalb ist es wahrscheinlicher, dass wir an Krebs sterben als an einem Autounfall [5, 6]. Wie Abb. 2 zeigt, ist das Risiko, an Krebs zu erkranken und daran zu sterben, im Allgemeinen sehr hoch.

Daher ist Krebs weiterhin ein zentrales Thema. Glücklicherweise haben wir im Laufe der Zeit durch kontinuierliche Forschung und Diagnostik viel über Krebs gelernt, wodurch sich unser Wissen kontinuierlich erweitert hat, wie in Abb. 3 veranschaulicht wird. Doch trotz unseres Wissens bleiben einige Fragen offen. Sind wir gegen diese Krankheit machtlos, oder können wir aktiv etwas dagegen tun? Wie können wir uns vor Krebs schützen und ein angenehmes Leben führen? Wie die von der WHO gemeldeten Zahlen nahelegen, müssen wir jetzt Maßnahmen ergreifen. Dies liegt im Interesse aller. Doch zunächst müssen wir einige Mechanismen im menschlichen Körper verstehen, um ein klareres Bild von Krebs zu bekommen.

X   Einführung

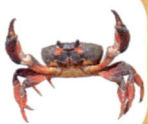
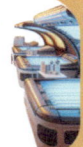
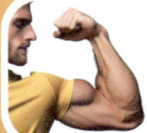
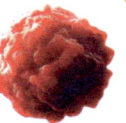
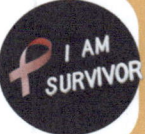
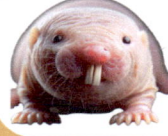
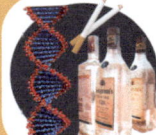
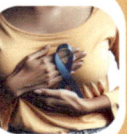
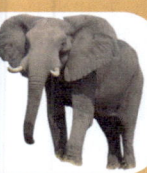

Abb. 3. Zehn interessante Fakten über Krebs. Krebs ist nach wie vor eine sehr schwer fassbare Krankheit, über die jede Sekunde neue Erkenntnisse gewonnen werden [9–11]

Literatur

1. Cancer Today. https://gco.iarc.who.int/today/ (accessed 2024-07-04)
2. International Agency for Research on Cancer. Latest global cancer data: Cancer burden rises to 19.3 million. new cases and 10.0 million. cancer deaths in 2020. 2020. https://iarc.who.int/wp-content/uploads/2020/12/pr292_E.pdf. (accessed 2024-07-06)

3. Sung, H. et al. "Global Cancer Statistics 2020: GLOBOCAN Estimates of Incidence and Mortality Worldwide for 36 Cancers in 185 Countries." CA Cancer J Clin, 2021, 71(3), 209–249. https://doi.org/10.3322/caac.21660.
4. Hamdi, Y., et al. Cancer in Africa: The untold story. Front Oncol 2021, 11, 650117. https://doi.org/10.3389/fonc.2021.650117.
5. Cancer. https://www.who.int/news-room/fact-sheets/detail/cancer [(accessed 2024-07-06).
6. Shapiro, A. The book of odds; HarperCollins (2013)
7. An Update on Cancer Deaths in the United States.
8. CDC. Heart disease facts. Heart disease. https://www.cdc.gov/heart-disease/data-research/facts-stats/index.html (accessed 2024-07-06)
9. Roche I Interesting things you may not know about cancer. https://www.roche.com/stories/9-things-about-cancer [accessed 2024-07-06].
10. 8 Early signs of breast cancer: What to look for? I The University of Kansas Cancer Center. https://www.kucancercenter.org/news-room/blog/2020/07/8-early-signs-of-breast-cancer (accessed 2024-07-06)
11. Elephants rarely get cancer thanks to a 'zombie' gene. https://www.science.org/content/article/elephants-rarely-get-cancer-thanks-zombie-gene (accessed 2024-07-06)

Danksagung

Auf unserem Weg, ein Buch über Krebs zu schreiben, sind wir wunderbaren Menschen begegnet, die uns bei der Verwirklichung dieses Projekts unterstützt haben. Unser besonderer Dank gilt unseren **Familien und Freunden**, die uns auf dieser Reise mit ihrer beständigen Liebe und Unterstützung zur Seite standen. Ein spezieller Dank geht an ***Dr. med. Laurence Favet*** für ihre wertvollen Anregungen, die den Therapieteil dieses Buches bereichert und verbessert haben. Des Weiteren möchten wir Frau **Besmira Sabani**, einer engagierten PhD-Studentin an der ZHAW, herzlich für ihren wertvollen Beitrag zum Thema Drug Delivery im Kapitel 6 „Neue Therapieformen" danken. Abschließend möchten wir uns herzlich bei den Mitarbeitenden von ***Springer*** bedanken, insbesondere bei ***Stefanie Wolf*** und ***Dr. Ina Karen Stoeck***, die mit ihrem unermüdlichen Einsatz maßgeblich zur Umsetzung dieses Projekts beigetragen haben.

Vorbemerkung

Dieses Buch richtet sich an alle, die auf eine verständliche Art und Weise mehr über Krebs erfahren möchten, ohne dabei die wissenschaftliche und medizinische Präzision zu vernachlässigen. Es bietet viele Analogien zur realen Welt, die in dieser Form einzigartig sind. In diesem Buch geben wir Einblicke in das Leben unserer Körperzellen und die verschiedenen Mechanismen, die zur Krebsentstehung führen. Das Buch in der 1. Auflage erläutert die Diagnose und Therapie von Krebserkrankungen auf der Grundlage aktueller wissenschaftlicher Studien bis Sommer 2024. Letztendlich finden Sie hier auch viele Hinweise und Ratschläge, was Sie selbst aktiv gegen Krebs unternehmen können, unter anderem in den Kapiteln zur Ernährung und zur körperlichen Bewegung. Wir möchten klarstellen, dass das Buch keine spezielle Diät oder Sportart als alternative Behandlung gegen Krebs empfiehlt. Stattdessen betont es, wie wichtig gesunde Ernährung und regelmäßige Bewegung sind, um die natürlichen Abwehrkräfte des Körpers gegen Krebs zu stärken. In diesem Sinne wünschen wir Ihnen viel Spaß bei der Lektüre!

Inhaltsverzeichnis

1	**Die Zelle und Krebs**	1
1.1	Die Zelle	2
1.2	Die DNS	9
1.3	Der Zellzyklus	15
	Literatur	19
2	**Wie Krebs entsteht**	21
2.1	Krebszellen vs. normale Zellen	23
2.2	Tumore	25
2.3	Mutationen und Krebs	28
2.4	Passagier- und Treibermutationen	34
2.5	Tumorsuppressoren und Onkogene	36
2.6	Signalwege	39
2.7	Wie der Krebs fortschreitet – eine vierstufige Hypothese	43
2.8	Immunsystem	49
2.9	Microenvironment	52
2.10	Entzündung	53
2.11	Krebsrisikofaktoren	58
2.12	Zehn Krebsmerkmale	69
	Literatur	80
3	**Krebsvorsorge**	85
3.1	Screening	86
3.2	Künstliche Intelligenz	89
3.3	Mammografie	91

3.4	Pap-Abstriche	92
3.5	Dickdarm-Screening	93
3.6	Prostata-Screening	96
3.7	Impfung	98
	Literatur	100

4 Krebsdiagnose — 103

4.1	Anamnese und Untersuchung	105
4.2	Blutuntersuchungen	109
4.3	Endoskopie	110
4.4	Bildgebende Verfahren	112
4.5	Histologische Untersuchung	124
4.6	Biopsie	125
4.7	App-Diagnostik	131
4.8	Genetische Tests	132
4.9	Krebseinstufung und Staging	139
4.10	Neuheiten	139
	Literatur	141

5 Die psychologischen Auswirkungen von Krebs — 145

5.1	Ängste	146
5.2	Stress	147
5.3	Depression	149
5.4	Familie und Freunde	151
5.5	Glaube	151
5.6	Selbsthilfegruppen	152
5.7	Einen Mentor finden	152
	Literatur	153

6 Krebstherapien — 155

6.1	Lokale Behandlungen	159
6.2	Chirurgie	159
6.3	Strahlentherapie	165
6.4	Systemische Behandlungen	168
6.5	Chemotherapie	169
6.6	Hormonelle Therapien	178
6.7	Immuntherapie	181
6.8	Neue Hoffnung	193
6.9	Exkurs: CAR-T-Zelltherapie und CRISPR-CAS9	196

6.10	Klinische Studien	202
6.11	Was ist, wenn der Krebs zurückkommt?	206
6.12	Was ist bei Hoffnungslosigkeit und Therapiemüdigkeit zu tun?	209
	Literatur	210

7 Ich habe überlebt – Was kommt als Nächstes? 215
- 7.1 Krebsüberlebende 216
- 7.2 Spätfolgen 217
- 7.3 Prävention 222
- Literatur 225

8 Ernährung zur Krebsprävention und -therapie 227
- 8.1 Lebensmittel, die das Krebsrisiko erhöhen 229
- 8.2 Alkohol 231
- 8.3 Rotes und verarbeitetes Fleisch 234
- 8.4 Zucker 237
- 8.5 Salz 239
- 8.6 Fett und Adipositas 240
- 8.7 Ultrahochverarbeitete Lebensmittel 242
- 8.8 Nahrungsergänzungsmittel 243
- 8.9 Lebensmittelsynergie 244
- 8.10 Ernährung im Kampf gegen Krebs 246
- 8.11 Darmmikrobiom 253
- 8.12 Exkurs: Okinawa 256
- Literatur 257

9 Körperliche Aktivität und Krebs 263
- 9.1 Nebenwirkungen 268
- 9.2 Bewegung und körperliche Aktivität 269
- 9.3 Krebsvariablen 270
- 9.4 Sporttherapie 271
- 9.5 Ziele 272
- 9.6 Die richtige Art des Trainings 272
- 9.7 Koordination, Mobilität und Entspannung 274
- 9.8 Krebssportgruppe 276
- 9.9 Übungen für zu Hause 277

9.10 Das tägliche Leben als Übung	277
9.11 Ein Leitfaden für Patienten	278
9.12 Verbesserung der Lebensqualität	278
Literatur	279

Epilog 281

Stichwortverzeichnis 283

Über die Autoren

Über den Autor

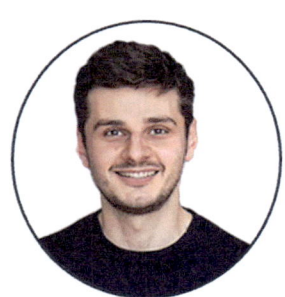

Dr. Visar Vela ist Assistent für medizinische Diagnostik. Seine Leidenschaft für die Krebsforschung und -diagnostik entdeckte er während seiner Masterarbeit, als er im Labor von Adrian Ochsenbein an der Universität Bern über Blutkrebs forschte. Während seiner Doktorarbeit in biologischer Medizin erforschte er die Mutationslandschaft eines seltenen Lymphoms am Institut für Pathologie in **Basel** bei Alexandar Tzankov und Stefan Dirnhofer. Mit diesem Buch hofft er, dass der Leser die bestmöglichen Informationen über die Krebsentwicklung und die Krebsdiagnostik erhält. Neben seiner Leidenschaft für die Krebsforschung geht Dr. Vela gerne joggen, segeln und Rad fahren. Aufgewachsen ist er in den schönen Schweizer Alpen, im *Wallis Brig*. Seine kreativsten Phasen hat er immer noch auf dem Flughafen. Er sagt, dass Flughäfen großartige Quellen für Probleme sind, die gelöst werden müssen, wie z. B. die Krebsforschung.

Über den Co-Autor

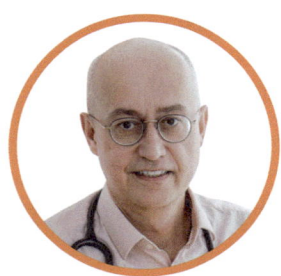

Dr. med. Günther Spahn studierte Medizin in Tübingen, London und Basel. Nach seiner Promotion im Bereich der Immunologie und Impfstoffforschung am Luxembourg National Institute of Health bei Prof. Claude Muller arbeitete er als biomedizinischer Postdoc bei Prof. Gabriele Pecher am Max-Delbrück-Institut in Berlin auf dem Gebiet der Krebsimmunologie, bevor er seine klinische Karriere als Assistenzarzt und wissenschaftlicher Mitarbeiter an der ***Charité*** Berlin in der ***Hämatologie*** und ***Onkologie*** begann. Seit 2013 führt er seine Praxis für Integrative Medizin, Onkologie und Hämatologie in Mainz. Sein Hauptaugenmerk liegt auf der Unterstützung von Krebspatienten und ihren Familien in allen Phasen der Betreuung: Prävention, Behandlung, Rehabilitation, wissenschaftliche Komplementärmedizin und ***Palliative Care***. Mit diesem Buch möchte er dazu beitragen, dass Patienten und Angehörige durch ein Mehr an Wissen die Krebsbehandlung besser verstehen und selbst alles dafür tun können, um sich vor Krebs oder einer Wiedererkrankung zu schützen.

Über die Mitarbeiterinnen

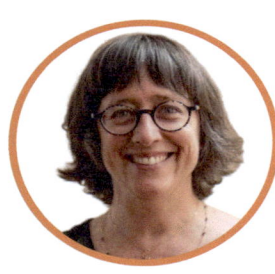

Dr. med. Laurence Favet ist eine erfahrene Ärztin mit einem beeindruckenden Hintergrund in den Bereichen Innere Medizin und Onkologie. Seit sie vor 13 Jahren ihre eigene Privatpraxis in ***Genf*** eröffnet hat, bietet Dr. Favet ihren Patienten in ihrer Ambulanz eine hervorragende Betreuung und steht in engem Kontakt mit dem ***Universitätsspital Genf***. Es ist ihr eine Herzensangelegenheit, den Patienten zu helfen, ihre Krankheit und ihre Behandlung zu verstehen und zu bewältigen, und sie nutzt ihr Fachwissen, um ihnen die bestmögliche

Behandlung zukommen zu lassen. Sie hofft, dass einige der Bilder in diesem Buch, die in Gesprächen mit den Autoren und Patienten entstanden sind, auch den Lesern dieses Buches helfen werden.

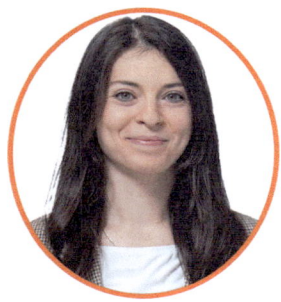

Besmira Sabani ist eine engagierte Doktorandin an der Zürcher Hochschule für Angewandte Wissenschaften in Wädenswil, *Zürich*. Dort forscht sie an innovativen Ansätzen in der Arzneimittelforschung im Labor von Prof. Steffi Lehmann. Mit einem starken Fokus auf die Entwicklung potenzieller Arzneimittel zeigt Sabanis Arbeit ihren Weg von ihren frühen akademischen Jahren bis zu ihrer ersten Veröffentlichung über eine neuartige und gezielte Abgabe extrazellulärer Vesikel (EVs), die auch bei der Krebstherapie eingesetzt werden. Ihre Leidenschaft gilt auch der Suche nach neuen Möglichkeiten in der Nanotechnologie, die eine gezielte Verabreichung von Medikamenten an ihren Wirkort ermöglichen. Mit diesem Buch hofft sie, dass der Leser mehr Informationen über die neuesten Technologien zur Krebsbehandlung erhält.

1

Die Zelle und Krebs

Inhaltsverzeichnis
1.1 Die Zelle 2
1.2 Die DNS 9
1.3 Der Zellzyklus 15
Literatur 19

Zusammenfassung In diesem Kapitel geht es um die faszinierende Welt der Zellen und ihre zentrale Bedeutung für unsere Gesundheit – aber auch über die Entstehung von Krankheiten, insbesondere Krebs. Rund 37 Billionen Zellen arbeiten im menschlichen Körper zusammen, um Gewebe und Organe zu bilden. Als kleinste Einheit des Lebens sind sie unverzichtbar für alle Körperfunktionen. Jede Zelle erfüllt wichtige Aufgaben: Der Zellkern speichert unsere Erbinformation (DNA) und steuert damit alle Abläufe in der Zelle. Die Mitochondrien liefern Energie, und andere Zellbestandteile sorgen für Kommunikation und Austausch. Kommt es jedoch zu Veränderungen (Mutationen) in der DNA, kann der Zellzyklus – der normalerweise für eine kontrollierte Teilung und Erneuerung sorgt – aus dem Gleichgewicht geraten. Die Folge: Zellen teilen sich unkontrolliert, und Krebs kann entstehen. Besonders Störungen in der Zellkommunikation und im Energiehaushalt, oft im Zusammenhang mit Mitochondrien und Zellmembranen, spielen dabei eine große Rolle. Um zu verstehen, wie Krankheiten wie Krebs entstehen, ist es wichtig zu begreifen, wie diese winzigen Einheiten funktionieren – und was passiert, wenn etwas schiefläuft.

1.1 Die Zelle

Eine Zelle ist die kleinste Einheit des Lebens, trotzdem ist sie sehr komplex und vielseitig. Zellen sind so klein, dass sie einen Durchmesser von etwa **10–100 Mikrometer** haben. Daher sind sie mit bloßem Auge nicht zu erkennen. Rein theoretisch könnte man einen einzigen Wassertropfen mit Zellen füllen, die der Einwohnerzahl der beiden größten Schweizer Städte, Zürich und Genf, entspricht. Sobald eine Zelle abnormal wird, beginnt sie, sich unkontrolliert zu teilen. Dieses Kapitel erklärt den Ursprung solcher Anomalien in den Genen und der Desoxyribonukleinsäure (DNS) einer Zelle sowie die Bedeutung dieser genetischen Informationen.

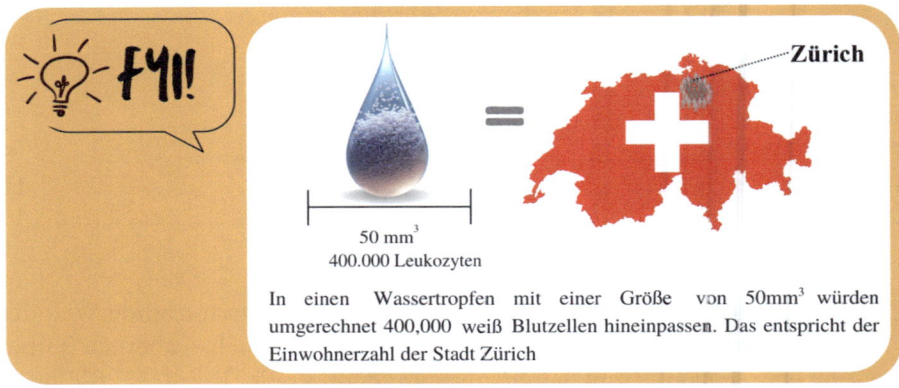

In einen Wassertropfen mit einer Größe von 50mm³ würden umgerechnet 400,000 weiß Blutzellen hineinpassen. Das entspricht der Einwohnerzahl der Stadt Zürich

Unser Körper enthält zahlreiche Zellen, die nur schwer zu quantifizieren sind. Die bisher beste Schätzung besagt, dass wir mehr als **37 Billionen Zellen besitzen** [1]. Wenn wir alle 37 Billionen Zellen aneinanderreihen würden, ergäbe sich eine Kette mit einer Länge von vier Millionen Kilometern. Eine solche Kette könnte die Erde 100-mal umrunden (Abb. 1.1). Dies bezieht sich jedoch nur auf die Anzahl der Zellen im Körper zu einem bestimmten Zeitpunkt. Viele dieser Zellen werden unbrauchbar und werden deswegen fortlaufend durch neue Zellen ersetzt. Von diesen **37 Billionen** Zellen **sterben jede Sekunde** etwa **50 Millionen**, die aber sofort durch exakte Kopien ersetzt werden.

Der gesamte menschliche Körper setzt sich aus verschiedenen Zelltypen zusammen. Vergleichbar mit bestimmten Früchten haben sie eine Hülle und einen Kern, in dem die DNS gespeichert ist. Ausgenommen sind hier die roten Blutkörperchen, die keinen Zellkern besitzen. Gemeinsam bilden sie ein Lebewesen, das in der Lage ist, seine Umwelt wahrzunehmen und mit ihr zu interagieren. Unsere 300 Milliarden Muskelzellen machen den Großteil der Körpermasse aus. Sie nehmen etwa 30 % unseres Körpergewichts ein. Im Vergleich dazu machen durchschnittlich 39 Billionen Bakterien nur etwa

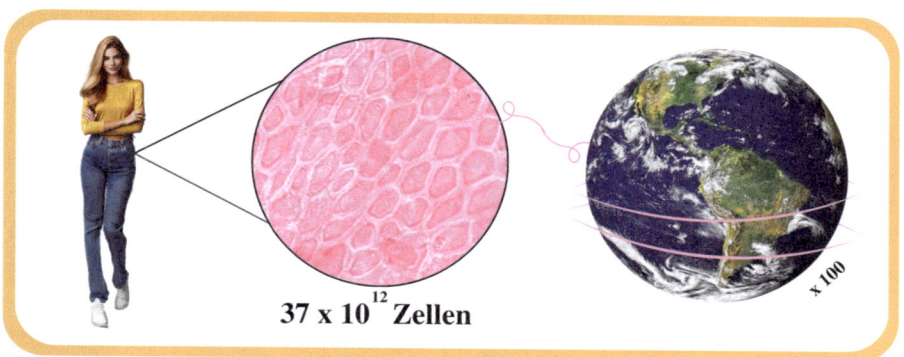

Abb. 1.1 Die Ausdehnung der menschlichen Zellen. Legt man die 37 Billionen Zellen eines menschlichen Körpers nebeneinander, so bilden sie eine 4 vier Millionen Kilometer lange Kette, die die Erde etwa 100-mal umkreist

0,3 % (100–200 g) unseres gesamten Körpergewichts aus [1, 2]. Im Gegensatz dazu sind 30 Billionen der 37 Billionen Zellen rote Blutkörperchen. Sie bilden somit die Mehrheit der Zellen im menschlichen Körper, machen aber nur 3,6 % des gesamten Körpergewichts eines Menschen aus.

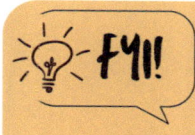

Unser Körper ist ein Wunderwerk der Natur, er besteht aus einer unvorstellbaren Vielzahl von Zellen, die in ihrer Gesamtheit das Leben ermöglichen. Wissenschaftler am Max-Planck-Institut haben eine umfassende Studie durchgeführt, in der sie die Vielfalt und Verteilung von 400 verschiedenen Zelltypen in 60 Geweben und Organen des menschlichen Körpers untersucht haben. Diese Studie hat die Grösse, Anzahl und das Verhältnis der Zellen in 1264 unterschiedlichen Zellgruppen eingeteilt werden können. Die Ergebnisse offenbarten, dass die Zellenzahl in Abhängigkeit vom Alter und Geschlecht variiert. So wurde festgestellt, dass ein erwachsener Mann im Durchschnitt 37 Billionen Zellen besitzt, eine Frau 28 Billionen und ein Kind 17 Billionen. Zudem zeigte die Studie, dass rote Blutkörperchen und Blutplättchen bei Männern in grösserer Anzahl vorkommen, während Muskelzellen den bedeutendsten Beitrag des Körpergewicht leisten.

Im Buch *Immune: A Journey into the Mysterious System That Keeps You Alive* (2021) zieht Philipp Dettmer einen Vergleich zwischen dem Zusammenspiel von Zellen und der Zusammenarbeit von Ameisen. Eine einzelne Ameise ist allein völlig hilflos, kann aber im Team mit anderen Ameisen erstaunliche

Leistungen vollbringen. Die Eigenschaften jeder Ameise sind einzigartig, aber erst in der Kolonie können sie ihre Fähigkeiten um ein Vielfaches potenzieren. Die Ameisen tauschen Informationen aus, interagieren miteinander als Team und bauen komplexe Strukturen – alles mit dem Ziel, zu überleben (Abb. 1.2a).

In ähnlicher Weise ist jede Zelle nichts anderes als ein Sack voller kleiner, zellulärer Strukturen, die durch viele biochemische Prozesse gesteuert werden. Allein kann eine Zelle nichts ausrichten. Wenn Zellen jedoch im Verbund zusammenarbeiten, können sie viele lebenswichtige Funktionen ausführen (Abb. 1.2b).

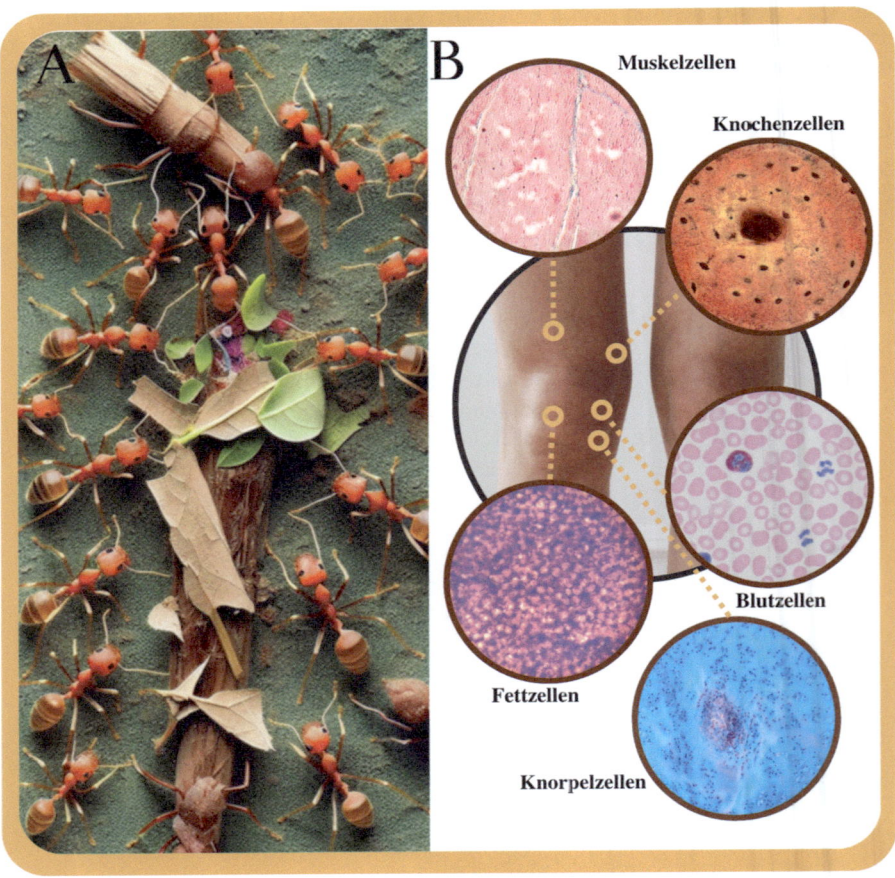

Abb. 1.2 A, B Interaktion ist für das Überleben notwendig. **(A)** Ameisen kooperieren miteinander, um ein gemeinsames Ziel zu erreichen. **(B)** In ähnlicher Weise erfüllen verschiedene Zellen unterschiedliche Aufgaben, arbeiten aber zusammen, um eine bestimmte Tätigkeit auszuführen

Gemeinsam können sie spezialisierte Gewebe und sogar ganze Organsysteme bilden, angefangen bei Muskeln, die Ihren Herzschlag erzeugen, bis hin zu Gehirnzellen, die es Ihnen ermöglichen, zu denken und dieses Buch, welches Sie in Ihren Händen halten, zu verstehen. Biochemische Prozesse bewirken, dass eine Zelle Nährstoffe absorbiert, Abfallstoffe ausscheidet, auf Reize reagiert und sich teilt. Diese Prozesse werden von noch kleineren Zellbestandteilen gesteuert. Die Funktionsweise einer Zelle ähnelt einer Fabrik, in der wesentliche Aufgaben in verschiedene Abteilungen unterteilt sind, um die optimalen Bedingungen für eine effiziente Produktion sicherzustellen (Abb. 1.3).

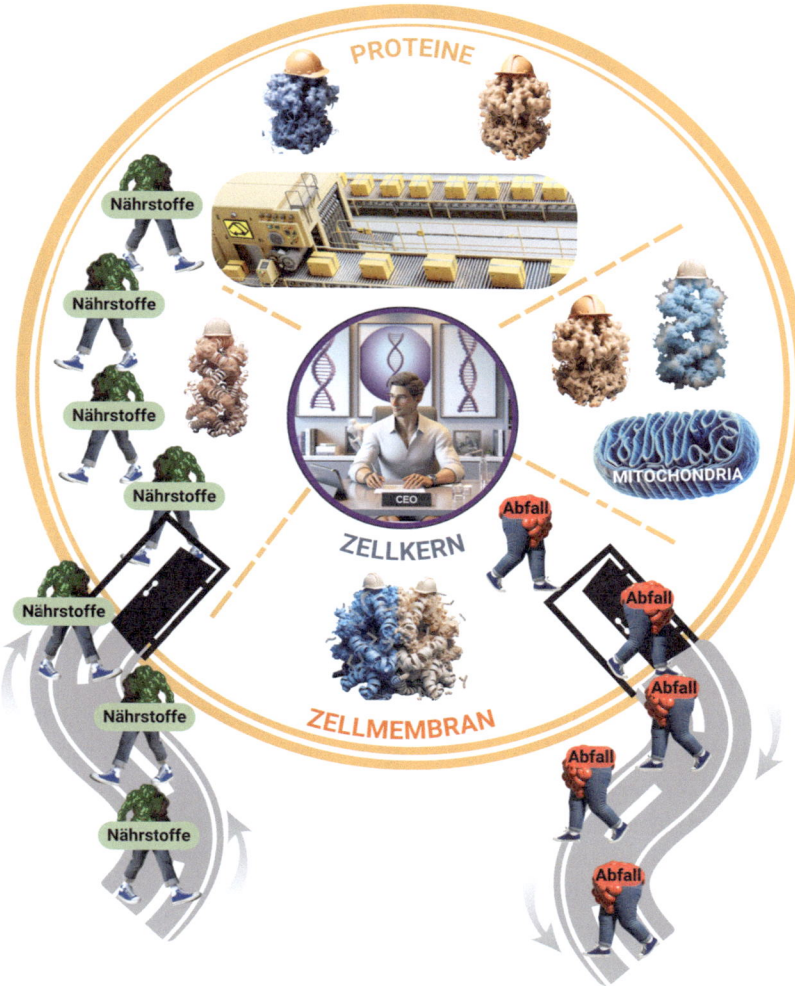

Abb. 1.3 Eine Zelle kann mit einer Fabrik verglichen werden. Verschiedene Abteilungen erfüllen verschiedene wichtige Aufgaben, um den beabsichtigten Zweck der Fabrik zu erreichen

Der Zellkern fungiert als der Chief Executive Officer (CEO) der Zelle, der sämtliche Aktivitäten lenkt. Er bestimmt, welche Proteine bei einer Zellteilung produziert werden müssen. Der Zellkern fungiert gleichzeitig als Informationszentrum der Zelle und beherbergt die DNS, in der genetische Informationen verschlüsselt sind. Dieses Zentrum kann als eine umfangreiche Bibliothek gesehen werden, die etwa 4200 Bücher à 500 Seiten umfasst, was einer Datenmenge von 1,5 Gigabyte oder etwa 300 Songs entspricht.

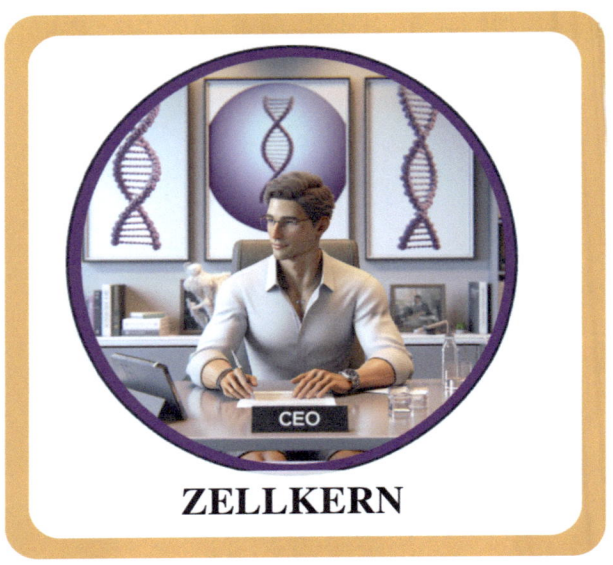

Die *Proteine* stellen das Personal der Fabrik dar. Ihre Aufgaben erfüllen sie, indem sie die Funktionen ausführen, die für die Erhaltung der Zellen erforderlich sind. Zudem halten sie die Zellen in ihrem optimalen Zustand. Des Weiteren transportieren sie Nährstoffe aus dem Blut, kommunizieren mit der Außenwelt und wandeln Nährstoffe in Energie um.

Im Inneren der Zelle gibt es spezialisierte Transportnetze, Verpackungszentrum, Orte für die Verdauung und das Recycling sowie unterschiedliche Baustellen. Proteine können *Enzyme* bilden, die als Ingenieure fungieren und unbrauchbare Materialien in lebenswichtige Stoffe umwandeln, sodass sich die Zellen an Umweltveränderungen anpassen können. Enzyme erleichtern auch die Kommunikation zwischen Zellen, indem sie Signale weiterleiten und Schaltkreise aufbauen, die mit den Lebenszyklen der Zellen koordiniert werden. Die Anpassung ist überlebenswichtig, wenn sich die Zellen nicht an verschiedene Umweltveränderungen anpassen, führt dies in der Regel zu Fehlfunktionen von Enzymen und Proteinen, die wiederum die Entstehung von Krebs ermöglichen können [3].

1 Die Zelle und Krebs

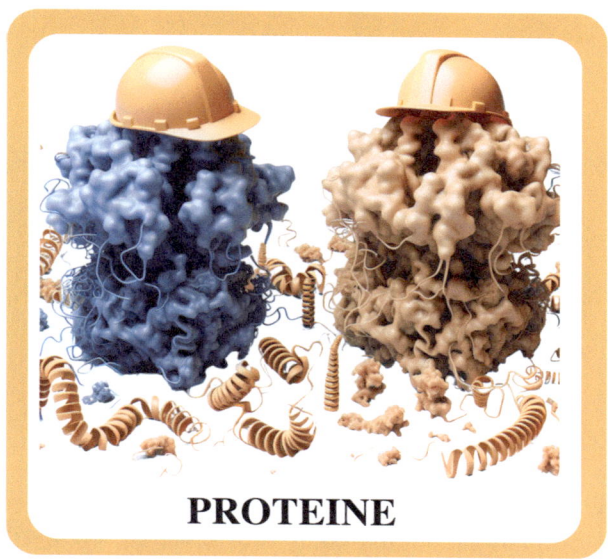

Bei **Mitochondrien** handelt es sich um die Kraftwerke der Zelle, die Energie aus Nahrungsmolekülen wie Zucker, Proteinen und Fetten in Zellenergie umwandeln. Mitochondrien haben ihren Ursprung in Bakterien und sind in einer symbiotischen Beziehung mit unseren Zellen. Sie verfügen über eigene DNS, eine Zellmembran und vermehren sich unabhängig vom Zellzyklus. Bei der Zellteilung werden sie willkürlich auf die Tochterzellen verteilt. Durch ihr eigenes Erbgut bilden sie eine separate Erblinie in vielzelligen Organismen wie dem Menschen. Die Mitochondrien in der Eizelle dienen als Ausgangspunkt für alle zukünftigen Mitochondrien eines Organismus. Schäden an diesen Mitochondrien können schwere Erkrankungen verursachen. Da Väter keine Mitochondrien weitervererben, prägen nur die mütterlichen Mitochondrien den Stoffwechsel der Nachkommen dauerhaft [4], deshalb sagt man oft, das Alter der Mutter wird an die Kinder weitervererbt [4]. **Sauerstoff** treibt diesen Umwandlungsprozess an, produziert aber auch giftige Abfallprodukte, die als reaktive Sauerstoffspezies oder „freie Radikale" bezeichnet werden. Freie Radikale können zu genetischen Veränderungen, den sogenannten Mutationen, führen, die wiederum Fehler in der Proteinherstellung im Körper verursachen. Der Begriff „Mutation" stammt von dem lateinischen Wort *„mutare"*, was so viel wie *„verändern"* bedeutet. Die individuelle genetische Anfälligkeit unseres Körpers mit dem Umgang mit freien Radikalen variiert von Person zu Person und beeinflusst vor allem das Krebsrisiko, da freie Radikale als Giftstoffe wirken.

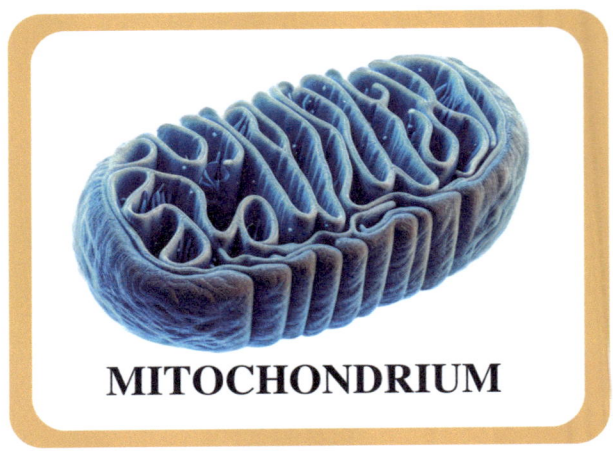

MITOCHONDRIUM

Schlussendlich kommen wir zur **Plasmamembran**, diese kann mit einer Versand- und Empfangsabteilung einer Fabrik verglichen werden. Sie wirkt wie eine Wand, die alle Aktivitäten der Zelle einschließt und eine Barriere zwischen der Zelle und der äußeren Umgebung bildet. Die Plasmamembran filtert Substanzen, die in die Zelle eindringen und sie verlassen. Einige Proteine in der Zellmembran erkennen chemische Signale von außen und leiten diese über sogenannte Rezeptoren an den Zellkern weiter. Man kann sich die Rezeptoren wie Ohren vorstellen: Sie „hören" die Botschaft und geben sie zur Verarbeitung an das „Gehirn" der Zelle – den Zellkern – weiter. Diese Art der Kommunikation ist von entscheidender Bedeutung, da ein falsches Lesen und Weiterleiten von Informationen katastrophale Folgen haben kann. Wenn die Zelle nicht mehr in der Lage ist, die Vorgänge in ihrer Umgebung zu verstehen, kann sie beginnen, sich eigenständig zu verhalten und wichtige Signale von außen und innen zu ignorieren. Dieses unberechenbare Verhalten wirkt sich auch auf benachbarte Zellen aus und kann zu Krebs führen.

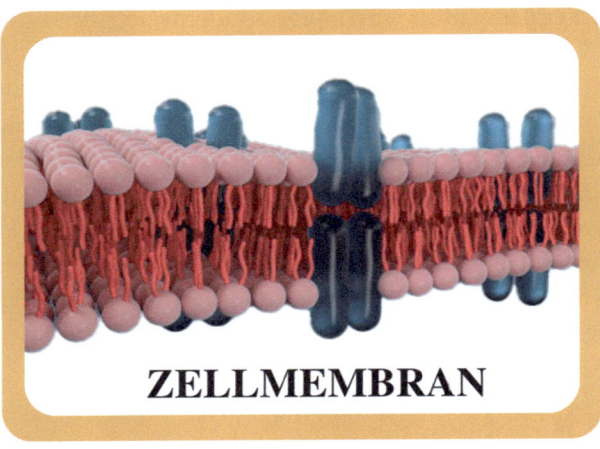

ZELLMEMBRAN

Kurz gesagt: Proteine sind nur einige Beispiele für die vielen Millionen Moleküle, die sich in einer unserer Zelle befinden. Etwa die Hälfte der Moleküle in einer Zelle besteht aus Wassermolekülen, die es Molekülen ermöglichen, sich reibungslos zu bewegen. Neben Wasser enthält eine Zelle auch andere Zellbestandteile, von denen jeder eine spezifische Funktion hat.

1.2 Die DNS

Unsere DNS kann als ein umfassendes Rezept betrachtet werden, das sämtliche Informationen enthält. Sie liefert genetische Anweisungen zur Produktion von Proteinen, die den menschlichen Körper aufbauen (Abb. 1.4). Unsere DNS beeinflusst, wie wir aussehen und funktionieren werden. Sie bestimmt unsere Augenfarbe oder die Funktionsweise unserer Lunge [5, 6]. Zusätzlich kann die DNS auch unsere körperliche Fitness, Intelligenz und Gesundheit bestimmen.

Ironischerweise werden nur vier Buchstaben (Aminosäuren) – A, G, C und T – verwendet, um die umfangreichen Informationen in unserer DNS zu codieren. Diese Buchstaben repräsentieren die DNS-Basen Adenin, Guanin, Cytosin und Thymin. Die DNS-Basen bilden komplementäre Paare: A mit T und C mit G (Abb. 1.5). Diese Paarung ist für die Zellstabilität entscheidend, da sie als Vorlage für die Reparatur von Schäden dient, die während der DNS-Replikation auftreten können.

Jede Zelle enthält etwa 3,2 Milliarden Basenpaare, die in ihrer Gesamtheit als **menschliches Genom** bekannt sind. Das menschliche Genom ist wie eine umfangreiche Bibliothek mit vielen Kochbüchern, die Tausende von Rezepten enthalten. Einige Rezepte enthalten Informationen, die für die Zubereitung von Gerichten, die wir oft kochen, sehr nützlich sind, sodass wir sie sorgfältig lesen. Andere Rezepte sind für uns wenig von Interesse, stehen aber für den Fall, dass sich jemand dafür interessiert, zur Verfügung und bleiben daher in unserem Buch an Ort und Stelle. Ähnlich verhält es sich mit unserem Genom. Nicht alle Informationen in der langen Reihe von 3,2 Milliarden Buchstaben sind nützlich. Es kann vorkommen, dass Gene in bestimmten Zellen eingesperrt sind. Dies ist von Vorteil, wenn ein Gen stillgelegt werden soll, was im Wesentlichen verhindert, dass ein bestimmtes „Rezept" gelesen wird.

Wenn hingegen Gene, die für die Zellfunktion entscheidend sind, „gesperrt" werden, kann dies zu Krebs führen. Eine bekannte Methode, mit der unser Körper die DNS „sperrt", ist die Methylierung. **Methylgruppen** (Methylgruppen, kleine chemische Bausteine, die aus Kohlenstoff und Wasserstoff bestehen, wirken dabei wie Schalter: Sie entscheiden, ob ein Gen aktiv ist oder nicht.) fungieren dabei als eine Art Schloss, das an bestimmten DNS-Basen angebracht wird und das Ablesen bestimmter Gene verhindert, ohne die

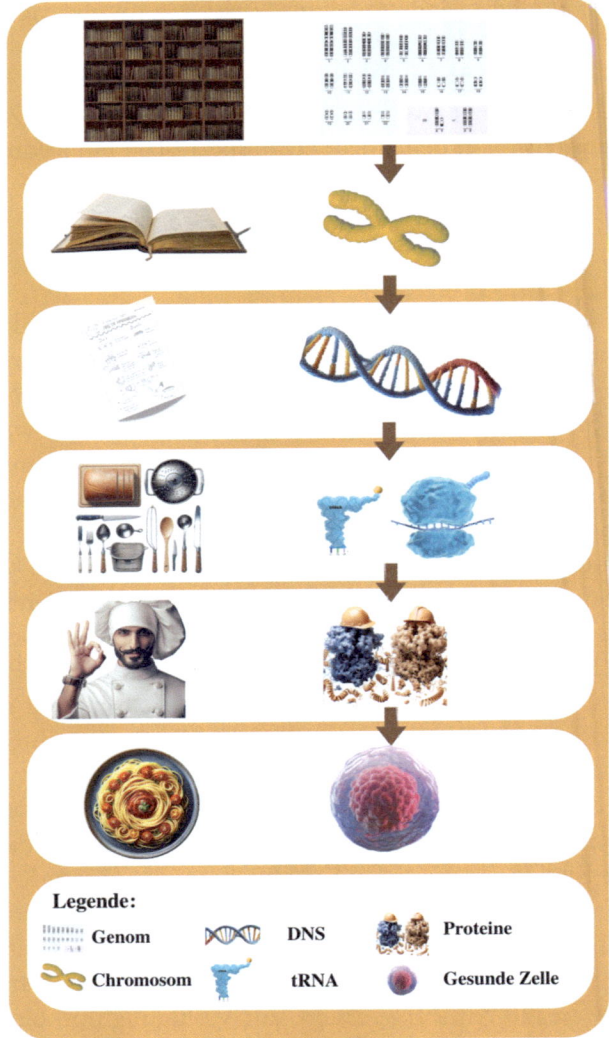

Abb. 1.4 Die DNS ist Träger all unserer biologischen Informationen. Das menschliche Genom ist wie eine Bibliothek, die zahlreiche Kochbücher mit Rezepten für bestimmte Gerichte und das richtige Kochgeschirr enthält. In ähnlicher Weise dient unsere DNS in unseren Chromosomen als Vorlage für die Festlegung unserer Eigenschaften und Funktionen. Sie ist ein Code mit einzelnen Abschnitten, die alle für den Aufbau unserer Zellen erforderlichen Anweisungen enthalten

Genstruktur selbst zu verändern. Wenn die Expression von Genen durch eine solche Modifikation blockiert wird, spricht man von „epigenetischen" Veränderungen (Abb. 1.6). Die Gene bleiben intakt, werden jedoch nicht mehr abgelesen. Die Methylierung bestimmter Gene, wie etwa Schutzgene, kann

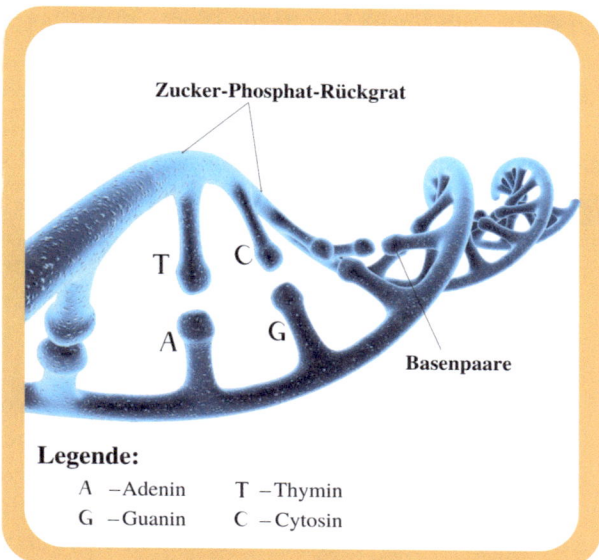

Abb. 1.5 Die DNS ist ein doppelsträngiges Molekül. Es besteht aus Basen, die miteinander verbunden sind und eine verdrehte Leiter bilden, die auch als Doppelhelix bezeichnet wird

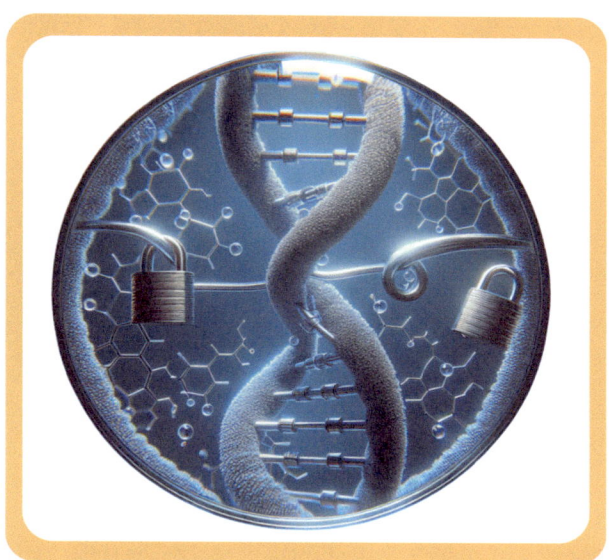

Abb. 1.6 Methylgruppen wirken wie Schlösser, die sich an bestimmte Teile der DNS heften und den Ableseprozess blockieren, ohne den genetischen Code selbst zu verändern

somit zur Entstehung von Krebs beitragen. In der Krebstherapie setzt man heute zunehmend auf sogenannte epigenetische Medikamente, die gezielt in diese Mechanismen eingreifen. Bestimmte Wirkstoffe können die übermäßige Methylierung rückgängig machen und so die blockierten Schutzgene wieder aktivieren. Dadurch wird es möglich, das Wachstum der Krebszellen zu hemmen oder sie empfindlicher für andere Behandlungen wie Chemotherapie zu machen.

Angesichts all dieser Informationen fragen wir uns vielleicht, wie ähnlich wir uns sind. In dieser unglaublichen Anzahl an Basen gibt es sicher eine große Vielfalt zwischen zwei Menschen. Die Tatsache ist, dass wir zu 99,9 **% identisch** in unserer genetischen Ausstattung sind.

Nur 0,1 %, in denen wir uns unterscheiden, machen jeden von uns einzigartig (Abb. 1.7). Mit anderen Worten: Wir sind uns alle ähnlicher, als wir denken. Vor mehr als 20 Jahren benötigten Wissenschaftler viele Jahre, um das menschliche Genom zu entschlüsseln, da der Rechenaufwand und die Anforderungen an die Datenspeicherung zu dieser Zeit enorm waren.

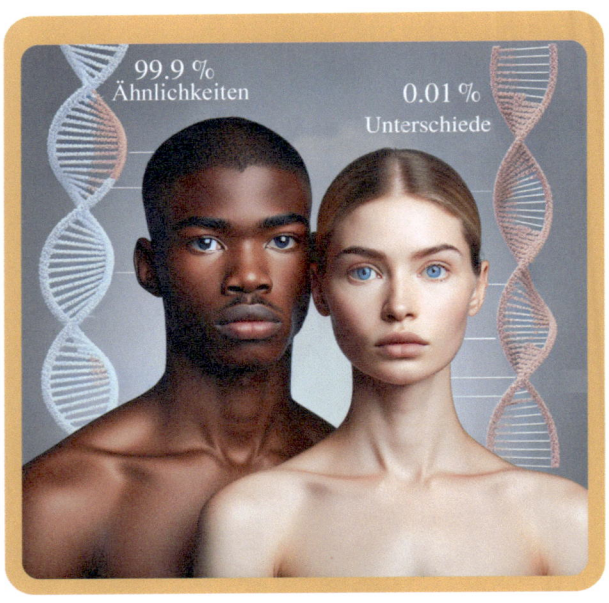

Abb. 1.7 Der Mensch ist zu 99,9 % genetisch identisch. Die restlichen 0,1 % variieren in der menschlichen Bevölkerung stark. Doch nur eine oder wenige DNS-Basen variieren an einer bestimmten Stelle. Diese Variation macht unsere Individualität aus. Sie erklärt, warum wir anders aussehen als andere Menschen und uns von unseren Eltern oder Kindern unterscheiden. Keine zwei Menschen teilen eine exakte Kopie ihrer DNS

Die Entschlüsselung der Sequenz des menschlichen Genoms verriet uns jedoch die Reihenfolge und die Anzahl der Basenpaare in den verschiedenen Abschnitten unserer DNS. Dies liefert uns spezifische Informationen in Abschnitten, die **Gene** genannt werden. Dabei ist jedes Gen in doppelter Ausführung vorhanden. Diese doppelte Ausführung wird als die beiden Allele eines Gens bezeichnet, von denen wir jeweils eines von unserer Mutter und eines von unserem Vater erben [4]. Unsere Gene bestehen aus DNS (DNA), die in langen Strängen vorliegt und eng um spezielle Proteine, sogenannte Histone, gewickelt ist. Diese DNS-Protein-Komplexe bilden kompakte Strukturen, die sich weiter zu Fasern verdichten und schließlich die Chromosomen formen – große, gut organisierte Moleküle, die das gesamte Erbgut enthalten (Abb. 1.8). Jedes Chromosom besteht aus zwei „spiegelnden" DNS-Strängen. Wir besitzen **46 Chromosomen,** die in **23 Paare** aufgeteilt sind, ein Satz von jedem Elternteil. Unsere Gene sind zwar auf demselben Chromosomensatz angeordnet, aber was tun sie eigentlich? Gene spielen im menschlichen Körper viele wichtige Rollen. Sie bestimmen nicht nur unsere körperlichen Merkmale wie Größe oder Augenfarbe und unsere Anfälligkeit für Krankheiten, sondern weisen auch unsere Zellen an, Proteine herzustellen und verschiedene Aufgaben zu erfüllen. Unsere DNS gibt unserem Körper nicht direkt die Anweisung, Locken zu bilden. Stattdessen weist unsere DNS unsere Zellen an, Lockenproteine zu bilden, die dann wiederum Locken herstellen. Dadurch entstehen unsere vielfältigen und individuellen Eigenschaften, aufgrund der erwähnten 0,1 %, die uns einzigartig machen [7].

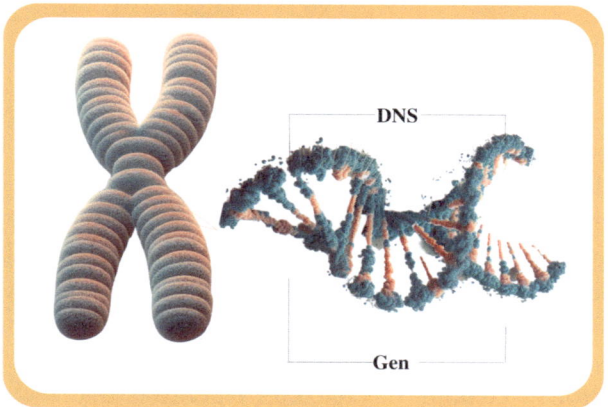

Abb. 1.8 DNS in Chromosomen. Lange DNS-Stränge sind um Proteinstrukturen, die Histone, gewickelt

Während des Humangenomprojekts entdeckten Wissenschaftler, dass wir nur **25.000** Gene haben, was nur 3 % unseres Genoms entspricht. Daher gibt es in den „Chromosomenbüchern" Texte, die nicht in „Genkapiteln" gruppiert sind. Die volle Bedeutung dieser nicht in „Genkapiteln" organisierten Texte ist noch nicht vollständig verstanden und Gegenstand laufender Forschung. Jede Zelle verwendet einen großen Teil einer spezifischen Anzahl von Genen, abhängig von ihrer Rolle im Organismus, während andere Gene ignoriert werden. So nutzt eine Bauchspeicheldrüsenzelle das Insulin-Gen, im Gegensatz zu einer Hautzelle, die dieses Gen im Allgemeinen inaktiv hält. Krebszellen können jedoch manchmal „verbotene Kapitel-Gene" öffnen, die normalerweise inaktiv bleiben sollten. Dies ermöglicht es ihnen, sich von ihrem ursprünglichen Standort zu entfernen und in andere Organe zu metastasieren.

Erinnern wir uns zurück an unsere Kochbücher, dort haben wir zwar viele Rezepte und Texte, aber nicht alle interessieren uns. Vielleicht haben wir nur zwei oder drei Rezepte, die wir gerne zubereiten und die für uns Sinn machen, während die anderen vielleicht weniger interessant sind. Vor dem Abschluss des Humangenomprojekts im Jahr 2003 schätzten Wissenschaftler zunächst, dass unser Genom zwischen 30.000 und 100.000 Gene umfasst. Niemand hatte erwartet, dass die endgültige Zahl bei nur **25.000 Genen** liegen würde. Diese Genzahl ähnelt der eines einzelligen Parasiten.

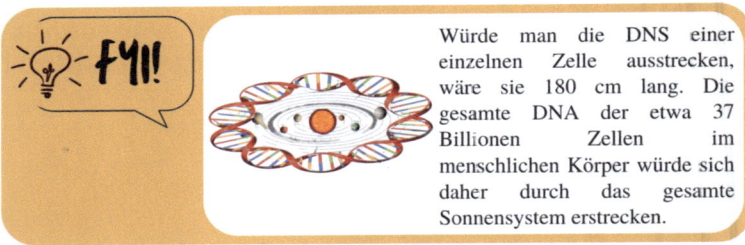

Würde man die DNS einer einzelnen Zelle ausstrecken, wäre sie 180 cm lang. Die gesamte DNA der etwa 37 Billionen Zellen im menschlichen Körper würde sich daher durch das gesamte Sonnensystem erstrecken.

Aber spielt die Größe wirklich eine Rolle? Um das herauszufinden, untersuchten einige Wissenschaftler das Genom des marmorierten Lungenfisches. Sein Genom hat 132 Milliarden Basenpaare und besitzt damit viel mehr Gene als wir. Darüber hinaus haben seine einzelnen Zellen 40-mal mehr DNS als unsere Zellen. Die biologischen Abläufe des marmorierten Lungenfisches sind jedoch weniger komplex als unsere, so können wir durch die Kombination unserer Gene eine viel größere Anzahl an Proteinen und Enzymen bilden und auch die Zellinteraktionen sind bei uns vielfältiger [8]. Dies liegt an seinem enorm großen Genom, das reich an repetitiver und nicht-codierender DNA ist – wie zum Beispiel transponierbaren Elementen, also DNA-Abschnitten, die ihre Position im Genom verändern können. Solche „springenden Gene" tragen zwar zur genetischen Vielfalt bei, erfüllen aber oft keine direkte Funktion im Zellstoffwechsel. Mehr DNA bedeutet also nicht zwangsläufig höhere Komplexität. Während der Lungenfisch über eine Fülle genetischen Materials verfügt, erfüllt ein großer Teil davon keine direkte Funktion oder übernimmt lediglich regulatorische Aufgaben. Die Komplexität des Menschen hingegen entsteht durch fein abgestimmte Netzwerke der Genregulation und hochspezialisierte zelluläre Funktionen.

1.3 Der Zellzyklus

Die Zellteilung ist ein natürlicher Prozess, der dazu dient, abgestorbene Zellen wieder zu ersetzen. In jeder Sekunde sterben in einem erwachsenen Körper mehr als 50 Millionen Zellen ab [9]. Ein Grund dafür ist, dass einige unserer Körperzellen mehr Energie verbrauchen als andere, was dazu führt, dass sie schneller absterben. So sind insbesondere Hautzellen und Zellen an den Innenwänden des Darms einer andauernden mechanischen Belastung ausgesetzt. Deshalb werden sie nach wenigen Tagen ersetzt. Zellen, die immer wieder solchen Belastungen ausgesetzt sind, sterben tendenziell häufiger ab und müssen daher öfter ersetzt werden, um eine effektive Barriere zwischen dem Körperinneren und der Außenwelt aufrechtzuerhalten. Auch Organe, die stark auf die Hormonregulation einwirken, durchlaufen Phasen der Zellvermehrung und -zerstörung. Jedes Mal, wenn sich eine Zelle teilt, muss sie ihre DNS „kopieren", und dabei können „Kopierfehler" auftreten. Wichtige „Genkapitel" können verloren gehen, und „verbotene Kapitel" können sich öffnen und abgelesen werden, was die Krebsentstehung begünstigt. Dies ist auch bei den Zellschichten unserer Atemwege der Fall; aufgrund ihrer permanenten Belastung durch toxische Substanzen ist ihre DNS anfälliger für Mutationen. Das ständige Einwirken von Giftstoffen ist der Grund dafür, dass sich die Zellen in unserem Darm, Magen und in den Atemwegen stetig erneuern müssen. Im Gegensatz dazu verursachen Zellen, die sich nur wenig teilen, selten Krebs. Nervenzellen haben eine sehr hohe Lebenserwartung (Abb. 1.9) und die Produktion neuer Neuronen ist sehr selten. Daher ist hier das Risiko von DNS-Fehlern sehr gering. Diese Zellen verursachen nur selten Krebs. Zur Vermeidung von Mutationen hat die Evolution zahlreiche Reparatur- und Kontrollmechanismen entwickelt. Die Funktion dieser Mechanismen ähnelt der eines mehrstufigen Sicherheitsnetzes: Sie erkennen, fangen krankhafte Zellen in unserem Körper ab und verhindern deren Verbreitung. Krebs kann nur dann auftreten, wenn eine Körperzelle mehrere bedeutende genetische Veränderungen ansammelt und dabei alle „Sicherheitsnetze" durch-

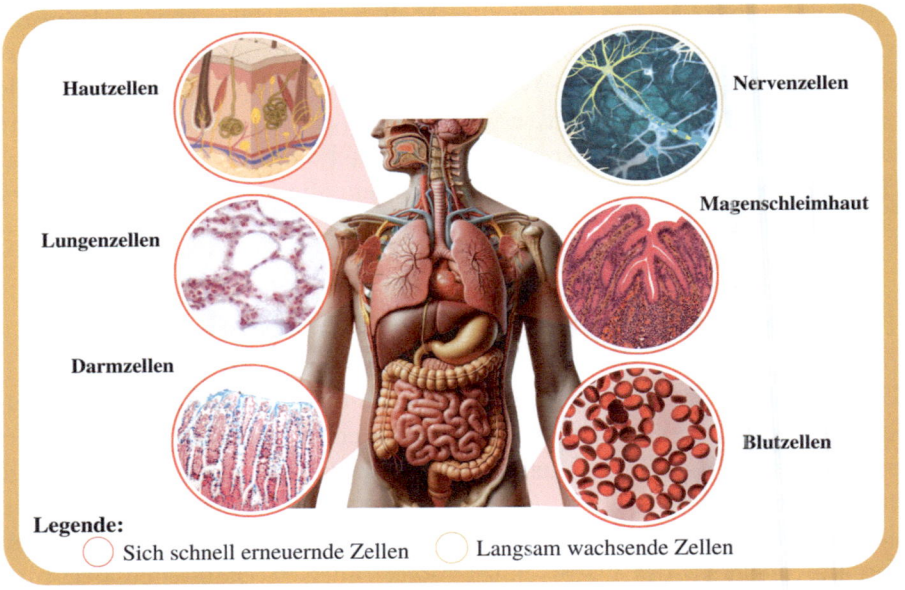

Abb. 1.9 Die Geschwindigkeit der Zellerneuerung variiert je nach Zelltyp. Zellen, die ständiger mechanischer Belastung und toxischen Substanzen ausgesetzt sind, wie z. B. Zellen der Haut, des Verdauungs- und Atemtrakts und des Blutes, sind schnell erneuerungsfähige Zellen. Nervenzellen im Gehirn hingegen erneuern sich aufgrund ihrer Komplexität nur langsam

dringt. Eines dieser Sicherheitsnetze sind Enzyme, die sich darauf spezialisiert haben, genetische Schäden zu reparieren. Wenn diese Versuche zur Reparatur nicht erfolgreich sind, erfolgt entweder eine Aussortierung der beschädigten Zelle oder eine Versetzung in den Zustand der „Seneszenz", einer Form des Ruhestands.

Unsere Blutzellen sind die Meister der Selbsterneuerung. Unsere roten Blutkörperchen werden innerhalb weniger Stunden nach ihrem Tod ersetzt, damit sie weiterhin ihre wichtigen Aufgaben erfüllen können. Rote Blutkörperchen können aufgrund des Fehlens von Zellkernen nicht direkt mutieren und dadurch Krebs verursachen. Eine Krankheit, die von ihrer **Stammzelle**, der Mutterzelle, ausgeht, ist die übermäßige Vermehrung roter Blutkörperchen. Die Stammzellen können sich zu jedem Zelltyp entwickeln und erneuern alle Arten von Blutzellen. Damit unterscheiden sie sich von den meisten anderen Zellen, die sich ungefähr **40-mal** teilen, bevor sie sterben. Im Gegensatz dazu sind die Stammzellen unsterblich, sie befinden sich in sicheren Nischen unserer Organe wie z. B. im Knochenmark und stellen somit die Zellreserve unseres Körpers dar [10]. Andere Zelltypen, wie unsere Nervenzellen, haben dagegen eine längere Lebenserwartung (Abb. 1.9). An sich dauert es **80–100 Tage**, bis unser Körper alle seine 37 Billionen Zellen vollständig ersetzt hat [11].

Die Zellerneuerung ist ein andauernder Prozess, der unter kontrollierten Bedingungen ablaufen muss. Der Grund dafür ist, dass wir jede Sekunde **mehrere Millionen Zellteilungen** haben [12]. Während dieser Arbeit müssen alle genetischen Informationen im Umfang von **4200 Büchern à 500 Seiten** (1,5 Gigabyte) kopiert werden, um eine Tochterzelle zu bilden. Aufgrund des Umfangs und der Geschwindigkeit dieses Prozesses ist die Wahrscheinlichkeit hoch, dass sich in unseren Zellen neue Fehler (Mutationen) ereignen werden, auch wenn wir das nicht wollen. Deswegen ist der Zellzyklus dafür verantwortlich, dass die Zellteilung in der Regel reibungslos abläuft. Auch der Zellkern und andere spezialisierte Strukturen müssen dupliziert werden, damit eine voll funktionsfähige Tochterzelle entsteht.

Der Zellzyklus ist der Prozess, durch den sich eine Zelle in zwei verschiedene Zellen teilt. Dazu muss die Zelle ihre Größe durch die Verdoppelung erhöhen (Abb. 1.10a und b), bis sie ausreichend Material für zwei Zellen hat. Sie prüft auch sorgfältig, ob die DNS nicht beschädigt ist. Wird ein Schaden festgestellt, wird der Zellzyklus angehalten und in die Reparatur geschickt. Dann wird die **DNS repliziert, was bedeutet, dass sich unsere DNS verdoppelt** [13, 14]. Während des Kopierens können Fehler (Mutationen) auftreten, die zu Veränderungen in der DNS-Sequenz führen, was wiederum zur Krebsentstehung beitragen kann. Wie bereits erwähnt, besteht ein höheres Risiko für Fehler in den Zellen des Darms, des Magens und der Atemwege, weil sie mehr toxischen Substanzen ausgesetzt sind und weil sie sich häufiger teilen als andere Zellen.

Nach der Vervielfältigung der DNS wird überprüft, ob alles vollständig und ohne Schäden verdoppelt wurde. Wenn die Zelle einen Schaden entdeckt, beginnt sie, sich selbst zu reparieren. Wenn es zu viele Schäden gibt oder diese nicht mehr repariert werden können, startet die Zelle den programmierten Zelltod, der offiziell Apoptose genannt wird, um zu verhindern, dass die Schäden an andere Zellen weitergegeben werden. Nachdem dieser Checkup abgeschlossen ist, bereitet sich die Zelle auf die Zellteilung vor (Abb. 1.10c). Nach der erfolgreichen Teilung beginnt der Zellzyklus erneut (Abb. 1.10) [15]. Alle diese Prozesse dauern genetisch gesehen 24 Stunden

Möglicherweise haben Sie (Abb. 1.10) erkannt, dass wir Kontrollmechanismen bzw. Kontrollpunkte haben, die eine Weitergabe schädlicher Fehler an andere Zellen verhindern. Diese Reparaturmechanismen sind sehr genau. Ohne diese Reparaturen oder den programmierten Zelltod (Apoptose) würden sich die Fehler bei jedem neuen Teilungsprozess anhäufen und die Krebsentwicklung begünstigen.

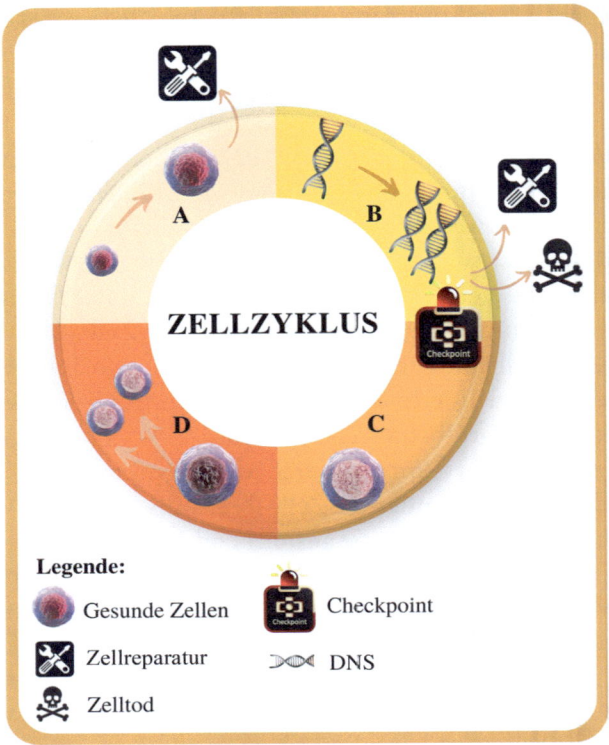

Abb. 1.10 Zellzyklus. Die verschiedenen Phasen des Zellzyklus und die spezifischen Kontrollpunkte bestimmen die Steuerung, wobei das Ziel darin besteht, eine funktionelle Zellteilung zu erreichen. Die Zellteilung ist wichtig, um den Organismus am Laufen zu halten

Die meisten Zellen in unserem Körper haben eine begrenzte Lebensdauer, um Schäden zu vermeiden. Durch kontrollierten Zelltod und ständige Erneuerung wird verhindert, dass sich zu viele Fehler ansammeln und uns dadurch schaden. Mit zunehmendem Alter werden Zellteilungen weniger effizient, und Reparaturmechanismen werden fehleranfälliger und das Regenerationspotenzial schwindet. Eine der Hauptursachen dafür, dass unser Regenerationspotenzial mit zunehmendem Alter abnimmt, ist die Zellseneszenz [16]. Allerdings sind diese „pensionierten" Zellen nicht vollständig inaktiv. Stattdessen stellen sie weiterhin Substanzen her, die eine unbewusste Entzündungsreaktion hervorrufen. Eine beschleunigte Alterung und altersbedingte Krankheiten sind einige der Folgen dieser Prozesse. Seneszente Zellen mit unheilbaren DNS-Schäden oder verkürzten Telomeren machen 20 % der Zellen älterer Primaten aus [17]. Ab einem gewissen Alter gehen auch unsere Stammzellen in den Ruhestand und sind nicht mehr in der Lage, einen fortlaufenden Nachschub junger Zellen zu gewährleisten. Der Alterungsprozess ist bei uns Menschen in der Regel ab der Mitte 30 zu beobachten, zuerst durch das Grauen der Haare. Dies tritt auf, weil die für die Herstellung des braunen Farbstoffs Melanin verantwortlichen Stammzellen in der Haarwurzel ihren Betrieb abbrechen. Aber im Laufe des Lebens werden wir nicht nur grauer und weiser – statistisch gesehen steigt auch das Risiko, an Krebs zu erkranken, deutlich. Das ist auch ein Grund, warum wir im Alter anfälliger für Krebsentstehung sind. In alten und fehlerhaften Zellen können die Kontrollmechanismen komplett gestört sein. Kopierfehler im Genom können das Gleichgewicht stören und zu unkontrolliertem Zellwachstum führen, was die Bildung von Tumoren und die Entstehung von Krebs begünstigt.

Zusammenfassung
Dieses Kapitel taucht in die Welt der Zellen ein, die als kleinste Einheit des Lebens eine immense Komplexität aufweisen. Zellen, obwohl winzig, spielen eine entscheidende Rolle im menschlichen Körper. Mit einer Größe von 10.100 Mikrometern sind sie für das bloße Auge unsichtbar, aber bilden die Grundlage allen Lebens. Unser Körper beherbergt über 37 Billionen Zellen, die vielfältige Funktionen erfüllen. Vom Zellkern als Steuerzentrale bis zu Proteinen, die lebenswichtige Prozesse steuern, arbeiten Zellen zusammen, um Gewebe und Organe zu bilden. Mitochondrien erzeugen Energie, die Plasmamembran reguliert den Informationsaustausch. Die DNS enthält genetische Anweisungen für Proteine und beeinflusst unsere Merkmale. Der präzise Zellzyklus kontrolliert Teilung und Erneuerung. Fehler im Zellzyklus können zu unkontrolliertem Zellwachstum und Krebs führen. Diese Reise in die Welt der Zellen zeigt die erstaunliche Komplexität, die dem Leben zugrunde liegt. Jede Zelle ist ein kleines Wunderwerk, das im Zusammenspiel mit anderen Zellen das Leben ermöglicht.

Literatur

1. Sender, R.; Fuchs, S.; Milo, R. Revised estimates for the number of human and bacteria cells in the body. PLoS Biol 2016, 14 (8), e1002533. https://doi.org/10.1371/journal.pbio.1002533.
2. Abbott, A. Scientists bust myth that our bodies have more bacteria than human cells. Nature 2016. https://doi.org/10.1038/nature.2016.19136.
3. Der König aller Krankheiten: Krebs – eine Biografie: Mukherjee, Siddhartha, Pleitgen, Fritz, Schaden, Barbara: Amazon.de: Books. https://www.amazon.de/

K%C3%B6nig-aller-Krankheiten-Krebs-Biografie/dp/3832196447 (accessed 2024-07-05)
4. Heikenwälder, H.; Heikenwälder, M. Der moderne Krebs – Lifestyle und Umweltfaktoren als Risiko; Springer Berlin Heidelberg: Berlin, Heidelberg, 2023. https://doi.org/10.1007/978-3-662-66576-3.
5. NOVA Online|Cracking the code of life| Genome Facts. https://www.pbs.org/wgbh/nova/genome/facts.html (accessed 2024-07-05)
6. DNA – Kids |Britannica Kids|Homework Help. https://kids.britannica.com/kids/article/DNA/390730 (accessed 2024-07-05)
7. Dettmer, P.; Vogel, S.; Flückiger, A. Immun: Alles über das faszinierende System, das uns am Leben hält. Das Immunsystem erklärt vom Macher des beliebten YouTube-Kanals »kurzgesagt« (German Edition) [eBook]; Amazon.com, 2024. Available online: https://www.amazon.com/Immun-faszinierende-Immunsystem-YouTube-Kanals-%C2%BBkurzgesagt%C2%AB-ebook/dp/B093T4JNJK (accessed on July 5, 2024).
8. Eukaryotic Genome Complexity|Learn Science at Scitable. http://www.nature.com/scitable/topicpage/eukaryotic-genome-complexity-437 (accessed 2024-07-05)
9. Kolb, J. P.; Oguin, T. H., III; Oberst, A.; Martinez, J. Programmed cell death and inflammation: Winter is coming. Trends Immunol 2017, 38 (10), 705–718. https://doi.org/10.1016/j.it.2017.06.009.
10. Haas, S.; Trumpp, A.; Milsom, M. D. Causes and consequences of hematopoietic stem cell heterogeneity. Cell Stem Cell 2018, 22 (5), 627–638. https://doi.org/10.1016/j.stem.2018.04.003.
11. The new me in 80 days. The race to replace the cells in my… |by Rich Sobel |IL-LUMINATION-Curated | Medium. https://medium.com/illumination-curated/the-new-me-in-80-days-454a3f65409f (accessed 2024-07-05)
12. Checkpoints bei der Zellteilung|Max-Planck-Institut für Biochemie. https://www.biochem.mpg.de/570404/20021007_nigg_checkpoints (accessed 2024-07-05)
13. Phases of the cell cycle (article). Khan Academy. https://www.khanacademy.org/science/ap-biology/cell-communication-and-cell-cycle/cell-cycle/a/cell-cycle-phases (accessed 2024-07-05)
14. Cell Cycle. https://www.genome.gov/genetics-glossary/Cell-Cycle (accessed 2024-07-05)
15. Medizinwissen, auf das man sich verlassen kann|AMBOss. https://www.amboss.com/de (accessed 2024-07-05)
16. Khosla, S.; Farr, J. N.; Tchkonia, T.; Kirkland, J. L. The role of cellular senescence in ageing and endocrine disease. Nat. Rev. Endocrinol. 2020, 16 (5), 263–275. https://doi.org/10.1038/s41574-020-0335-y.
17. Herbig, U.; Ferreira, M.; Condel, L.; Carey, D.; Sedivy, J. M. Cellular senescence in aging primates. Science 2006, 311 (5765), 1257. https://doi.org/10.1126/science.1122446.

2

Wie Krebs entsteht

Inhaltsverzeichnis

2.1	Krebszellen vs. normale Zellen	23
2.2	Tumore	25
2.3	Mutationen und Krebs	28
2.4	Passagier- und Treibermutationen	34
2.5	Tumorsuppressoren und Onkogene	36
2.6	Signalwege	39
2.7	Wie der Krebs fortschreitet – eine vierstufige Hypothese	43
2.8	Immunsystem	49
2.9	Microenvironment	52
2.10	Entzündung	53
2.11	Krebsrisikofaktoren	58
2.12	Zehn Krebsmerkmale	69
Literatur		80

Zusammenfassung Da der menschliche Körper über eine große Anzahl verschiedener Zelltypen verfügt, kann Krebs fast überall im Körper entstehen. Aufgrund seiner Eigenschaften kann sich Krebs auch auf andere Körperteile ausbreiten. Im vorherigen Kapitel haben wir verschiedene biologische Prozesse in unseren Zellen besprochen. Im Gegensatz zu normalen Zellen wachsen Krebszellen unkontrolliert, und die Zellteilung wird zu einem Problem. Die normale Funktion unseres Körpers besteht darin, zu wachsen und alte Zellen durch neue zu ersetzen. Von gesunden Zellen wird nicht erwartet, dass sie sich schnell vermehren, es sei denn, es geht um den Aufbau einer Armee weißer Blutkörperchen zur Bekämpfung von Infektionen, um Reparaturprozesse und um das Heranwachsen. Wenn Zellen altern oder beschädigt werden, sterben sie ab, und neue Zellen treten an ihre Stelle. Manchmal funktioniert dieser Prozess nicht richtig, und abnormale oder geschädigte Zellen wachsen und vermehren sich, obwohl sie das nicht sollten. Diese geschädigten Zellen bilden zunächst kleine Knoten von der Größe eines Stecknadelkopfes, der weiter auf die Größe eines Wassertropfens anwächst (enthält 500.000 Zellen). Dann wird die Zellmasse immer größer, bis er auf die Größe einer Murmel heranwächst, und so entsteht ein Tumor. In diesem Kapitel werden wir normale Zellen mit Krebszellen vergleichen. Wir werden darüber sprechen, wie sich Mutationen entwickeln, und den Unterschied zwischen Passagier- und Treibermutationen erklären. Was passiert, wenn Tumorsuppressoren und Onkogene außer Kontrolle geraten? Um diese Frage zu beantworten, werden wir uns eingehender mit dem Microenvironment, dem Wachstum und der Metastase befassen. Schließlich werden wir verschiedene Krebsarten, ihre Merkmale und ihre Risikofaktoren erörtern.

Nachdem wir über die Zelle, ihre Teilung und den Zellzyklus gesprochen haben, gehen wir nun zum Begriff **Krebs** über. Auch wenn es ein beängstigendes Wort ist, lohnt es sich zu verstehen, womit Krebspatienten zu kämpfen haben. In späteren Kapiteln werden wir auch auf die Diagnostik und die Therapie eingehen. Unser Ziel ist es, Gefühle wie Hilflosigkeit und Kontrollverlust, die viele Krebspatienten durchleben, zu minimieren und ihnen Unterstützung sowie Hoffnung auf ihrem Weg zu geben.

Da unser Körper aus einer Vielzahl unterschiedlicher Zelltypen besteht, kann Krebs fast überall im Körper entstehen. Aufgrund seiner Eigenschaften kann Krebs auch in andere Körperbereiche übergehen. Im vorherigen Kapitel haben wir verschiedene biologische Prozesse in unseren Zellen besprochen. Krebszellen weisen im Gegensatz zu üblichen Zellen ein unkontrolliertes Wachstum auf, wodurch die Zellteilung zu einem Problem wird. Im Laufe unseres Lebens wächst unser Körper kontinuierlich und ersetzt alte Zellen durch neue. Dabei vermehren sich gesunde Zellen schnell. Sie tun dies nur dann, wenn es darum geht, eine Armee weißer Blutkörperchen zu bilden, die Infektionen bekämpfen, Reparaturen durchführen und erwachsen werden. Wenn Zellen altern oder zu viele Fehler in ihrem Genom anhäufen, sterben sie ab und neue Zellen nehmen ihren Platz ein. Gelegentlich versagt dieser Prozess, wodurch abnormale oder geschädigte Zellen trotzdem wachsen und sich vermehren, obwohl sie es nicht sollten. Diese abnormen Zellen bilden anfangs kleine Knoten, die so winzig sind wie ein Stecknadelkopf oder ein Wassertropfen, der etwa 500.000 Zellen enthält. Dann wachsen sie weiter, bis sie die Größe einer Murmel erreichen, so entsteht ein Tumor.

In diesem Kapitel werden wir normale Zellen mit Krebszellen vergleichen. Wir werden darüber sprechen, wie sich Mutationen entwickeln und den Unterschied zwischen Passagier- und Treibermutationen kennenlernen. Was passiert, wenn Tumorsuppressorgene und Onkogene außer Kontrolle geraten? Um diese Frage zu beantworten, werden wir uns eingehender mit dem Microenvironment, der Entwicklung des Wachstums und den Metastasen befassen. Zum Schluss werden wir über verschiedene Krebsarten, ihre Merkmale und ihre Risikofaktoren sprechen.

2.1   Krebszellen vs. normale Zellen

Wie im vorigen Kapitel beschrieben, können sich irreparable Fehler im Zellzyklus häufen und zur Bildung von Krebszellen führen. Wenn eine gesunde Zelle außer Kontrolle gerät, verliert sie ihre spezifische Funktion und ist nicht mehr Teil des Gesamtsystems. Die Zelle weigert sich, mit anderen Zellen zusammenzuarbeiten, beginnt zu rebellieren und entwickelt Unabhängigkeit, was zu einem gestörten Zellverhalten führt.

Doch damit ist es noch nicht getan. Krebszellen streben nach immer mehr. Es handelt sich hier nicht nur um einen Klumpen im Körper, sondern um ein Lebewesen, das sich in uns entwickelt. Das vorrangige Ziel der Krebszellen ist es, in Organe einzudringen und Gewebe zu zerstören, indem sie ihnen die lebensnotwendigen Ressourcen entziehen.

Im Gegensatz zu normalen Zellen **weigern sich** Krebszellen, den **Signalen** eines regulierten Zelltods *zu folgen*; sie hören nicht auf zu wachsen. Normale Zellen können sich mehrmals teilen, aber nach einigen Generationen erschöpfen diese Prozesse so, dass diese alten Zellen in einen Zelltod übergehen. Krebszellen hingegen teilen sich *endlos weiter*, ohne Anzeichen von Erschöpfung. Hierzu machen wir einen kleinen Exkurs: Vor mehr als einem halben Jahrhundert verstarb in den Vereinigten Staaten eine junge Frau namens Henrietta Lacks kurz nach der Geburt ihres fünften Kindes an einem äußerst aggressiven Gebärmutterhalskrebs [1]. Kurz vor ihrem Ableben entnahmen Wissenschaftler des Johns Hopkins Hospital in Baltimore Gewebeproben aus ihrem Tumor und konnten diese erfolgreich in der Zellkultur vermehren. Dies führte zur Entstehung der ersten menschlichen Zelllinie, die als „unsterblich" angesehen wird – die berühmten HeLa-Zellen. Mit diesen Zellen wurden bisher über 75.000 wissenschaftliche Arbeiten veröffentlicht und vier Nobelpreise in Medizin gewonnen [2, 3]. Insgesamt wurden bisher etwa 50 Millionen Tonnen HeLa-Zellen kultiviert, was die bemerkenswerte Teilungsfähigkeit von Krebszellen eindrucksvoll illustriert [4].

Um zu überleben, benötigen sie Mutationen in verschiedenen Genen. Diese Veränderungen in ihren Genen ermöglichen es ihnen, die Kontrollpunkte zu überwinden, die die Zellproliferation streng kontrollieren, was ihr Überleben und ihre Kommunikation mit normalen Zellen verbessert. Diese Veränderungen in ihren Genen ermöglichen es ihnen, Kontrollpunkte zu umgehen, welche normalerweise die Zellproliferation streng regulieren. Dies unterstützt ihr Überleben und beeinflusst die Kommunikation mit normalen Zellen.

Krebszellen sind im Gegensatz zu gesunden Zellen oft heterogen und unterscheiden sich stark voneinander. Dies bedeutet, dass einige Krebszellen genetische Veränderungen aufweisen, die in anderen Krebszellen nicht vorhanden sind, was zu einer Vielfalt an Erscheinungsbildern führt (Abb. 2.1). Forscher haben diese Vielfalt genutzt, um Therapien zu entwickeln, die gezielt auf die abnormen Merkmale dieser Krebszellen abzielen.

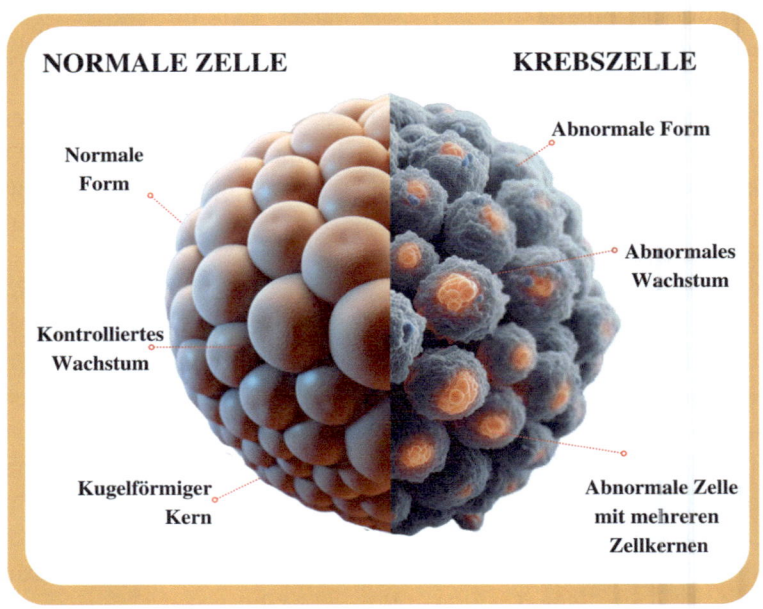

Abb. 2.1 Normale Zellen vs. Krebszellen. Krebszellen haben deutliche Merkmale, die sich von normalen Zellen unterscheiden

2.2 Tumore

Das Wort **Tumor** stammt von dem lateinischen Wort „*tumere*", was „*anschwellen*" bedeutet. Es bezieht sich in der Regel auf einen Knoten oder einen geschwollenen Teil des Körpers. Tumore können von jedem Gewebe oder jeder Zelle im Körper ausgehen. Da unser Körper aus verschiedenen Zelltypen besteht, gibt es auch verschiedene Arten von Tumoren. Jeder Tumor hat unterschiedliche Merkmale, die zu verschiedenen Symptomen und Krankheitsstadien führen.

Tumore werden häufig als bösartig (***maligne***) oder gutartig (***benigne***) eingestuft. Es ist jedoch möglich, dass sogenannte „gutartige" Tumore durch neue Mutationen bösartig werden. Der wichtigste Unterschied zwischen gutartigen und bösartigen Tumoren ist ihr Potenzial, in andere Organe einzudringen. ***Gutartige Tumore*** verdrängen benachbartes Gewebe, ohne sie anzugreifen. Krebszellen sind lokal durch eine Hülle oder eine Kapsel begrenzt, die eine natürliche Grenze des Organs bildet. So bleibt beispielsweise ein Karzinom in der Brust am ursprünglichen Standort oft auf die Milchgänge beschränkt. Gutartige Tumore können neues Gewebe nicht infiltrieren oder sich an anderen Stellen im Körper ausbreiten; sie wachsen nur als Zellmasse (Abb. 2.2). Gutartige Tumore werden daher nicht als Krebs bezeichnet, auch wenn sie manchmal fälschlicherweise als ***„Karzinom"*** bezeichnet werden (wie wir oben am Beispiel des „In-situ-Karzinoms" bei Brustkrebs gesehen haben). Aufgrund ihres Volumens beeinträchtigen Krebstumoren benachbarte Organe und stören deren Funktion. Im Gegensatz dazu sind die Zellen in gutartigen Tumoren oft identisch mit dem ursprünglichen Gewebe, wenn Forscher sie unter dem Mikroskop betrachten.

Sie weisen weniger schädliche Mutationen als Zellen von invasiven Krebserkrankungen auf. Sie haben das Potenzial, massiv zu werden, wachsen aber relativ langsam. Auch wenn sie nicht das Krebswachstum fördern, sind gutartige Tumore dennoch in der Lage, gefährlich zu werden. Sie üben oft einen starken Druck auf die umliegenden Organe aus. Ferner haben gutartige Tumore die Fähigkeit, Blutgefäße, Nerven und die Luftröhre zu verengen, indem sie sich ausdehnen, was letztendlich zum Tod führt. Wenn sie weitere Mutationen generieren, sind sie in der Lage, auch aggressiver zu werden und sich zu einem invasiven, bösartigen Krebs zu entwickeln. Im Allgemeinen sind gutartige Tumore jedoch viel weniger gefährlich als bösartige, da wir sie in der Regel herausoperieren, ohne das umliegende Gewebe zu schädigen. In der Tat gelten die meisten gutartigen Fälle als geheilt, nachdem Chirurgen diese Tumore entfernt haben.

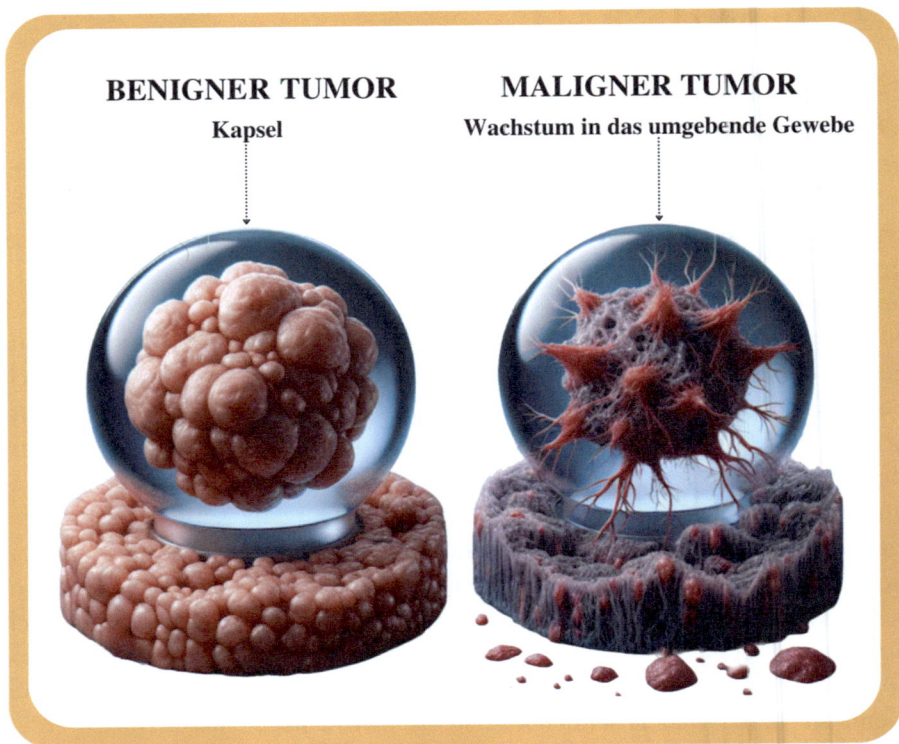

Abb. 2.2 Gutartige vs. bösartige Tumore. Gutartige Tumore sind von Kapseln umgeben, die ihre Fähigkeit zur Metastasierung einschränken. Bösartige Tumore hingegen haben keine Kapseln. Dadurch können sie wachsen und in nahe gelegenes Gewebe eindringen, um dann über die Blut- und Lymphgefäße zu metastasieren

Bösartige Tumore, die gemeinhin als *„Krebs"* bezeichnet werden, sind durch ein schnelles Wachstum mit unklaren oder fehlenden Tumorgrenzen gekennzeichnet. Diese Grenzen verschwimmen, wenn die Zellen in das umliegende Gewebe eindringen, ähnlich wie eine Pflanze, die mit ihren kleinen Wurzeln in die Erde eindringt. Sie breiten sich aus, dringen in das benachbarte Gewebe ein und greifen das Blut und die Lymphgefäße an, bevor sie diese zerstören (Abb. 2.2). Sie haben auch die Fähigkeit, in andere Körperorgane einzudringen und dort neue Tumore zu erzeugen. Es gibt jedoch auch Tumore, die zwar das benachbarte Gewebe angreifen, aber nicht in andere Organe hineinwandern. Ein typisches Beispiel hierfür ist ein Hauttumor, das sogenannte **basalzelluläre Karzinom**, das hauptsächlich durch intensive Sonneneinstrahlung verursacht wird. Dieser Tumor ist zwar bösartig, bildet aber nur selten Metastasen. Im Gegensatz dazu ist die Wahrscheinlichkeit einer Ausbreitung über die Lymphgefäße bei anderen Hauttumoren wie dem Melanom viel höher. So weisen Melanomzellen und Lungenkrebszellen mit etwa 200 genetischen Mutationen pro Zelle die höchste Anzahl genetischer Veränderungen auf, was die starke krebserregende Wirkung von UV-Strahlung und Zigarettenrauch verdeutlicht. In den Lungentumoren von Rauchern findet man dabei 10-mal mehr Mutationen als in denen von Nichtrauchern [5]. Wie wir gelernt haben, kann das Verhalten von Krebs von einem Organ zum anderen und von einer Krebsart zur anderen sehr unterschiedlich sein. Metastasen sind die gefährlichsten Krebsarten und führen dazu, dass 90 % der Krebspatienten [6] letztendlich an ihnen sterben. Trotz sämtlicher Entwicklungen in der zeitgenössischen Medizin sind wir ihnen gegenüber nach wie vor weitgehend hilflos. Eine Entfernung oder Bestrahlung der winzigen Krebszellen, die sich im ganzen Körper verstecken, ist einfach unmöglich – wir könnten sie nicht einmal alle finden. Darüber hinaus befinden sich Metastasen häufig über viele Jahre hinweg in einem „Dauerschlaf", wo sie gegen nahezu alle Medikamente resistent sind. Damit wir sie effektiv bekämpfen können, benötigen wir ein ebenso kleines und hartnäckiges Mittel. Deshalb ist die Wissenschaft zuversichtlich, dass das Immunsystem für diese Aufgabe optimal geeignet ist. Wir sind aber noch nicht an unserem Zielpunkt. Trotz der Tatsache, dass Immuntherapien für einige Krebsarten bereits erfolgreich sind, sind auch diese begrenzt. Ein vollständiges Heilmittel ist häufig unmöglich. Aus diesem Grund sollte der Fokus der Forschung nicht nur auf der Heilung liegen, sondern auch auf der Verzögerung der Krankheit und der Steigerung der Lebensqualität. Dank einer geeigneten Behandlung hat jemand, der viele Jahre lang gut mit Krebs leben kann, schon viel erreicht.

Unter dem Mikroskop sind unreife Zellen bösartiger Tumoren gut zu erkennen. Dabei können Tumore entweder stark an die Ausgangszellen erinnern, was als gut differenziert bezeichnet wird, oder sich stark von diesen Zellen unterscheiden, was als undifferenziert bezeichnet wird. In beiden Fällen zeigen sie abweichende Eigenschaften im Vergleich zu normalen Zellen.

Bösartige Tumore können den gesamten Körper beeinträchtigen, und die Auswirkungen variieren je nachdem, in welchem Organ die Krebszellen metastasieren und wie weit sie sich verbreiten. Wenn die Anzahl der Zellen hoch ist und sie bestimmte Organe erreichen, treten Symptome wie Nachtschweiß, Schwäche und Gewichtsverlust auf. Einige Krebsarten entwickeln sich jedoch langsam, was eine Früherkennung und präventive Maßnahmen ermöglicht.

Wir kennen zwei Krebsarten. **Solide Krebse** entstehen in festem Gewebe, wie Muskeln, Knochen und den Organen. Dagegen betreffen **Blutkrebsarten** wie Leukämie, Myelom und Lymphome das Blut, das Knochenmark, die Lymphe und den Lymphkreislauf. Sie gehen vom Knochenmark aus und breiten sich dort aus, wo sich die großen „Autobahnen" des Blutes, die Gefäß- und Lymphsysteme, befinden.

2.3 Mutationen und Krebs

Unkontrolliertes Zellwachstum und -vermehrung verursacht Krebs. Während dieser unkontrollierten Zellteilung wird die DNS mehrfach kopiert, was zu gelegentlichen Kopierfehlern führt. Gleichzeitig arbeiten die Reparaturmechanismen aufgrund der DNS-Degeneration entweder weniger effektiv oder sie versagen komplett. Dies führt dazu, dass Fehler in der DNS nicht ordnungsgemäß repariert werden, was wiederum zu Genmutationen und der Entstehung von Krebs beiträgt. Aufgrund dieser Probleme, insbesondere bei der DNS-Reparatur, äußern sich Gene als Mutationen. Eine Mutation ist eine genetische Veränderung eines Basenpaars in unserem Genom, die das Risiko, eine Krankheit zu entwickeln, erhöhen kann oder sogar selbst die Krankheit verursacht. Sobald eine Mutation in der DNS auftritt, kann sie deren Funktion dauerhaft verändern. Die Beeinträchtigung der normalen Zellfunktion ist entscheidend für die Entstehung von Krebs. Bestimmte Gene sind so entscheidend für die Zellteilung, dass Personen mit Mutationen in diesen Genen ein erhöhtes Risiko haben, bestimmte Krebsarten zu entwickeln. Daher ist die veränderte DNS die Quelle der Krebsentstehung. Falls eine Person ein sogenanntes Krebsgen hat, bedeutet das, dass sie eine Genmutation hat, die sie anfälliger für Krebs macht.

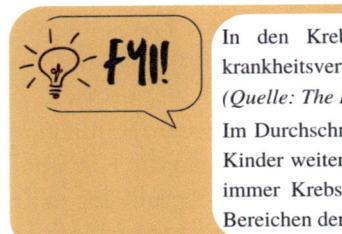

In den Krebsdatenbanken sind 350.000 verschiedene krankheitsverursachende Mutationsvarianten verzeichnet. *(Quelle: The Human Gene Mutation Database)*
Im Durchschnitt geben wir 60 neue Mutationen an unsere Kinder weiter. Diese Mutationen verursachen jedoch nicht immer Krebs, da die meisten von ihnen in unwichtigen Bereichen der DNS auftreten.

Die Kopie von Buchseiten mit einem Fotokopierer kann mit Mutationen verglichen werden (Abb. 2.3). In den meisten Fällen erfolgt die korrekte Erstellung der Kopien, aber es können Fehler auftreten, wenn Kopiervorgänge wiederholt durchgeführt werden. Ein Buch kann in ähnlicher Weise durch Doppelseiten oder fehlende Seiten verfälschte Nachrichten wiedergeben.

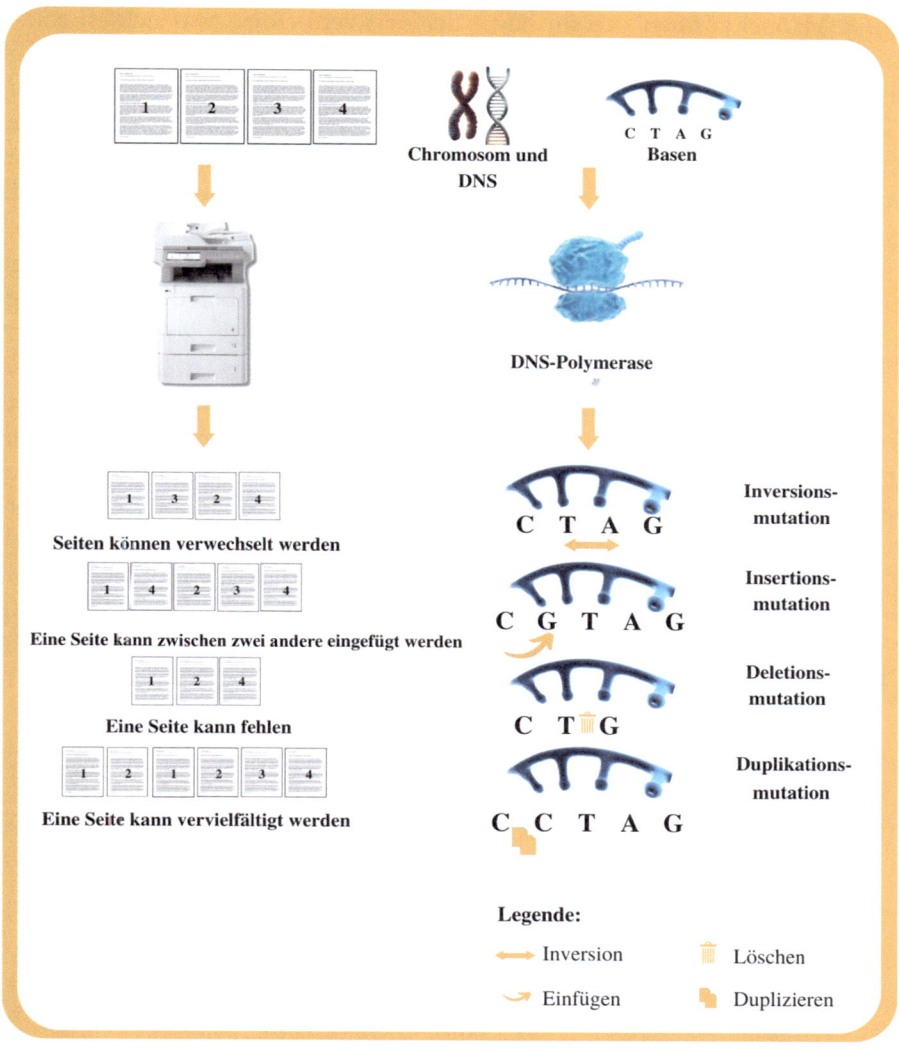

Abb. 2.3 Analoge Arten von Mutationen. Bei der Verwendung eines Fotokopiergeräts zur Erstellung mehrerer Kopien eines Buches lassen sich Fehler nicht vermeiden. Einige Seiten können vertauscht werden, eine Seite kann zwischen anderen Seiten geraten, eine andere Seite kann fehlen oder dupliziert werden usw. In ähnlicher Weise gibt es verschiedene Arten von Mutationen bei der Zellreplikation, z. B. Inversionsmutationen, bei denen DNS-Basen ausgetauscht werden, Insertionsmutationen, bei denen eine DNS-Base eingefügt wird, Deletionsmutationen, bei denen eine DNS-Base zufällig gelöscht wird, und Duplikationsmutationen, bei denen DNS-Basen dupliziert werden. In ähnlicher Weise treten auch bei der Zellreplikation Fehler auf – trotz der Beteiligung hochspezialisierter Enzyme wie der DNA-Polymerase, welche für das Kopieren der DNA-Stränge verantwortlich ist. Die DNA-Polymerase liest die vorhandene DNA-Sequenz ab und synthetisiert einen neuen komplementären Strang. Obwohl dieses Enzym sehr präzise arbeitet und über Korrekturmechanismen verfügt, können dennoch Mutationen entstehen:

Diese Mängel können sich im Laufe der Zeit vermehren, was sich erheblich auf die Gesamtqualität des kopierten Buches auswirken kann. Manchmal hat dies schwerwiegende Folgen, und das Buch wird unverständlich, wie in *Die Geschichte der Belagerung von Lissabon* von José Saramago, dem Träger des Literaturnobelpreises, beschrieben, in dem erzählt wird, wie ein Korrektor in einem Verlag beschließt, ein „Ja" durch ein „Nein" zu ersetzen, und damit die gesamte Geschichte Portugals verändert.

Mutationen haben viele Ursachen. Sie können spontan auftreten, als Folge einer fehlerhaften DNS-Reparatur oder eines Fehlers bei der Zellteilung. Diese werden als erworbene Mutationen bezeichnet. Sie kommen nur in Krebszellen vor, nicht aber in anderen Zellen des Körpers. Andererseits existiert eine weitere Form der Mutation, die von den Eltern auf die Nachkommen übertragen wird: die erbliche Mutation. Diese sind in allen Zellen des Körpers anzutreffen, nicht nur bei Krebszellen. Im letzten Abschnitt dieses Kapitels wird diskutiert, inwiefern diese Faktoren Mutationen hervorrufen, die Krebs verursachen.

Um auf die Analogie zu unserem Kochbuch zurückzukommen: Es kann vorkommen, dass wir beim Kochen unbeabsichtigt die Zutaten oder ihre Masse verändern, obwohl wir das Rezept korrekt befolgt haben (Abb. 2.4). Diese kleinen Änderungen können entweder dazu führen, dass das Essen bes-

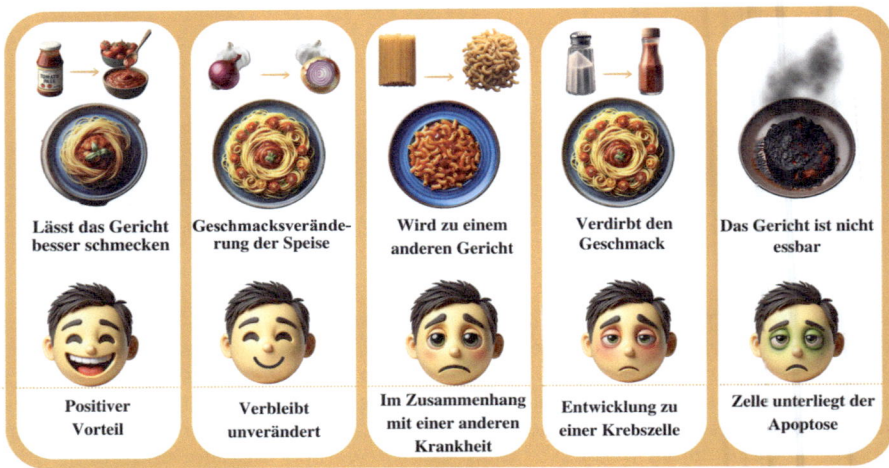

Abb. 2.4 Auswirkungen von Mutationen. Die Veränderung der Zutaten eines Rezepts hat unterschiedliche Auswirkungen auf ein Gericht. In ähnlicher Weise haben Mutationen unterschiedliche Auswirkungen auf Zellen. Sie können sich positiv auf die Zelle auswirken, sie unverändert lassen oder sich negativ auf die Zelle auswirken, indem sie z. B. zu einer Krebszelle werden

ser schmeckt, oder sie können den gegenteiligen Effekt haben und es ungenießbar machen. In ähnlicher Weise wirken sich Mutationen unterschiedlich auf Zellen aus. Die Zelle kann unverändert bleiben oder zu einer Krebszelle entarten.

Obwohl viele Mutationen die Überlebenschancen verringern, können andere auch die Anpassung verbessern und der Zelle einen entscheidenden Überlebensvorteil verschaffen, indem sie die Zelle stärker und widerstandsfähiger machen. Das liegt daran, dass die Natur den Tod eines einzelnen Individuums in Kauf nimmt, indem sie immer wieder mit Mutationen experimentiert, um das Überleben der gesamten Art durch Anpassung zu ermöglichen. Mutationen sind also notwendig. Ohne sie gäbe es keine Entwicklung und Evolution und damit keinen Homo sapiens (Mensch).

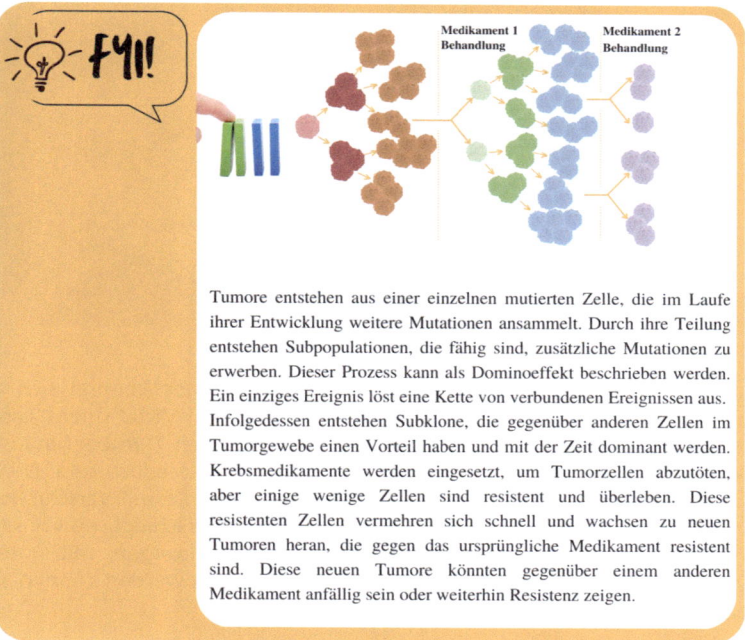

Tumore entstehen aus einer einzelnen mutierten Zelle, die im Laufe ihrer Entwicklung weitere Mutationen ansammelt. Durch ihre Teilung entstehen Subpopulationen, die fähig sind, zusätzliche Mutationen zu erwerben. Dieser Prozess kann als Dominoeffekt beschrieben werden. Ein einziges Ereignis löst eine Kette von verbundenen Ereignissen aus. Infolgedessen entstehen Subklone, die gegenüber anderen Zellen im Tumorgewebe einen Vorteil haben und mit der Zeit dominant werden. Krebsmedikamente werden eingesetzt, um Tumorzellen abzutöten, aber einige wenige Zellen sind resistent und überleben. Diese resistenten Zellen vermehren sich schnell und wachsen zu neuen Tumoren heran, die gegen das ursprüngliche Medikament resistent sind. Diese neuen Tumore könnten gegenüber einem anderen Medikament anfällig sein oder weiterhin Resistenz zeigen.

Mutationen sind die Hauptursache für die Vielfalt der Krankheit Krebs. Mit anderen Worten: Es ist möglich, dass ein Tumor nicht nur aus einer einzigen Art von Krebszellen besteht, sondern aus einer Kombination mehrerer Krebszellenarten. In jeder Krebszellgeneration können neue Mutationen vorkommen. Deswegen weisen keine zwei Personen denselben Krebs auf, und selbst innerhalb einer Person sind die Tumore wahrscheinlich sehr verschieden.

Diese Heterogenität ist der Hauptgrund dafür, dass Krebs schwierig zu behandeln ist. So zeigt Abb. 2.5, dass bei Patient A und Patient B Lungen-

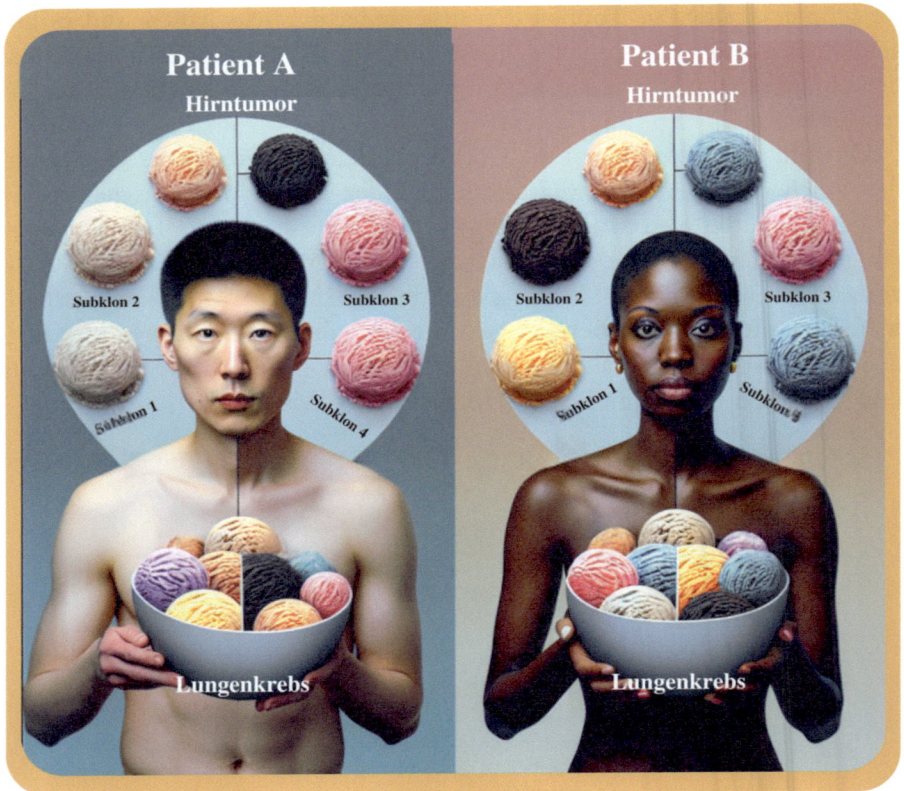

Abb. 2.5 Krebsheterogenität. Krebszellen in einem Tumor können sich aus verschiedenen Subklonen (Subpopulationen mit genetischen Mutationen) zusammensetzen, die unterschiedliche genetische Mutationen enthalten. Darüber hinaus können auch die Tumore eines einzelnen Individuums sehr unterschiedlich sein. Die Heterogenität von Krebs kann mit Eiscreme verglichen werden, die mit verschiedenen Zutaten und Geschmacksrichtungen hergestellt und auf unterschiedliche Weise serviert werden kann. Eiscreme hat verschiedene Geschmacksrichtungen, mit unterschiedlichen Zutaten, die in verschiedenen Kombinationen serviert werden können. Genauso ist es bei Krebs.

krebs diagnostiziert wurde. Die Tumore in ihren Lungen enthalten jedoch unterschiedliche Subklone (Subpopulationen mit genetischen Mutationen).

Dickdarmtumore enthalten verschiedene Klone. Ein „Klon" ist eine Population von Zellen mit ähnlichen genetischen Mutationen. Bei ein und demselben Krebs gibt es in der Regel mehrere Klone, das heißt mehrere verschiedene Zellgruppen.

Die Zellen innerhalb jeder Gruppe ähneln sich. In unserem Fall haben die Krebserkrankungen der Patienten Metastasen im Gehirn gebildet. Diese Metastasen unterscheiden sich von den ursprünglichen Tumoren im Dickdarm. Ein Klon des ursprünglichen Tumors ist in das Gehirn eingewandert und hat dort neue Mutationen entwickelt, was die Unterschiede erklärt.

Wenn ein Medikament oder eine körpereigene Immunzelle den Krebs angreifen, zerstören sie meist die anfälligsten Krebszellen und geben so resistenten Krebszellen eine Chance, sich zu entwickeln (Abb. 2.6). Bei den entstehenden mutierten Klonen handelt es sich um Krebszellen, die sich angepasst haben, um den äußeren Druck zu überleben, und die nun gegen einen weiteren Angriff resistent sind. Der ständige Selektionsdruck, neue Mutationen und die Vermehrung dieser Zellen führen dazu, dass sie sich anpassen, wachsen und gedeihen. In einigen Fällen fördern Mutationen auch neue Mutationen, sodass noch mehr mutierte Klone entstehen [7].

Die Entwicklung von Krebs ist nicht vom Alter des Patienten abhängig. Sie ist weitaus stärker von der Immunabwehr des Patienten abhängig, aber besonders von den Merkmalen der Krebszellen und der Art der Mutationen, die sie zeigen. Als Beispiel dienen Zellen mit einer Mutation im Apoptosegen *BCL2*, welches für den programmierten Zelltod verantwortlich sind, die

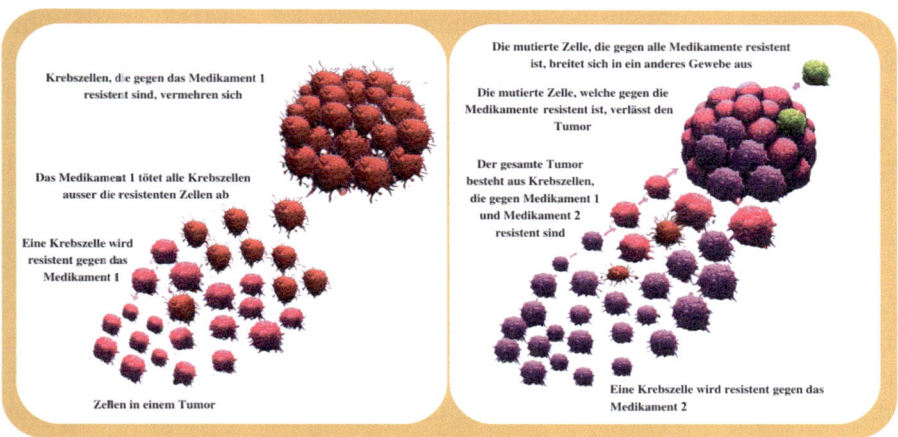

Abb. 2.6 Medikamentenresistente Klone: In einem Tumor, der eine medikamentöse Behandlung überlebt, kann eine resistente Krebszelle existieren. Diese resistente Krebszelle kann sich verdoppeln und vermehren und so einen Tumor schaffen, der der medikamentösen Behandlung widerstehen kann. Darüber hinaus kann sie auch andere arzneimittelresistente mutierte Klone hervorbringen

selbst bei fortgeschrittenem Alter oder Schäden nicht absterben können. Dies führt zu einer langsamen Tumorprogression. Wenn dann eine weitere Mutation in einem Proliferationsgen auftritt, wie z. B. dem *MYC*-Gen, entsteht eine katastrophale Situation: Die Tumorzellen vermehren sich zwar schnell, können aber nicht sterben. Infolgedessen entwickelt sich der Tumor in dieser Situation rasant.

2.4 Passagier- und Treibermutationen

Mutationen in den DNS-Abschnitten, die für die Reparatur des Erbguts entscheidend sind, werden als **Treibermutationen** bezeichnet [8].

Da Treibermutationen der Reparatur entgehen und somit im Genom der betroffenen Zelle verbleiben, kann dies der erste Schritt zur Entstehung von Krebs sein. Sie werden bei jeder Zellteilung weitergegeben und betreffen wichtige Onkogene und Tumorsuppressoren, die im nächsten Abschnitt erläutert werden.

Aufgrund der Heterogenität des Krebses reicht eine einzelne Treibermutation nicht aus, um den Tumor zu verändern. Stattdessen häufen sich die Mutationen im Laufe der Zeit und verändern ihrerseits den Tumor. Dieser Prozess ist wie Busfahren. Der Fahrer kann die Geschwindigkeit und Richtung des Busses kontrollieren und somit bestimmen, wohin die Reise führt. Wenn dem Fahrer etwas zustößt, kann der Bus außer Kontrolle geraten oder stehen bleiben. Während der Fahrt beeinflussen auch äußere Faktoren den Zustand des Busses. Es kann unter anderem abrupt ein Reifen platzen, was dazu führt, dass der Bus aus der Fahrspur kommt. Das entspräche in der Zelle dem Erwerb einer weiteren gefährlichen Mutation, die zu ihrer Entartung führt.

Das Wetter – hier als das Microenvironment zu sehen - beeinflusst auch die Fahrt. So ist es etwa möglich, dass Hagel die Windschutzscheibe und die Scheinwerfer zerstört und somit die Sicht beeinträchtigt. In dieser Situation könnte es vorkommen, dass der Fahrer eine rote Ampel übersehen hat und dann in ein anderes Auto hineinfährt. Wenn sich weitere Umwelteinflüsse häufen, könnte der Bus ausfallen und seine Destination nicht erreichen.

Andererseits gibt es Mutationen, die auch ohne Reparatur unbedeutend bleiben. Sie werden als **Passagiermutationen** bezeichnet. Diese Mutationen werden hauptsächlich durch Kopierfehler verursacht, die während der Zellteilung in unwichtigen Abschnitten der DNS entstanden sind. Sie werden wahllos verbreitet, verbleiben im Genom und werden bei jeder Zellteilung passiv weitergegeben. Es ist wie bei einer Busfahrt. Im Inneren des Busses haben die Fahrgäste, keinen Einfluss auf den Bus. Auch andere Faktoren, wie das Wetter, haben wenig bis gar keinen Einfluss auf den Bus (Abb. 2.7).

Durch zufällige Prozesse entwickeln normale Zellen, Passagier- als auch Treibermutationen, die für die frühe Tumorentstehung charakteristisch sind. Treibermutationen sind schädliche Mutationen, die sich akkumulieren und zur Krebsentstehung beitragen, da Zellen Mutationen nicht „vergessen". Die Anzahl und Kombination von Treiber- und Passagiermutationen in jeder Krebszelle sind festgelegt. Die Anzahl der Treibermutationen im Genom ist

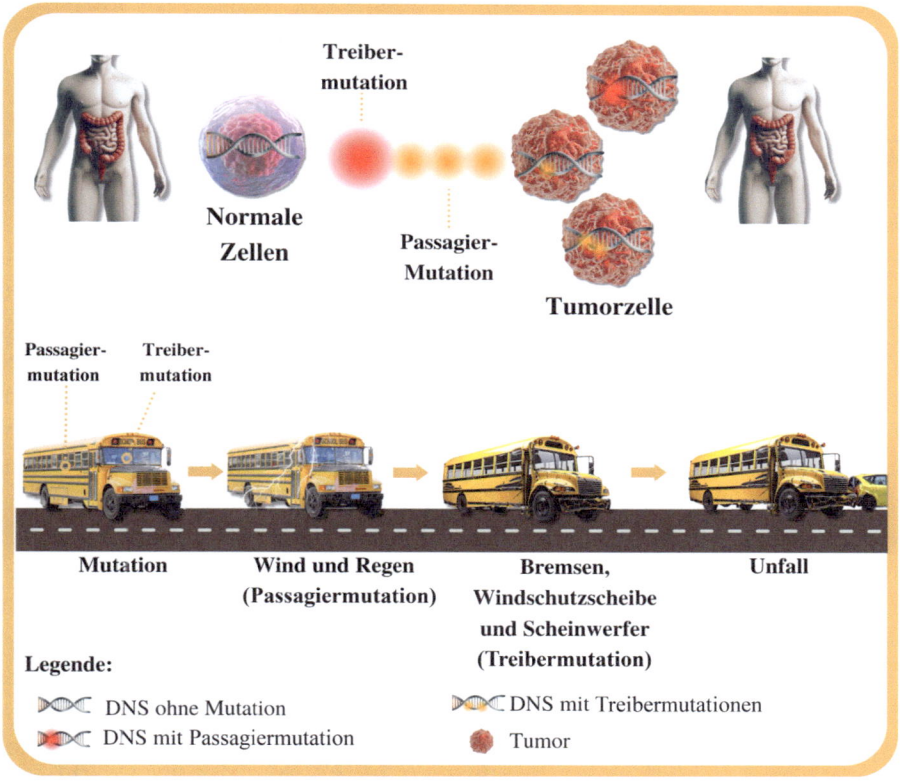

Abb. 2.7 Treiber- und Passagiermutationen. Fahrermutationen führen dazu, dass normale Zellen zu Krebszellen werden, während Beifahrermutationen dies nicht tun. In ähnlicher Weise können Probleme mit dem Fahrer oder dem Fahrzeug, wie z. B. defekte Bremsen, Windschutzscheiben und Scheinwerfer, schwerwiegende Folgen haben und zu einem Unfall führen. Probleme mit den Fahrgästen und mit dem Wetter, wie Wind und Regen, können dagegen wenige oder gar keine Auswirkungen auf den Bus haben

begrenzt. So können bei einem Patienten mit Darmkrebs 130 Mutationen auftreten, von denen jedoch nur etwa zehn das Tumorwachstum fördern und das Überleben beeinflussen. Diese zehn stellen die Treibermutationen dar, während die übrigen Passagiermutationen im Genom verstreut sind und auf Weitergabe warten. Leider sind diese zwei Arten von Mutationen trotz ihrer unterschiedlichen Funktion schwer voneinander zu unterscheiden.

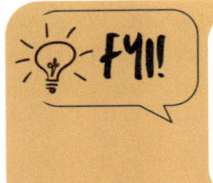

Es ist nicht die Absicht der Krebszelle, dem Körper zu schaden. Es ist nicht ihre Schuld, denn sie ist falsch programmiert. Diese Fehler stammen aus zentralen Prozessen des Lebens, weshalb die Schäden weitreichende Folgen haben. Hinzu kommt, dass diese Veränderungen Tausende Male pro Tag stattfinden.

2.5 Tumorsuppressoren und Onkogene

Kommen wir nun zu den wichtigen Genen. Es gibt zwei Arten von krebserregenden Genen: Tumorsuppressorgene und Protoonkogene. Beginnen wir zunächst mit den Tumorsuppressorgenen. Diese Gene sind die Torwächter der normalen Zellfunktion, die uns vor Tumoren schützen, indem sie die normale Zellteilung kontrollieren und die Tumorentwicklung verhindern. Die Aufgabe der Reparaturgene ist es, Schäden an der genetischen Information zu beheben. Sie fungieren als Sicherheits- und Steuerungssysteme, die ständig nach Abweichungen und Kopierfehlern in der DNS suchen, um diese sofort zu beheben.

Inaktivierende Mutationen schränken jedoch die Funktionen von Tumorsuppressorgenen ein. Tumorsuppressorgene verlieren ihre Fähigkeit, sich selbst zu reparieren. Um dies zu verstehen, betrachten wir eines der berühmtesten Tumorsuppressorgene, auch bekannt als *TP53*. Dieser **Tumorsuppressor** unterdrückt die unkontrollierte Teilung genetisch geschädigter Zellen aktiv. Wenn Mutationen Tumorsuppressorgene inaktivieren, wird das „Stopp"-Signal, welches das Ende der Zellteilung markiert, nicht mehr registriert. Infolgedessen bleibt die Zellteilung unkontrolliert. Wir haben zwei Kopien von Tumorsuppressorgenen in jeder Zelle. Ein einzelnes defektes Tumorsuppressorgen allein kann keine Krebsentstehung auslösen, da ein intaktes zweites Gen die Funktion ausgleichen kann. Erst wenn auch das zweite Gen mutiert, steigt das Krebsrisiko. Bei einem angeborenen Defekt reicht eine zusätzliche Mutation im zweiten Gen schon in jungen Jahren aus, um die Krebsentwicklung zu fördern. Bei Elefanten sind es mehrere Kopien von *TP53*, was einer der Hauptgründe dafür ist, dass bei ihnen kaum Krebs entsteht. Wir können uns *TP53* wie die Bremsen eines Autos vorstellen. Wenn wir zu schnell fahren, treten wir auf die Bremse und halten an. Wenn die Bremsen jedoch kaputt sind, kann das Auto nicht mehr anhalten und verunglückt (Abb. 2.8). Um Tumore zu unterdrücken, ist *TP53* eine Bremse, die funktioniert.

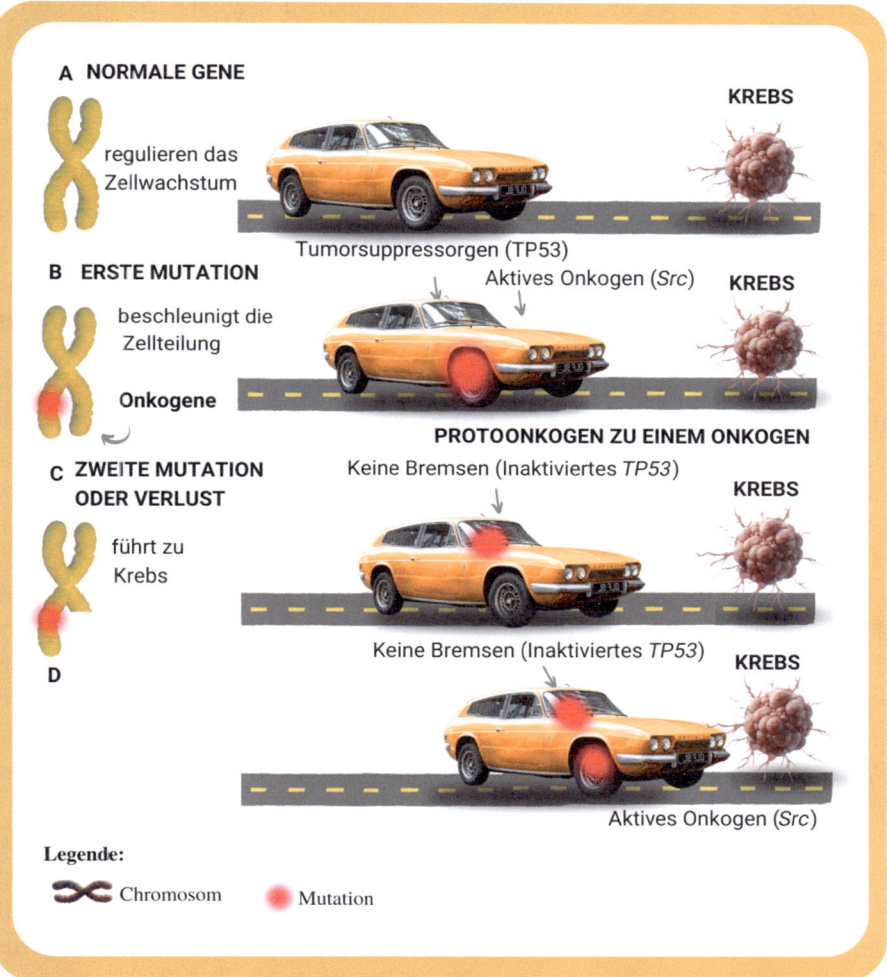

Abb. 2.8 Krebszellen entwickeln sich in mehreren Schritten. *(A)* Die Zelle wächst und vermehrt sich normalerweise, wenn sowohl Protoonkogene als auch Tumorsuppressorgene reguliert sind. *(B)* Die Zelle kann nicht aufhören, sich zu teilen, wenn ein Protoonkogen in ein Onkogen umgewandelt wird. *(C)* Unbegrenzte Zellteilung tritt auf, wenn Mutationen Tumorsuppressorgene inaktivieren, aber Onkogene aktivieren. *(D) Die Kombination aus einem inaktivierten Tumorsupressor und einem aktivierten Onkgen ist die ungünstige Situation für eine Zelle, da die Zelle nicht aufhört sich zu teilen und gleichzeitig die letalen Mutationen nicht korrigieren kann.* Infolgedessen beginnt sich Krebs zu entwickeln

Ein Onkogen ist ein Gen, welches für das Wachstum, die Teilung, die Vermehrung und Spezialisierung von Zellen verantwortlich ist. Die zahlreichen Eigenschaften der Onkogene sind in der reibungslosen Funktion unseres Körpers unersetzlich und machen sie unverzichtbar.

Ein Beispiel für ein **Onkogen** ist ein Gen namens *Src*. Es beschleunigt die Zellteilung, wenn es ein entsprechendes Wachstumssignal erhält. Wenn es mutiert ist, wird *Src* in einen Zustand anhaltender Hyperaktivität versetzt, was zu einer unkontrollierten Zellteilung führt. Onkogene können mit dem Gaspedal eines Autos verglichen werden: Wenn es festklemmt, beschleunigt das Auto unkontrolliert. In gleicher Weise verhindert eine Mutation des *Src*-Gens, dass eine Zelle ihre Teilung stoppt (siehe Abb. 2.8). Bislang sind von unseren vielen Genen lediglich 70 als Onkogene identifiziert und mit verschiedenen Formen von Krebs in Verbindung gebracht worden. Darunter fällt auch das **Onkogen RAS**, das wir später anhand der Geschichte eines 45-jährigen Brandschutztechnikers erläutern werden. Andererseits kann eine entscheidende Mutation auch in einem Onkogen auftreten.

Während unserer embryonalen Entwicklungsphase sind Onkogene sehr aktiv. Diese Gene fördern ein schnelles und geregeltes Wachstum. Durch ihr präzises Zusammenspiel entstehen aus einer einzigen Zelle Milliarden von gesunden Zellen. Sobald jedoch genug Zellen für die Bildung eines vollständigen Menschen vorhanden sind, werden Onkogene abgeschaltet und verweilen in einem schlafenden Zustand als Protoonkogen in unserem Genom.

Mutationen in Onkogenen fördern das Zellwachstum, auch wenn nur eine der beiden Genkopien betroffen ist. Aufgrund der übermäßigen Aktivität von Onkogenen kann die präzise abgestimmte Embryonalentwicklung gestört werden und zu frühen Fehlgeburten führen, weshalb sie in der Regel nicht vererbt werden. Stattdessen entstehen Mutationen in Onkogenen, die das Wachstum und Überleben von Krebszellen fördern, in der Regel erst im Verlauf unseres Lebens [9].

Die Wiederaktivierung von Onkogenen kann Jahrzehnte später durch Mutationen erfolgen. Diese können durch äußere Umweltfaktoren, zufällige Fehlteilungen oder einen ungesunden Lebensstil ausgelöst werden. Die Summe all dieser Fehler führt dazu, dass sich die Zellen unkontrolliert teilen und letztendlich Krebs entsteht. Dieser Prozess trägt zur Entstehung von Krebs bei und stört die Regulierung der Zellen. Das bedeutet, dass Onkogene eine neue Funktion erhalten, dass sie zu einem völlig falschen Zeitpunkt aktiviert werden und dass ihre Expression einer falschen Aktivität entspricht. Infolgedessen kann sich die Zelle wieder rasant vermehren.

Tumorsuppressorgene wirken wie Bremsen, die das Zellwachstum unterdrücken, während Onkogene das Gaspedal sind, welches das Zellwachstum fördert. Mutationen in diesen Genen können das Gleichgewicht stören und zur Entstehung von Krebs führen. Es ist möglich, dass Mutationen in Tumorsuppressorgenen und Protoonkogenen unabhängig voneinander auftreten und sogar über einen längeren Zeitraum wie ein Jahrzehnt hinweg stattfinden können. Diese beiden Schritte können unabhängig voneinander erfolgen, und der zeitliche Abstand zwischen diesen beiden Ereignissen kann manchmal bis zu einem Jahrzehnt betragen. Angeborene genetische Defekte, die Krebserkrankungen im Kindesalter verursachen, betreffen fast immer „Tumorsuppressoren".

Um auf unsere Autoanalogie zurückzukommen, würde dies bedeuten, dass ein Unfall unvermeidlich ist, wenn das Gaspedal jetzt überaktiv ist und die Bremsen später nicht funktionieren. Übertragen auf die Biologie bedeutet dies, dass Krebszellen viele Onkogene, aber nur wenige Tumorsuppressorgene haben. Infolgedessen kann die Zelle nicht aufhören, sich zu teilen, und es entsteht Krebs.

Im ersten Kapitel haben wir uns mit der Methylierung befasst, einem Prozess, bei dem Gene blockiert werden, was ihre ordnungsgemäße Funktion behindert. Wenn ein Tumorsuppressorgen methyliert wird, dann ist es blockiert und es kann ein Tumor entstehen. So kann die Methylierung des *BRCA1*-Gens, das normalerweise Tumore unterdrückt, bei manchen Menschen das Risiko für Brust- oder Eierstockkrebs erhöhen, selbst wenn das Gen keine Mutation aufweist.

2.6 Signalwege

Proteine sind wichtige Bestandteile einer Zelle. Ihre einzigartige Form ermöglicht präzise Interaktionen, entweder mit anderen Proteinen oder innerhalb der Zelle selbst. Diese Wechselwirkungen können wichtige Botschaften innerhalb der Zelle übermitteln, unter anderem Signale für die Vermehrung. Die Abfolgen von ineinandergreifenden und formverändernden Ereignissen, die von einem Protein zum anderen weitergegeben werden, um diese Botschaften zu übermitteln, werden als **Signalkaskaden** oder **-wege** bezeichnet. Sie werden streng reguliert, damit die Zellen bestimmte Funktionen ausführen können.

Ein Signalweg beginnt, wenn eine Zelle Informationen von Rezeptoren auf ihrer Oberfläche empfängt. Wenn es zu einer Ligand (Ein Ligand ist dabei ein Molekül, das spezifisch an einen Rezeptor bindet und dadurch eine biologische Reaktion auslöst oder hemmt.) -Rezeptor-Bindung kommt, überträgt der Rezeptor das Signal in die Zelle und es kommt zu einer Signalkaskade. Proteine in der Zelle übertragen diese Signale weiter, indem sie ihre Form verändern. Diese Formänderungen aktivieren nachfolgende Proteine, die wiederum andere Proteine in einer Kaskade aktivieren. Dies setzt sich fort, bis das letzte Protein im Signalweg aktiviert ist und die gewünschte Zellfunktion ausgelöst wird [10].

Einfacher ausgedrückt: Eine Zelle erhält ein Signal von außen und leitet es an ihren endgültigen Empfänger, den Zellkern, weiter. Dieser startet eine biologische Reaktion, indem er seine Gene aktiviert und das entsprechende Protein in Gang setzt. Ferner können Proteine auch bestimmte Gene ein- und ausschalten. Diese Schaltvorgänge bestimmen, was die Zelle tun kann und was nicht und wie sie auf bestimmte Reize reagiert.

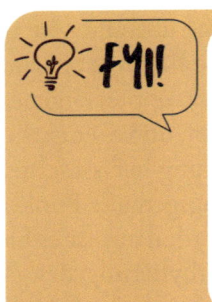

> Proteine sind die Bausteine aller Lebewesen. Sie sind sehr vielseitig und übernehmen Aufgaben wie das Senden von Signalen oder den Aufbau von Strukturen. Ihre Flexibilität kommt von ihrer Struktur: Proteine bestehen aus Ketten von Aminosäuren, die ihre Form ständig verändern können. Es gibt 20 verschiedene Aminosäuren, die sich auf viele Arten kombinieren lassen. Allerdings sind die meisten dieser möglichen Proteinkombinationen nicht funktionsfähig.

In vernetzten Signalwegen empfängt eine Komponente Signale von verschiedenen Quellen, die wiederum selbst verschiedene Signalwege aktivieren. Diese Signale können sich verstärken, sodass die Zelle ihren Zustand ändern kann, z. B. von einem inaktiven Zustand zu einem, der die Zellteilung ermöglicht. Die Regulation dieser komplexen Netzwerke erfolgt durch präzise Feedback-Mechanismen, Querverbindungen und Signalintegration. Diese Mechanismen gewährleisten eine koordinierte Steuerung der Zellaktivitäten, damit die Zelle angemessen auf äußere Signale reagieren und den gewünschten Zellzustand erreichen kann.

Die Signalwege in Zellen ähneln synchronisierten Flügen mit einem festen Zeitplan. Wie Flugzeugpiloten den Anweisungen der Fluglotsen folgen, koordinieren Proteinkinasen (bestimmte Enzyme, die Zellprozesse steuern) verschiedene Aufgaben in den Zellen (Abb. 2.9). Um die Ordnung aufrechtzuerhalten, wird der Fluss und die Dauer der Signale im gesamten Netzwerk streng reguliert [11]. Wenn die Proteine, welche für die Informationsübertragung verantwortlich sind, nicht richtig funktionieren, kann die Signalkette jedoch unterbrochen werden. Eine abnormale Proteinform kann die korrekte Funktion einer Zelle beeinträchtigen. Dies kann auftreten, wenn ein Gen, das für die Proteinproduktion verantwortlich ist, mutiert ist. Die Mutation führt zu einem unzureichend geschriebenen „Gen-Rezept", was zu einem fehlerhaften Protein führt. Dieses Protein kann eine abnormale Form haben, nicht richtig funktionieren und somit nicht ordnungsgemäß arbeiten.

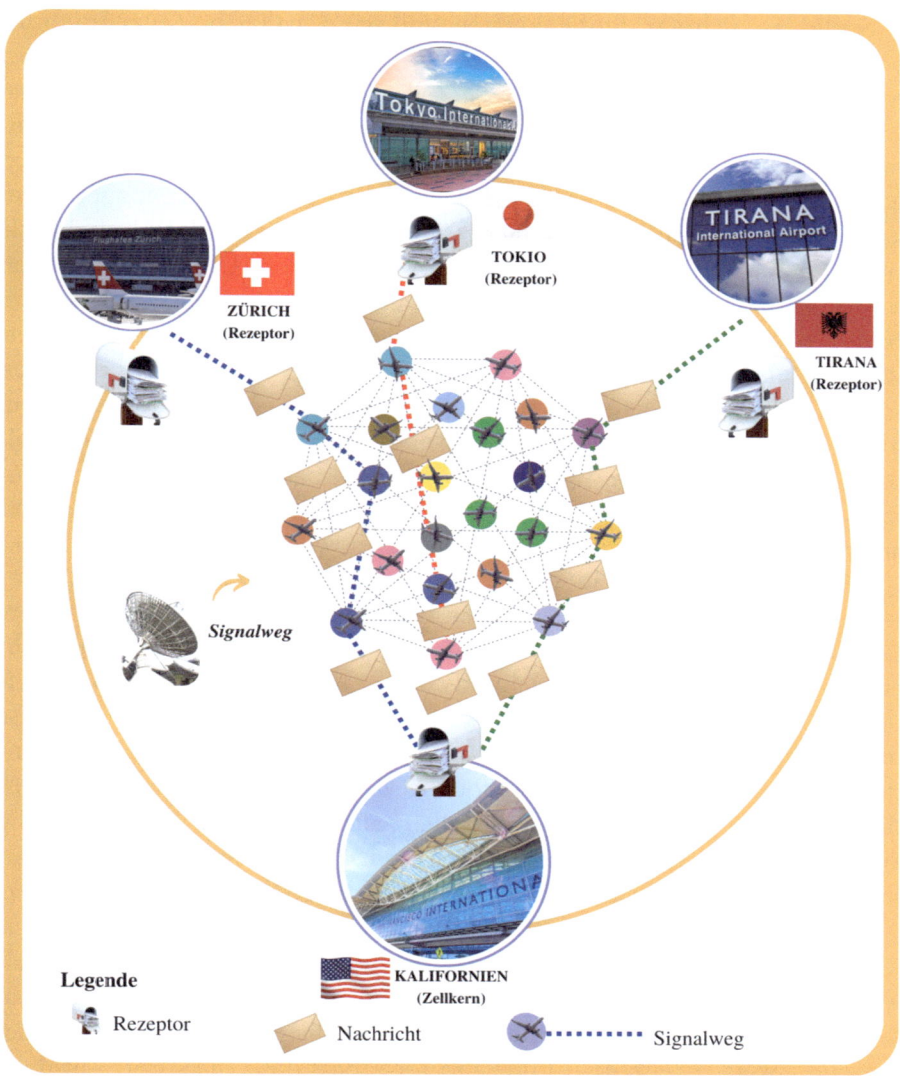

Abb. 2.9 Signalwege. In dieser Abbildung wirken die Flughäfen Zürich, Tokio und Tirana wie Rezeptoren, von denen die Nachrichten in Form von Briefen ausgehen. Die miteinander verbundenen Netzwerke von Flügen sorgen dafür, dass diese Nachrichten an den Empfänger in Kalifornien zugestellt werden

Bei Lungenkrebs können bestimmte Veränderungen im *EGFR*-Gen („Epidermal Growth Factor Receptor") dazu führen, dass ein fehlerhaftes Protein entsteht. Dieses Protein trägt zur Krebsentstehung bei, obwohl seine normale Funktion darin besteht, Zellteilungsinformationen nur bei Bedarf an den Zellkern zu übermitteln.

Stellen Sie sich vor, Proteinkinasen sind wie Schalter in Zellen, die mitbestimmen, ob eine Zelle wächst, sich teilt oder stirbt. Diese Schalter sollten nur dann umgelegt werden, wenn die Zelle eine Art „Nachricht" oder Signal erhält, die sagt, dass es Zeit ist, eine dieser Aktionen durchzuführen. Manchmal mutieren die Schalter, sodass sie ihre Funktion ändert. In einigen Fällen kann eine Mutation dazu führen, dass ein Schalter immer an ist, auch wenn keine Nachricht vorliegt. Wenn dies geschieht, kann die Zelle denken, dass sie sich immer teilen oder wachsen sollte, was zu einem Übermaß an Zellen führen kann und wir als Krebs kennen. In anderen Fällen kann eine Mutation bewirken, dass ein beschädigter Schalter nicht richtig funktioniert. Normalerweise würde dieser Schalter der beschädigten Zelle sagen, dass sie sterben sollte. In diesem Fall kann die beschädigte Zelle weiterleben und sich teilen, was auch zu Krebs führt. Forscher versuchen herauszufinden, wie diese Schalter funktionieren, welche Signalwege sie beeinflussen und wie sie durch Mutationen verändert werden, um bessere Methoden zu entwickeln, um Krebs zu behandeln oder um seine Entstehung gar zu verhindern.

Krebszellen haben oft in etwa **11–15 *verschiedenen Signalwegen*** Probleme, die normalerweise das Verhalten von Zellen steuern. Obwohl Tumore sehr unterschiedlich sein können, sind es oft dieselben Signalwege, die nicht richtig funktionieren, egal welcher Typ von Tumor vorliegt. Nehmen wir den Ras-Mek-Erk-Signalweg als Exempel. Dieser Weg ist normalerweise dafür verantwortlich, die Zellteilung genau zu kontrollieren. In einer gesunden Zelle aktiviert Ras die Mek-Proteine, die dann das Erk aktivieren, was die Zellteilung vorantreibt. In Krebszellen jedoch sind diese Proteine ständig an, was bedeutet, dass die Zellen Signale erhalten, die sie dauernd zur Teilung auffordern. Dies führt dazu, dass sich die Krebszellen unkontrolliert vermehren.

Diese permanenten aktiven Signale sorgen dafür, dass sich Krebszellen teilen und wachsen müssen und von diesen Signalwegen abhängig werden. Ein anderer Signalweg kann wiederum aktiviert werden, um Signale zu blockieren, die normalerweise dazu führen würden, dass die Zelle stirbt. Auf diese Weise können sich Krebszellen dem Zelltod entziehen, selbst wenn sie beschädigt sind. Ein weiterer Signalweg hilft Krebszellen, in schwierigen Umgebungen zu überleben, z. B. wenn es nicht genügend Nährstoffe oder Sauerstoff gibt.

Forscher, die nach neuen Wegen suchen, um Krebs zu behandeln, versuchen, diese Signalwege zu stören, um das Wachstum von Krebszellen zu stoppen. Sie wollen die fehlerhaften Signale unterbrechen, die das Krebswachstum fördern. Ein Beispiel für eine solche Behandlung sind Tyrosinkinase-Hemmer, die bei bestimmten Lungenkrebsarten eingesetzt werden. Diese

Medikamente zielen auf Proteinkinasen ab, die durch bestimmte Mutationen verändert sind, und verhindern, dass sie die Zellteilung in Gang setzen.

2.7 Wie der Krebs fortschreitet – eine vierstufige Hypothese

Krebs tritt nicht plötzlich auf, wenn wir das Rentenalter erreichen. Stattdessen sammeln sich im Laufe der Jahre Mutationen in unseren Zellen an, oft ohne dass wir es bemerken. Die Anzahl dieser Mutationen hängt von verschiedenen Faktoren ab. So spielt die Menge der krebserregenden Karzinogene, denen wir in unserer Umwelt ausgesetzt sind, eine wichtige Rolle in der Krebsentstehung. Unsere genetische Veranlagung, die bestimmt, wie gut unsere Zellen Giftstoffe entgiften können, spielt ebenfalls eine Rolle, wie auch der Zufall.

Je länger man Karzinogenen ausgesetzt ist, desto größer ist das Risiko, an Krebs zu erkranken. Dennoch bietet der Körper während der Entwicklung von Krebs verschiedene Mechanismen zur Vorbeugung und Reparatur.

Die Entstehung von Krebs wird oft als ein Prozess in vier Schritten beschrieben. ***Der erste Schritt*** wird als ***Initiation*** bezeichnet. Hierbei kommt es zu Veränderungen in der DNS, die den Zellzyklus beeinflussen – das ist der Zustand, in dem sich die Zellen teilen, wachsen, sterben oder repariert werden. Nach dieser Initiation können weitere Veränderungen eintreten, die dazu führen, dass sich die betroffenen Zellen schneller vermehren als normale Zellen. Wenn sie über lange Zeit immer wieder giftigen Stoffen ausgesetzt sind, können diese Zellen Tumore bilden.

Im zweiten Schritt der Krebsentstehung, der ***Promotion***, entwickeln sich die initiierten Zellen weiter. Sie sammeln zusätzliche Mutationen in Onkogenen und Tumorsuppressorgenen. Diese veränderten Zellen teilen sich unkontrolliert und haben einen Vorteil beim Wachstum. Es bilden sich winzige Tumore, die jedoch noch nicht wachsen, da sie keine Blutversorgung haben [12].

Der dritte Schritt ist die ***Latenzzeit***, in der der Körper versucht, die Mikrotumore zu bekämpfen, indem er sie von Sauerstoff abschneidet und mit gesunden Zellen umgibt. In dieser Phase sammeln sich weitere Mutationen an. Es ist leichter, die Mikrotumore zu entfernen oder ihre Bildung zu verhindern, als später einen ausgewachsenen Tumor zu behandeln. Bestimmte Nährstoffe können dazu beitragen, die Mikrotumore zu inaktivieren. Trotzdem können Mutationen auch zufällig auftreten, was bedeutet, dass auch Menschen mit einem gesunden Lebensstil Krebs entwickeln können.

Pathologen können mithilfe einer Biopsie feststellen, ob sich ein Mikrotumor in unserem Körper befindet. Diese Diagnostik hilft uns, bösartige Vorstufen von Krebs zu erkennen, lange bevor ein invasiver Krebs entsteht. Sogar nach dem Tod können bei einigen Patienten Mikrotumore entdeckt werden, die zuvor nicht bekannt waren. Dies zeigt, dass Ernährung und Lebensstil möglicherweise eine Rolle spielen, ob sich die Mikrotumore weiterentwickeln oder nicht.

Nach Jahrzehnten beginnt dann der *vierte Schritt*, die *Progressionsphase* (Abb. 2.10). Hier haben die Krebszellen durch die akkumulierten DNS-Mutationen alle Eigenschaften eines bösartigen Wachstums entwickelt. Sie bilden Blutgefäße und können nun schnell wachsen, sodass sie in kurzer Zeit 160.000-mal größer sind als zu Beginn [13]. In der Phase des exponentiellen Zellwachstums kommt es auch zu einem unkontrollierten Zelltod im Zentrum des Tumors. Dies geschieht, weil die hohen Mutationsraten den normalen Zelltodprozess unterdrücken und stattdessen eine Nekrose (dem Absterben von Zellen oder Gewebe) verursachen. Diese nekrotische Masse ist die schwarze Zone, die man im Zentrum von bösartigen Tumoren sieht. Ein Grund dafür kann sein, dass die Zellen im Inneren des Tumors nicht genügend Nährstoffe und Sauerstoff erhalten, da sie von Mikrogefäßen umgeben sind. Der unkontrollierte Zelltod führt zur Freisetzung schädlicher Substanzen, die eine Entzündung im umliegenden Gewebe auslösen.

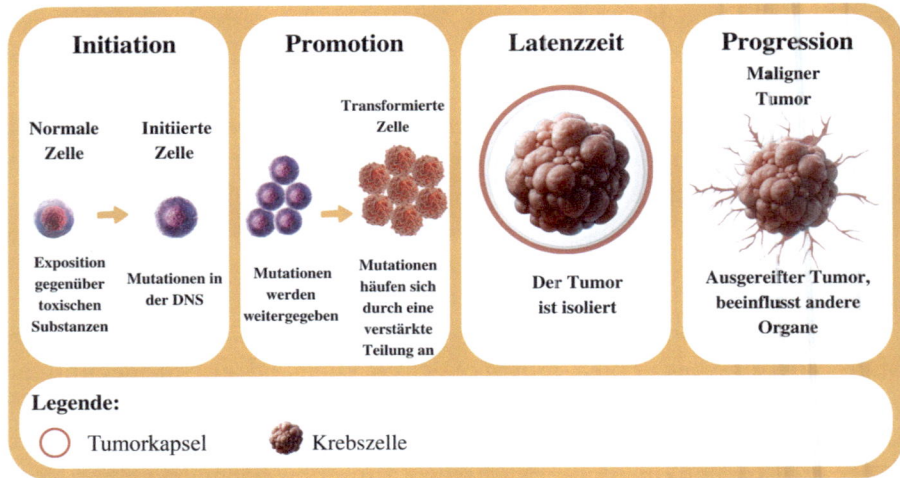

Abb. 2.10 Die Schritte der Krebsentwicklung. Die Krebsentwicklung ist ein allmählicher Prozess, der vier Schritte umfasst. Dieser allmähliche Prozess gibt uns viele Möglichkeiten zur Vorbeugung und Heilung

Im vierten Schritt transformieren sich die Zellen und machen sich selbstständig. Dabei dringen sie in das lokale Gewebe ein und verbreiten sich über die Blutgefäße im ganzen Körper aus. Dieser Vorgang wird als **Metastasierung** bezeichnet. Das griechische Wort „Metastase" bedeutet so viel wie „Abtragung, Entfernung, Wanderung, Veränderung, Wandel oder Revolution". Dieses Wort bezieht sich auf die Ausbreitung des Krebses von seinem Ursprungsort auf weiter entfernte Organe. Der metastatische Prozess kann mit einer Palme verglichen werden, die in der Nähe eines Flusses gepflanzt wurde. Wenn ein Samen in den Fluss fällt, wird er weit weg von der Stelle getragen, an der er in den Fluss fällt. Wenn er einen geeigneten Boden findet, kann dieser Samen keimen und zur selben Palme heranwachsen, aus der er stammt (Abb. 2.11). In der Metastasierung löst sich eine Krebszelle vom Ursprungs-

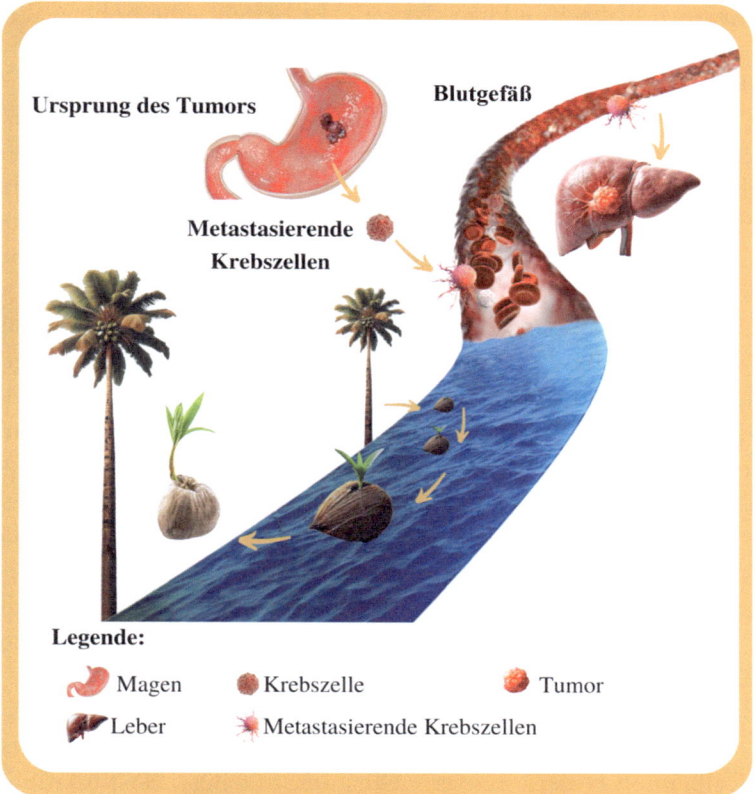

Abb. 2.11 Metastasierung. Krebszellen können sich von ihrem ursprünglichen Tumor ablösen und sich über Blut- und Lymphgefäße auf andere Organe oder Gewebe ausbreiten. Ähnlich kann eine Kokosnuss, die in einen Fluss fällt, zu einer Palme heranwachsen, sobald sie an einem neuen Ort angekommen ist [14]

tumor, wandert in ein benachbartes Blut- oder Lymphgefäß, siedelt sich im neuen Gewebe an, überlebt dort und beginnt sich zu teilen. Der neu entstandene Tumor ist vom selben Typ und weist dieselben Eigenschaften auf wie der ursprüngliche Tumor. Daher sind Zellen, die bei Lebermetastasen von Magenkrebs gefunden werden, keine Leberkrebszellen, sondern stammen vom Magenkrebs.

Durch die Metastasierung dehnt sich der Krebs aus, bildet Tochtertumore und wird sichtbar. Zudem erhöht sich die Wahrscheinlichkeit weiterer Mutationen, was die Entartung des Krebses fördert. Tatsächlich sind Krebsarten, die metastasieren, deutlich tödlicher als solche, die es nicht tun.

Krebserkrankungen entwickeln sich nicht über Nacht, sondern entstehen über viele Jahre hinweg. Es könnte angenommen werden, dass Krebsprävention eine rechtzeitige und häufig einzige Behandlungsmöglichkeit für diese unvermeidliche Krankheit darstellt. Es besteht eine hohe Wahrscheinlichkeit, dass Sie im Verlauf Ihres Lebens Krebs erleben werden. Diese wissenschaftliche Perspektive widerspricht jedoch dem Verhalten unserer Gesellschaft. Krebs gilt häufig als unvorhersehbar und schwer verständlich. In diesem Zusammenhang erscheinen die vielen empfohlenen, zum Teil zweifelhaften Vorsichtsmaßnahmen als bloße Zeitverschwendung. Jeder ist mit jemandem vertraut, der ein hohes Alter hatte, obwohl er rauchte oder Alkohol konsumierte. Viele Leute ignorieren dabei, dass diese Personen eine Minderheit sind.

Um das Wachstum eines Tumors in einer realistischen Situation zu illustrieren, werden wir die Geschichte von Tom betrachten, der an Lungenkrebs erkrankt ist. Dieses Beispiel stammt aus dem Buch *The Emperor of All Maladies: A Biography of Cancer* von Siddhartha Mukherjee (2010). Tom ist ein 45-jähriger Mann, der bei seiner Arbeit unabsichtlich Asbeststaub eingeatmet hat. Asbest ist ein bekanntes krebserregendes Material, ein sogenanntes Karzinogen (Abb. 2.12). Der Asbeststaub gelangte in seine linke Lunge und blieb dort haften. Weil es sich um einen Fremdkörper handelte, reagierte sein Körper mit einer Entzündung. Die Zellen in der Nähe der Staubpartikel begannen sich unkontrolliert zu teilen und bildeten einen kleinen Tumor. In einer dieser Zellen kam es zufällig zu einer Mutation im *RAS*-Gen, was zu einer aktivierten Form von *RAS* führte. Diese Mutation verursachte, dass sich die Zelle schneller teilte und innerhalb des ursprünglichen Tumors einen neuen Zellhaufen bildete. Dieser Zellhaufen mit der *RAS*-Mutation wuchs über ein Jahrzehnt lang unbemerkt weiter [15].

Eines Tages, als Tom rauchte, gelangte eine Chemikalie aus der Zigarette in seine linke Lunge und traf dort auf einen Klumpen von *RAS*-mutierten Zellen

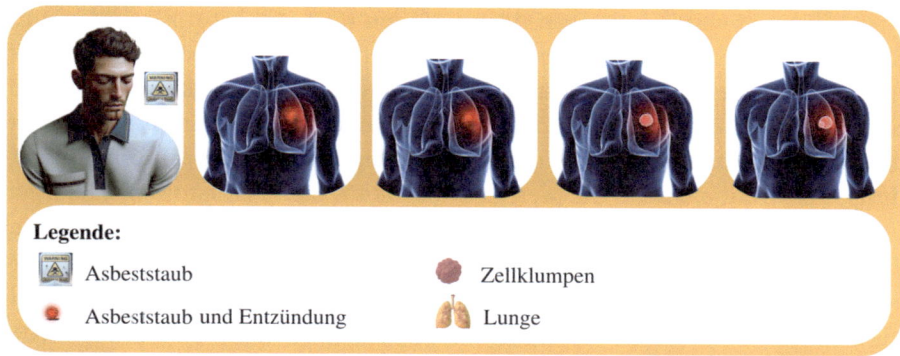

Abb. 2.12 Der Fall von Tom. Ein Fremdkörper dringt in die Lunge ein und verursacht eine Entzündung. Diese Entzündung führte zur Bildung von Krebstumoren

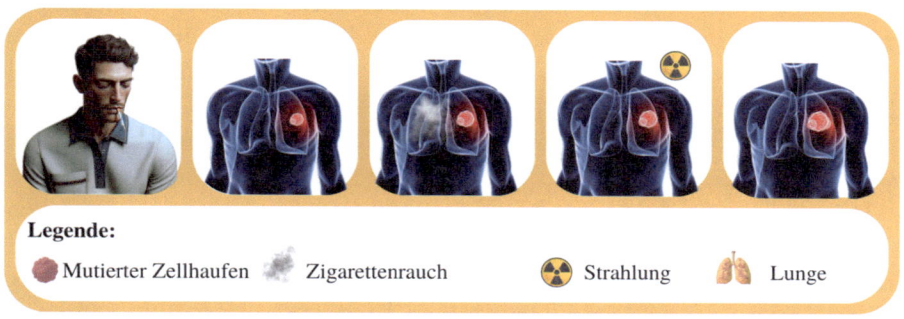

Abb. 2.13 Äußere Faktoren wie Zigarettenrauchen und Strahlung führen dazu, dass der Krebstumor mehr Mutationen entwickelt und sein Wachstum beschleunigt

(Abb. 2.13). Dies verursachte eine weitere Mutation, die ein zweites Onkogen aktivierte. Die Auswirkungen dieser Ereignisse blieben jedoch unentdeckt. Dann verging einige Zeit und es kam zu einer weiteren Mutation in einem Tumorsuppressorgen, die es deaktivierte. Dies hatte jedoch kaum Auswirkungen, da eine weitere, nicht mutierte Genkopie vorhanden war. Nach einem Jahr jedoch wurde durch eine weitere Mutation das zweite Tumorsuppressorgen deaktiviert. Dieser letzte Schritt löste Krebs aus. Zu diesem Zeitpunkt hatte die Zelle insgesamt vier Mutationen erworben und befand sich auf dem Weg der unkontrollierten Zellteilung. Der Krebsklumpen wuchs schneller als die umliegenden Zellen, sodass er als Tumor bezeichnet werden konnte [15].

Als der Tumor wuchs, entwickelte er weitere Mutationen und aktivierte mehrere Signalwege und Gene, welche für die DNS-Reparatur verantwortlich sind. Dadurch wurden die abtrünnigen Zellen noch wachstumsfreudiger und überlebensfähiger. Nach einigen Jahren begann sich der Tumor zu vergrößern und das umliegende Gewebe zu infiltrieren. Die Zellen des Tumors begannen, Signalmoleküle auszusenden, die das umliegende Gewebe veränderten und das Tumorwachstum unterstützten. Diese Signalmoleküle fördern die Bildung von Blutgefäßen, die den Tumor dann mit Nährstoffen versorgen (Angiogenese). Gleichzeitig unterdrücken sie das Immunsystem, damit der Tumor nicht bekämpft wird (Abb. 2.14). Nun, da dieser Tumor gut genährt ist, kann er gefahrlos wachsen. Als der Tumor weiterwuchs, begannen sich einige der Tumorzellen vom Hauptklumpen zu lösen und in die Blutbahn oder Lymphgefäße einzudringen. Dies liegt daran, dass einige Zellen im Tumor weitere Mutationen erworben haben, die ihre Beweglichkeit verbessern, dieser Prozess wird als Metastasierung bezeichnet. Die abgelösten Zellen konnten sich an anderen Stellen im Körper niederlassen und dort sekundäre Tumore bilden. Einmal freigesetzt, siedelte sich die Krebszelle im Knochen an, wo sie einen weiteren Zellhaufen mit den schädlichen Mutationen bildete [15].

Tom bemerkte letztlich Symptome wie Husten, Kurzatmigkeit und Gewichtsverlust.

Innerhalb weniger Monate begannen sich diese Symptome zu verstärken. Er suchte einen Arzt auf, der eine Reihe von Untersuchungen, einschließlich einer Röntgenaufnahme und einer Computertomografie, durchführte. Diese Untersuchungen offenbarten einen Tumor in seinem linken Lungenflügel, wobei sich eine Masse um seine linken Bronchien entwickelt hatte.

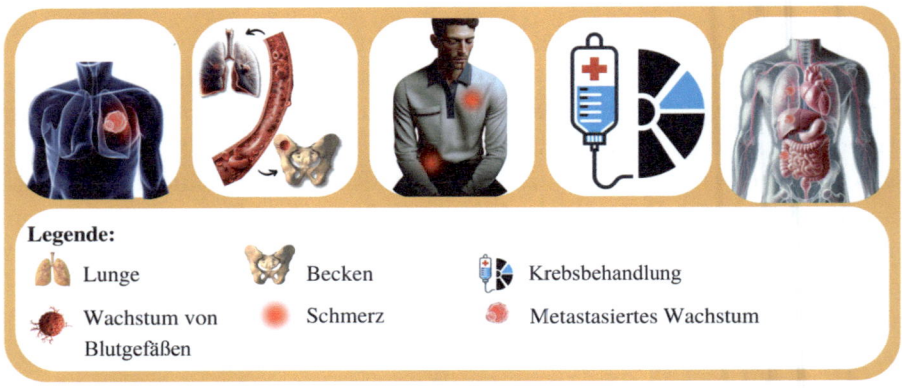

Abb. 2.14. Eine Zelle aus dem Krebstumor kann sich lösen und in anderen Geweben wachsen, wodurch sich die Krankheit im ganzen Körper ausbreitet

Nach einigen Wochen verspürte Tom dann Schmerzen in den Rippen und in der Hüfte. Eine Computertomografie zeigte ein metastasiertes Wachstum an diesen Stellen. Da der Tumor in der Lunge inoperabel war, wurde eine intravenöse Chemotherapie eingeleitet. Die Zellen im Lungentumor sprachen auf die Behandlung an. Eine Zelle entwickelte jedoch eine Mutation, die sie gegen das Chemotherapeutikum resistent machte. Nach einigen Monaten kehrten Toms Tumore in verschiedenen Organen – in der Lunge, den Knochen und der Leber – zurück. Leider konnte sein Körper das alles nicht verkraften, und Tom starb im Alter von 76 Jahren an metastasierendem Lungenkrebs. Das heißt, er starb 31 Jahre, nachdem der krebserregende Asbeststaub zum ersten Mal mit seiner Lunge in Berührung gekommen war.

Zusammenfassend zeigt Toms Geschichte, dass Krebs in mehreren Schritten entsteht. Seine mehrstufige Entwicklung beginnt mit Karzinogenen, die genetische Mutationen auslösen. Die Mutationen stören die Signalwege, was zu weiteren Mutationen, einer Selektion und dem Überleben der Krebszellen führt. Im Hinblick auf die Behandlung ist es gut, dass sich der Krebs allmählich entwickelt, denn zu Beginn der Entwicklung ist noch Zeit vorhanden, um das Fortschreiten des Krebses zu stoppen. Eine Zelle verfügt über Reparaturmechanismen, um durch Mutationen ausgelöste Fehlfunktionen zu korrigieren, oder sie kann sich selbst zerstören, lange bevor Krebs entsteht. Erst wenn die Zelle kritische Eigenschaften erworben hat, wird sie zu einer Krebszelle, doch dieser Prozess braucht Zeit.

2.8 Immunsystem

Das Immunsystem ist unverzichtbar für unser Überleben. Es schützt uns vor Krankheitserregern, Schadstoffen und bösartigen Zellveränderungen. Gleichzeitig ist es jedoch auch anfällig und kann unter bestimmten Umständen selbst zur Gefahr werden. Das Immunsystem ist ein äußerst mächtiges System mit starken „Waffen": Wenn diese gegen Krankheitserreger gerichtet sind, ist das vorteilhaft, aber wenn sie gegen den eigenen gesunden Körper eingesetzt werden, kann es problematisch werden.

Frauen und Männer haben unterschiedliche Immunsysteme, und es ist bekannt, dass Säuglinge anfälliger für Infektionen sind – doch das ist nur ein Teil der Wahrheit. Eine Schlüsselrolle spielt der Darm, da hier die meisten Stoffe von außen in den Körper gelangen, weshalb dort besonders viel Immunabwehr benötigt wird.

Das Immunsystem wird oft als Abwehrmechanismus betrachtet, der uns vor Mikroben schützt. Allerdings lässt es sich nicht auf einen bestimmten Ort im Körper beschränken, da es überall präsent ist. Tatsächlich ist das Immunsystem eines unserer größten Organe, jedoch verteilt es sich über den gesamten Körper. Wenn man gefragt würde, wo das Immunsystem ist, müsste man überall hinzeigen. Es gibt einige zentrale Organe, die für das Immunsystem von Bedeutung sind, wie das Knochenmark, die Thymusdrüse, die Milz und die Lymphknoten. Der größte Teil des Immunsystems befindet sich im Darm, wo etwa 70 % aller Immunzellen angesiedelt sind. Zudem ist das Immunsystem ständig in Bewegung und passt sich laufend an.

„Stell dir vor, dein engster Verbündeter ist zugleich auch dein gefährlichster Gegner" – diesen bekannten Satz schreibt Hana Heikenwälder in ihrem Buch *Der moderne Krebs*. Genau diese Herausforderung beschäftigt die Krebsforschung derzeit. Dieser ambivalente Partner ist unser eigenes Immunsystem. Über Jahrtausende hinweg hat es den menschlichen Körper zuverlässig vor Krankheitserregern geschützt und beschädigte oder entartete Zellen beseitigt. Es spielt eine zentrale Rolle bei der Heilung von Verletzungen und verhindert, dass winzige Ansammlungen von Krebszellen größer werden [4]. Doch wie bei einem zweischneidigen Schwert kann die gleiche Kraft, die uns schützt, auch großen Schaden anrichten.

Wir nehmen die Arbeit unseres Immunsystems meist erst dann bewusst wahr, wenn wir krank werden. Doch im Hintergrund arbeitet es unaufhörlich, auch wenn wir uns gesund fühlen. Es ist faszinierend, sich vorzustellen, dass wir ständig von potenziellen Bedrohungen umgeben sind, die unser Immunsystem jedoch meist unbemerkt in Schach hält.

Ein tieferes Verständnis für die Komplexität und Effizienz des Immunsystems lässt sich gewinnen, wenn man betrachtet, was nach dem Tod passiert. Ohne den Schutz durch das Immunsystem setzen rasch Zersetzungsprozesse ein, an denen Mikroorganismen wie Bakterien und Pilze beteiligt sind. Diese Mikroben sind allgegenwärtig, doch solange wir leben, hält unser Immunsystem sie unter Kontrolle. Interessanterweise arbeitet es gleichzeitig friedlich mit nützlichen Mikroorganismen zusammen, wie z. B. Darmbakterien, die unsere Verdauung unterstützen. Diese „guten" Mikroben besiedeln fast jede Körperoberfläche und schützen uns vor gefährlichen Eindringlingen. Das Zusammenspiel dieser Mikroorganismen bildet das Mikrobiom, das zahlenmäßig unsere eigenen Körperzellen bei Weitem übertrifft und das wir im Kap. 8 besser kennenlernen werden.

Die Frage, welche Rolle das Immunsystem bei der Entstehung von Krebs spielt, gehört zu den großen wissenschaftlichen Rätseln der letzten Jahrzehnte. Lange Zeit galt es als unser stärkster Verbündeter im Kampf gegen Krebs.

Doch die Forschung zeigt mittlerweile, dass Immunreaktionen auch das Tumorwachstum fördern können. Heute wissen wir, dass das Immunsystem vor allem in den frühen Stadien einer Krebserkrankung eine schützende Funktion übernimmt [4]. Doch wenn Tumore eine gewisse Größe erreicht haben, können chronische Entzündungen das Krebswachstum beschleunigen und die Ausbreitung von Metastasen begünstigen.

Vor diesem Hintergrund haben Wissenschaftler begonnen, die Immunantwort in „förderliche" und „schädliche" Aspekte zu unterteilen. Der positive Aspekt besteht darin, dass das Immunsystem Krebszellen erkennen und zerstören kann. Dies geschieht durch spezialisierte Zellen wie T-Zellen, die veränderte Oberflächenproteine auf Krebszellen erkennen. Diese Mechanismen sind auch bei Organabstoßungen relevant, da das Immunsystem fremdes Gewebe als Bedrohung identifiziert.

Der schädliche Aspekt des Immunsystems tritt bei chronischen Entzündungen auf, die durch anhaltende Infektionen entstehen. Solche Entzündungen schaffen Bedingungen, die das Tumorwachstum begünstigen. Tatsächlich scheinen einige Tumore auf diese Entzündungen angewiesen zu sein, um zu wachsen und sich auszubreiten. Die genauen Mechanismen dieser komplexen Wechselwirkungen sind noch nicht vollständig verstanden, bieten aber Ansätze für neue Behandlungsstrategien.

In den letzten Jahren hat die Immuntherapie erhebliche Fortschritte gemacht und gilt heute als vielversprechender Ansatz in der Krebsbehandlung. Hierbei wird das Immunsystem gezielt aktiviert, um Krebszellen effizienter zu bekämpfen. Beispiele dafür sind die Checkpoint-Blockade-Proteine: Mit PD-1- und PD-L1-Hemmern (Inhibitoren) wird die Immunantwort gezielt aktiviert. Ein weiteres Beispiel ist die CAR-T-Zelltherapie, bei der T-Zellen genetisch modifiziert werden, um Krebszellen gezielter zu erkennen und zu zerstören. Auf beide Therapieansätze werden wir in Kap. 6 näher eingehen. Diese Verfahren haben insbesondere bei bestimmten Formen von Blutkrebs beeindruckende Erfolge erzielt.

Aber das Immunsystem ist nicht nur bei Krebs von Bedeutung. Es spielt auch eine zentrale Rolle bei Autoimmunerkrankungen, Allergien und Impfungen. Bei Autoimmunerkrankungen greift das Immunsystem fälschlicherweise gesundes Gewebe an, was zu chronischen Entzündungen führt. Allergien sind überzogene Immunreaktionen auf eigentlich harmlose Stoffe wie Pollen oder Lebensmittel. Impfungen nutzen das Prinzip der Immunerkennung, indem sie dem Körper harmlose Teile eines Erregers präsentieren, um eine Immunantwort und ein Gedächtnis für zukünftige Infektionen aufzubauen.

Ein anschauliches Beispiel sind die natürlichen Killerzellen. Diese Zellen überwachen kontinuierlich den Körper und erkennen Zellen ohne bestimmte

„Ausweis-Proteine" [4], was häufig bei entarteten Krebszellen der Fall ist. Fehlen diese Proteine, greifen die natürlichen Killerzellen ein und zerstören die Zellen. Diese Überwachungsmechanismen gewährleisten, dass selbst Tumorzellen, die andere Immunangriffe überleben, dennoch erkannt und beseitigt werden.

Die Komplexität des Immunsystems, bestehend aus einem Netzwerk hoch spezialisierter Zellen und Signalmoleküle, macht es zu einem der faszinierendsten Felder der Biologie. Trotz dieser Komplexität zeigt es eine bemerkenswerte Fähigkeit zur Anpassung und schützt unseren Körper auf vielfältige Weise. Doch diese Flexibilität birgt auch die Gefahr, dass das Immunsystem in bestimmten Situationen zu einem Gegner werden kann.

Insgesamt sorgt das Immunsystem dafür, dass schädliche Veränderungen meist beseitigt werden, bevor sie gefährlich werden können. Die Effizienz dieser Abwehrmechanismen erklärt, warum die meisten von uns im Laufe ihres Lebens nie bewusst an Krebs erkranken, obwohl potenziell gefährliche Zellen ständig entstehen. Doch in den seltenen Fällen, in denen Krebszellen alle Abwehrstrategien überwinden, wird die Krankheit zu einer ernsthaften Bedrohung.

Zusammengefasst lässt sich sagen, dass das Immunsystem eine Schlüsselrolle im Kampf gegen Krebs spielt – sowohl als Verteidiger als auch, unter bestimmten Umständen, als Unterstützer der Krankheit. Die Erforschung dieser doppelten Rolle bildet die Grundlage für innovative Therapieansätze und ein besseres Verständnis dafür, wie Krebs in Zukunft noch gezielter behandelt und möglicherweise sogar verhindert werden kann.

2.9 Microenvironment

Krebszellen benötigen ein spezifisches Microenvironment, das ihr Wachstum und ihre Ausbreitung begünstigt. Diese Umgebung muss die richtigen Bedingungen bieten, damit die Zellen die benötigten Nährstoffe aufnehmen und sich teilen können. In den frühen Stadien, wenn die Zellen noch präkanzerös sind, können sie sich in einem umgebungsfeindlichen Milieu oder einer entzündlichen Umgebung nicht gut ausbreiten. Sie benötigen zusätzliche Faktoren, die ihre Umgebung für ihr Wachstum begünstigen.

Die Analogie des keimenden Samens passt hier hervorragend: Genau wie ein Samen ausreichend Sonnenlicht, Wasser und die Nährstoffe im Boden braucht, um zu keimen, so benötigen auch Krebszellen eine Umgebung, die ihnen die notwendigen Ressourcen zur Verfügung stellt. Gärtner wissen, dass die Qualität des Bodens entscheidend für das Wachstum der Pflanzen ist. In ähnlicher Weise benötigen Krebszellen eine Umgebung, die ihnen die optimalen Bedingungen für ihr Wachstum bietet.

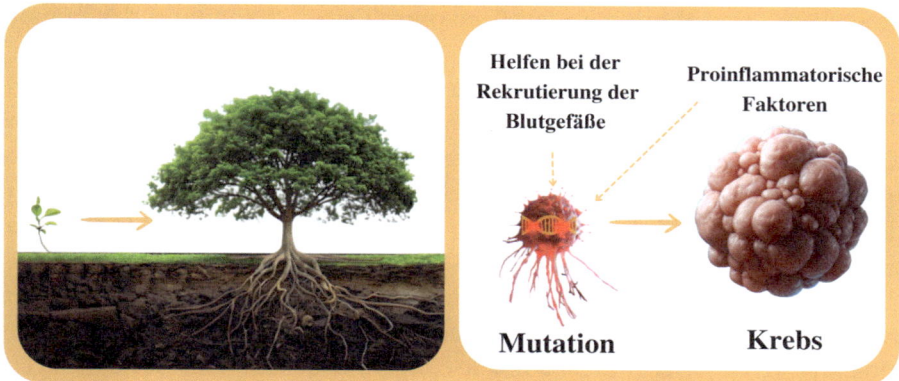

Abb. 2.15 Mutationen sind wie Samen, die auf die richtigen Bedingungen warten, um zu keimen. Samen können keimen und zu einer Pflanze heranwachsen, wenn sie Zugang zu günstigen Bedingungen wie Sonnenlicht, Wasser und Erde haben. In ähnlicher Weise bieten prokarzinogene (krebsfördernde), proangiogene (die Bildung neuer Blutgefäße unterstützende) und proinflammatorische (entzündungsfördernde) Faktoren eine hervorragende Umgebung für Mutationen, die sich zu Krebs entwickeln können

Stephen Paget, ein britischer Chirurg und Wissenschaftler, formulierte im 19. Jahrhundert die „Paget's Seed and Soil"-Hypothese, die besagt, dass Krebszellen an anderen Stellen im Körper metastasieren, weil die Umgebung (der „Boden") dort besonders gut für ihren Wachstum geeignet ist [13] (Abb. 2.15). Diese Hypothese erklärt, warum bestimmte Krebsarten eine Vorliebe für bestimmte Metastasierungsorte haben. Ein typisches Beispiel ist, dass Prostatakrebs häufig in die Knochen metastasiert, während Darmkrebs dazu tendiert, sich in der Leber auszubreiten.

Das Microenvironment spielt daher eine entscheidende Rolle bei der Entwicklung und Progression von Krebs. Forscher untersuchen daher nicht nur die Krebszellen selbst, sondern auch die Wechselwirkungen zwischen den Zellen und ihrer Umgebung, um neue Therapien zu entwickeln, die das Tumorwachstum und die Metastasierung verhindern oder zumindest verlangsamen können.

2.10 Entzündung

Entzündungen spielen in der Tat eine wichtige Rolle bei der Entwicklung und Progression von Krebs. Sie sind eine natürliche Reaktion des Körpers auf Verletzungen, Infektionen oder das Eindringen von Fremdkörpern und dienen dazu, den Schaden zu begrenzen und den Heilungsprozess zu initiieren. Allerdings kann eine chronische oder unkontrollierte Entzündung das Tumorwachstum fördern.

Sie sind eine grundlegende Abwehrreaktion des Immunsystems. Obwohl die Immunantwort je nach Auslöser variiert, haben Entzündungen stets das Ziel, das Immunsystem zu unterstützen. Immunzellen setzen Signalmoleküle frei, um weitere Abwehrzellen anzulocken, was die Blutgefäße erweitert und die Durchblutung erhöht. Dadurch entstehen Symptome wie Rötung, Schwellung, Wärme und Schmerz.

Neutrophile, die etwa die Hälfte unserer weißen Blutzellen ausmachen, sammeln sich im betroffenen Gewebe und setzen aggressive Sauerstoffmoleküle (ROS) frei, um Krankheitserreger zu bekämpfen. Makrophagen, große Fresszellen, beseitigen anschließend die Überreste und präsentieren die zersetzten Erregerfragmente dem Immunsystem [4]. Wenn entweder B-Zellen oder T-Zellen diese fremden Proteine erkennen, werden sie aktiviert und vermehren sich stark.

Diese Immunzellen bewegen sich durch die Lymphflüssigkeit zu den Lymphknoten, die als Treffpunkte fungieren. Der Körper kann theoretisch über 1 Billiarde verschiedene Immunzellen produzieren, um sicherzustellen, dass immer einige Zellen vorhanden sind, die fremde Proteine erkennen [16]. Diese Zahl übersteigt die Menge aller Sterne in unserer Milchstraße um das 5000-Fache, die immerhin 200 Milliarden der insgesamt 10 Sterne unseres sichtbaren Universums ausmachen.

Sobald eine Immunzelle einen Erreger identifiziert, vermehrt sie sich schnell und bildet eine Armee, die den Erreger bekämpft [17].

Es dauert ungefähr 5 Tage, bis das Immunsystem eine spezifische Immunantwort gegen Krankheitserreger entwickelt [18]. Deshalb ist es nicht überraschend, dass eine Verbesserung normalerweise nach etwa einer Woche eintritt, unabhängig von der Behandlungsart. Nachdem der Erreger bekämpft wurde, verbleiben einige Immunzellen als Gedächtniszellen im Körper. Diese reagieren schnell bei einer erneuten Infektion und beseitigen den Erreger, bevor Krankheitssymptome auftreten. In den vergangenen Jahrzehnten wurde durch Forschung deutlich, dass Entzündungen sowohl die Entstehung als auch das Wachstum von Krebs begünstigen können. Entzündungen in spezifischen Organen, wie bei entzündlichen Darmerkrankungen, können unmittelbar Tumore hervorrufen. Des Weiteren können Entzündungsmediatoren, die in den Blutkreislauf gelangen, das Krebsrisiko in anderen Körperregionen steigern. Auch bei durch Karzinogene verursachten Krebserkrankungen, wie Lungenkrebs durch Zigarettenrauch, spielt die Entzündungsreaktion eine entscheidende Rolle. Die anhaltende Entzündung in der Lunge aufgrund von Rauchpartikeln erhöht das Risiko für Lungenkrebs, ähnlich wie bei Asbest. Das liegt wohl an den mehr als 60 verschiedenen krebserregenden Substanzen, die im Rauch enthalten sind [19].

Bei nahezu jeder Krebserkrankung tritt in einem bestimmten Stadium eine ausgeprägte Entzündungsreaktion auf. In expandierenden Tumoren sterben Zellen aufgrund unzureichender Nährstoffversorgung ab. Das Immunsystem deutet diesen Zelltod irrtümlicherweise als Gewebeschädigung und löst eine Entzündungsreaktion aus. Diese entzündlichen Zellen fördern das Wachstum der übrigen Krebszellen und unterstützen die Ausbreitung des Tumors. Dies ermöglicht es dem Tumor, sich im Körper zu verbreiten und von einem gutartigen zu einem bösartigen Tumor zu entwickeln, was häufig lebensbedrohlich ist.

Wie können Entzündungen Krebs verursachen? Es ist wichtig zu wissen, dass nur chronische, lang anhaltende Entzündungen das Potenzial haben, Krebs auszulösen. Kurzfristige Entzündungen, wie sie bei akuten Infektionen oder vorübergehenden Verletzungen auftreten, sind dafür nicht ausreichend. Chronische Entzündungen können schmerzhaft sein oder keine spürbaren Symptome verursachen und bleiben oft lange unbemerkt. Wenn sie unbehandelt bleiben oder sich nicht bessern, können die von Immunzellen produzierten schädlichen Substanzen unsere Körperzellen über die Zeit schädigen.

Eine Schlüsselrolle spielen hierbei reaktive Sauerstoffverbindungen (ROS), wie Wasserstoffperoxid (H_2O_2), die von Neutrophilen zur Bekämpfung von Mikroorganismen freigesetzt werden.

Wasserstoffperoxid (H_2O_2) zählt zu den Oxidationsmitteln, das man aufgrund seiner bleichenden Wirkung zum Blondieren von Haaren verwendet [4]. Auf zellulärer Ebene ist es ebenfalls sehr aggressiv. Diese reaktiven Sauerstoffverbindungen helfen sowohl bei der Zerstörung von Mikroorganismen als auch bei der Verdauung von Bakterien im Inneren der Neutrophilen.

Obwohl diese Verbindungen bei akuten Entzündungen nützlich sind, können sie in chronischen Entzündungen erhebliche Schäden verursachen. Sie reagieren oft mit Proteinen in den Zellen, was zu weiteren Problemen führen kann.

Studien zeigen, dass chronische Entzündungen, wie bei entzündlichen Darmerkrankungen (z. B. Morbus Crohn) oder chronischen Leberentzündungen, genetische Schäden verursachen, die Krebs begünstigen können. Bei Patienten mit entzündlichen Darmerkrankungen wurden bereits vor der Krebsentstehung genetische Veränderungen in den entzündeten Darmzellen nachgewiesen. Ähnliches gilt für chronische Leberentzündungen, bei denen genetische Schädigungen der Leberzellen der Krebsentwicklung vorausgehen.

Früher dachte man, dass reaktive Sauerstoffverbindungen direkt DNS-Mutationen verursachen. Heute weiß man, dass sie zunächst mit Zellproteinen reagieren, die für die DNS-Reparatur und -Vervielfältigung wichtig sind. Diese Schädigung kann zu einer Vielzahl von Mutationen in den betroffenen Zellen führen, was das Krebsrisiko erhöht.

Bestrahlungen und Chemotherapien können die Entzündungsreaktion in Tumoren verstärken, da sie Krebszellen abtöten. Dies kann zu unterschiedlichen Auswirkungen führen: Einerseits kann das Immunsystem die zerstörten Zellen als Bedrohung erkennen und eine Immunantwort [20] gegen den Tumor auslösen. Andererseits kann die Entzündung das Tumorwachstum beschleunigen, wenn das Immunsystem die Krebszellen nicht effektiv bekämpft.

Je nach Tumorart kann das Immunsystem entweder das Tumorwachstum unterstützen oder hemmen. Bei einigen Krebsarten, wie dem kolorektalen Karzinom, deutet das Vorhandensein von T-Zellen im Tumor auf ein besseres Überleben hin. Fehlen diese T-Zellen, kann dies auf eine kürzere Überlebenszeit hindeuten [21]. Ähnliche Muster wurden bei anderen Krebsarten wie Melanom und Brustkrebs beobachtet.

Weitere Forschung ist notwendig, um die Rolle des Immunsystems bei Krebs besser zu verstehen und effektive Immuntherapien zu entwickeln. Derzeit wissen wir noch wenig darüber, warum manche Tumoren dem Immunsystem trotzen, während andere durch es gefördert werden. Das richtige Management der Immunantwort ist entscheidend, da eine Hemmung des Immunsystems die Krebsabwehr schwächen oder eine Stimulation das Tumorwachstum beschleunigen könnte.

Chronische Entzündungen können das Krebsrisiko erhöhen, insbesondere bei Immunzellen. Dauerhafte Immunaktivität kann zu deren Entartung führen und das Risiko für Blutkrebs steigern. Infektionen mit Chlamydien oder *Helicobacter pylori* erhöhen das Risiko für MALT-Lymphome [22], während Epstein-Barr-Virus-Infektionen Lymphome wie Burkitt- oder Hodgkin-Lymphome verursachen können [3]. Auch chronische Entzündungen und Autoimmunerkrankungen sind Risikofaktoren für chronisch lymphatische Leukämie und möglicherweise für das multiple Myelom.

Reaktive Sauerstoffverbindungen (ROS), die bei Entzündungen entstehen, können Gene schädigen und so Krebs begünstigen. Diese Verbindungen verursachen DNS-Schäden und tragen zur Entstehung von Krebs bei. Langfristige Entzündungen, wie bei Hepatitis B, erhöhen das Risiko für Leberkrebs erheblich. Obwohl Hepatitis-B-Impfungen verfügbar sind, bleibt die Infektion vor allem in Entwicklungsländern verbreitet. In westlichen Ländern sind Alkoholmissbrauch und Fettleber die Hauptursachen für Leberkrebs. Eine

Fettleber, begleitet von Entzündungen, kann sich zu Leberzirrhose oder -krebs entwickeln.

Eine kurze Geschichte des Entzündungsprozesses
Wenn ein Eindringling wie ein Virus entdeckt wird, setzen Entzündungszellen wie die weißen Blutkörperchen hoch reaktive Moleküle frei, um ihn zu beseitigen. Diese Reaktivität kann jedoch zu Irritationen wie Hautausschlägen, Schwellungen oder Juckreiz führen. Daher ist es wichtig zu beachten, dass chronische oder unkontrollierte Entzündungen das Risiko für die Entwicklung von Krebs erhöhen können.

Es ist heutzutage bekannt, dass beinahe jede Krebserkrankung in einem fortgeschrittenen Stadium von einer starken Entzündungsreaktion begleitet wird, da die Zellen innerhalb eines schnell wachsenden Tumors irgendwann nicht mehr ausreichend mit Sauerstoff und Nahrung versorgt werden und daraufhin absterben [23, 24]. Das Immunsystem interpretiert den Tod der Krebszellen fälschlicherweise als Gewebeschaden. Als Reaktion darauf stimulieren Immunzellen mit Botenstoffen die Durchblutung im Inneren des Tumors und ziehen weitere Immunzellen zur Reparatur des betroffenen Bereichs heran. Auf diese Weise dringen immer mehr Entzündungszellen in den Tumor ein, die die verbleibenden Körperzellen – in diesem Fall die Krebszellen – zur Vermehrung anregen, um die abgestorbenen Zellen zu ersetzen.

Wenn diese Reaktionen auftreten, setzen die Entzündungszellen Wachstumsfaktoren frei, sodass gesunde Zellen schneller einwandern können und sich neue Blutgefäße im Kampf gegen Krebs leichter bilden. Diese „ansässigen" Zellen sind in der Lage, Notsignale auszusenden, um Abwehrzellen (weiße Blutkörperchen) zur Unterstützung bei der Bekämpfung des Angreifers herbeizurufen. Am Ort dieser Konfrontation können Symptome wie Reizung, Rötung und Schwellung auftreten. Außerdem können bestimmte spezialisierte weiße Blutkörperchen Moleküle freisetzen, die die Bildung neuer Blutgefäße anregen, ähnlich wie eine Armee, die Straßen für den Transport von Personal in Anspruch nimmt. Die Nährstoffe und der Sauerstoff, die von diesen neuen Gefäßen transportiert werden und für die Abwehrzellen bestimmt sind, können unbeabsichtigt auch Krebszellen ernähren. Des Weiteren erleichtert die Permeabilität dieser neu gebildeten Gefäße das Eindringen von Krebszellen in den Blutkreislauf. Letztendlich werden am Ort der Entzündung Zellen gebildet. Ferner können die durch die Entzündung bedingten Schäden der DNS in Zellen zu Mutationen führen, die wiederum das Potenzial haben, die Zellen in Richtung Malignität zu verändern.

Die Entwicklung von Medikamenten, die die Entzündung hemmen oder die Bildung neuer Blutgefäße (Angiogenese) blockieren, ist daher ein wichtiger Ansatz in der Krebsbehandlung. Diese Medikamente können helfen, das Tumorwachstum zu verlangsamen oder zu stoppen, indem sie die Faktoren angreifen, die das Tumormilieu unterstützen. Dazu gehören unter anderem Inhibitoren des Vascular Endothelial Growth Factor (*VEGF*), der ein Schlüsselmediator der Angiogenese ist, und andere Substanzen, die das entzündete Gewebe blockieren.

Die Interaktion zwischen Entzündung und Krebs ist komplex und wird weiterhin intensiv erforscht, um neue Therapien zu entwickeln und das Verständnis der Mechanismen zu vertiefen, die zur Krebsentstehung und -progression beitragen. Wir werden uns auch mit den Medikamenten befassen, die entwickelt wurden, um der Bildung dieser neuen Gefäße entgegenzuwirken [25].

2.11 Krebsrisikofaktoren

Viele von uns sind der Ansicht, dass mutierte Gene, die von unseren Eltern geerbt werden, die Hauptursachen für Krebs sind. Vererbung und genetische Einflüsse sind jedoch nicht die wichtigsten Risikofaktoren für die Entstehung von Krebs. Nur in seltenen Fällen kann Krebs aufgrund von Anomalien entstehen, die während der fötalen Entwicklung auftreten oder weil wir fehlerhafte oder mutierte Gene von unseren Eltern geerbt haben.

Viele von uns sind sich bewusst, dass Umweltfaktoren eine Rolle bei der Krebsentstehung spielen, insbesondere das Rauchen, das immer noch sehr beliebt ist. Jedoch assoziieren weniger als die Hälfte der Befragten Krebs mit Ernährung. Studien an japanischen Migranten haben gezeigt, dass Unterschiede im Lebensstil und nicht die Genetik für die signifikanten Unterschiede in den Krebsraten verantwortlich sind. Als diese Japaner auswanderten und eine westliche Ernährung und Lebensweise annahmen, stieg die Rate einiger Krebsarten deutlich an, wie es das Bild verdeutlicht (Abb. 2.16).

Diese Ergebnisse weisen darauf hin, dass Umwelteinflüsse, Ernährung und Lebensstil einen bedeutenden Einfluss auf die Entwicklung von Krebs haben. Von Geschlechtshormonen wie Östrogen und Testosteron über Hormone, die das Wachstum und den Stoffwechsel regulieren, wie Insulin und IGF-1 (Insulin-like Growth Factor 1), bis hin zu chronischen Entzündungen oder physikalischen Stimuli kann alles als krebserregend gelten, was der Beseitigung von fehlerhaften Zellen entgegenwirkt [4]. Später werden wir diskutieren, wie diese krebserregenden Substanzen und Risikofaktoren zur Krebsentstehung

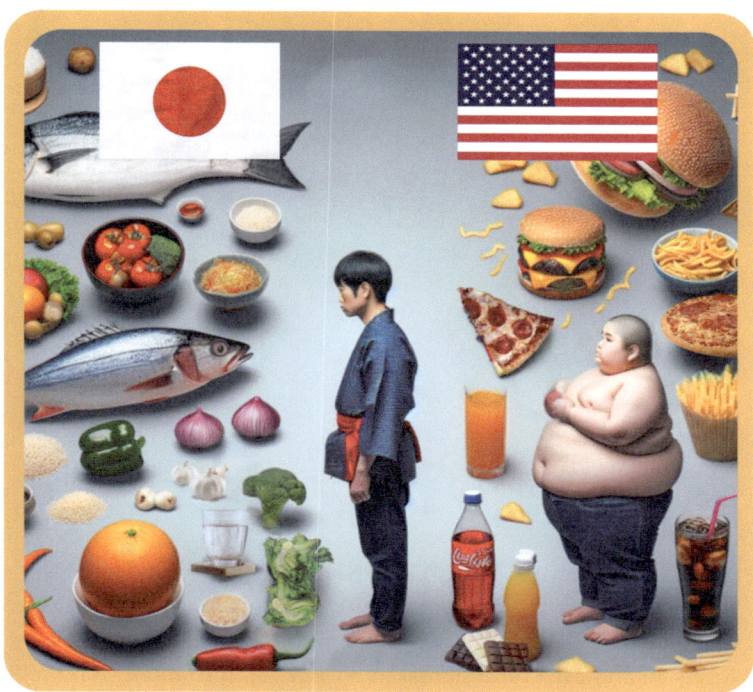

Abb. 2.16 Umstellung der Ernährung von einer westlichen auf eine japanische Diät. Forschungen über japanische Migrantenpopulationen zeigen, dass Veränderungen in der Lebensweise und nicht die Genetik die Hauptursache für die signifikanten Unterschiede bei den Krebsraten sind

beitragen, aber die Identifizierung dieser Faktoren ist entscheidend, um die Entwicklung der Krankheit zu verhindern (Abb. 2.17).

Neueste Forschungen belegen, dass die Mehrheit der Krebsfälle auf Faktoren zurückzuführen ist, die mit unserem Lebensstil und unseren Ernährungsgewohnheiten zusammenhängen. Erstens werden schlechte Ernährungsgewohnheiten oft mit Krebs in Verbindung gebracht. Dazu gehören ein geringer Verzehr von Obst und Gemüse sowie der Konsum von zucker- und fettreichen verarbeiteten Lebensmitteln. Zweitens kann auch Alkoholkonsum Magen- und Darmkrebs verursachen. Drittens führt eine schlechte Ernährung in manchen Fällen zu Fettleibigkeit, einem Schlüsselfaktor für die Entstehung von Krebs. Da Fettzellen die Entzündungszellen im menschlichen Körper anziehen, sind fettleibige oder übergewichtige Menschen anfälliger für Gebärmutter-, Speiseröhren-, Nieren-, Dickdarm- und Brustkrebs [27]. Darüber hinaus wird Fettleibigkeit auch mit Krebs in Verbindung gebracht, weil der Insulinstoffwechsel bei fettleibigen Menschen häufiger verändert ist. Viertens

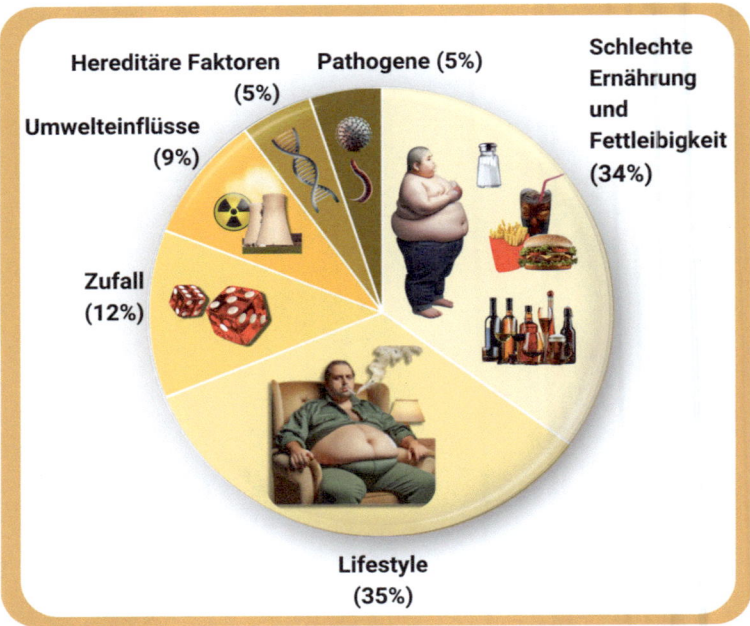

Abb. 2.17 Verteilung der Krebsrisikofaktoren. Bei der Entstehung von Krebs spielen mehrere Faktoren eine Rolle. Lebensstil und Ernährung machen den größten Teil aus (69 %) [26]

erhöhen auch bestimmte Lebensgewohnheiten, wie eine sitzende Lebensweise, das Krebsrisiko. Denn körperliche Inaktivität schwächt das Immunsystem des Körpers und schafft ein Umfeld, das Krebszellen begünstigt. Fünftens ist auch das Rauchen von Tabak oder Zigaretten für ein Drittel aller Krebserkrankungen verantwortlich. Der Teer und der Russ in Zigaretten enthalten bekannte krebserregende Stoffe wie Nitrosamine und polyzyklische aromatische Kohlenwasserstoffe. Diese sind oft verantwortlich für Lungenkrebs sowie Hals-, Magen- und Bauchspeicheldrüsenkrebs [28].

Außerdem sind auch in unserer Umwelt reichlich krebserregende Stoffe vorhanden. Diese **Umweltfaktoren** führen zu genetischen Mutationen und erhöhen somit unser Krebsrisiko. Wir begegnen ihnen jeden Tag und sind ihnen über unsere Haut, die Atemluft, die Nahrung oder die Strahlung ausgesetzt. Eine übermäßige Exposition gegenüber natürlichen UV-Strahlen der Sonne und künstlichen Quellen wie Solarien wird mit Hautkrebs oder Melanomen in Verbindung gebracht (Abb. 2.18).

Australien liefert ein aufschlussreiches Beispiel für die Auswirkungen von Umweltfaktoren auf die Gesundheit seiner Bewohner, insbesondere im Kon-

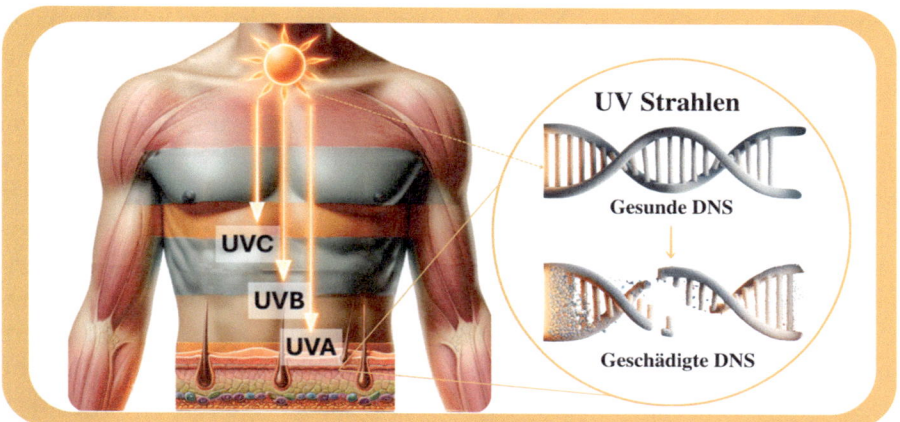

Abb. 2.18 Wirkung von UV-Strahlen auf die Haut. UV-Strahlen schädigen unsere gesunde DNS und verursachen Hautkrebs. UVA-Strahlen dringen tiefer in die Haut ein als UVB-Strahlen, während UVC-Strahlen am wenigsten in unsere Haut eindringen

text von Hautkrebs. Der Kontinent verzeichnet seit Jahren eine hohe Anzahl von Hautkrebsfällen, was auf verschiedene Gründe zurückzuführen ist. Ein wesentlicher Faktor ist die Ausdünnung der Ozonschicht, die als natürlicher Schutz gegen schädliche UV-Strahlung der Sonne fungiert. Diese Schwächung hat Australien mit einer reduzierten Schutzschicht gegen UV-Strahlen zurückgelassen, was die Bevölkerung einem erhöhten Risiko aussetzt. Zudem liegt Australien während des Sommers aufgrund der elliptischen Erdumlaufbahn näher an der Sonne, was zu einer stärkeren Exposition gegenüber UV-Strahlen führt und die Bevölkerung einer intensiveren UV-Strahlung aussetzt [29, 30]. Die Kombination aus einer geschwächten Ozonschicht und der geografischen Nähe zur Sonne im Sommer resultiert in einer besonders hohen Intensität der UV-Strahlung, der die australische Bevölkerung ausgesetzt ist. Die historischen Hintergründe tragen ebenfalls zu den hohen Hautkrebsraten in Australien bei. Viele Australier stammen von europäischen Vorfahren ab, deren Haut nicht über die natürliche schützende Pigmentierung verfügt, die für das sonnige Klima notwendig wäre. Diese mangelnde Pigmentierung erhöht die Anfälligkeit für die schädlichen Auswirkungen von UV-Strahlen, die zu Hautschäden und Hautkrebs führen können. Im Gegensatz dazu weisen indigene Australier, deren Haut durch natürliche Pigmentierung besser an das sonnige Klima angepasst ist, eine deutlich niedrigere Rate an Hautkrebs auf [31]. Dies betont die Bedeutung der genetischen Anpassung an das Klima und die UV-Strahlung für die Vorbeugung von Hautkrebs. Im Gegensatz zu Australien zeigt sich Japan im Sommer in einem ganz anderen Licht. Während man in Australien typische Sommerszenen erwartet, sieht man in Japan oft Menschen mit Sonnenschirmen durch die Straßen gehen. Dieses Verhalten ist tief in der japanischen Kultur verankert, wo eine helle, makellose Haut als Schönheitsideal gilt. Manche tragen sogar Handschuhe, um ihre Hände vor den schädlichen Sonnenstrahlen zu schützen. Besonders japanische Frauen legen großen Wert auf den Schutz ihrer Haut vor der Sonne, da UV-Strahlen die Haut altern lassen können. Daher verwenden sie verschiedene Schutzmaßnahmen, was sich auch in der japanischen Kosmetikindustrie widerspiegelt, wo viele Produkte UV-Schutz enthalten. Diese Bewusstheit und proaktive Maßnahmen könnten ein Grund dafür sein, dass Japan zu den Ländern mit der niedrigsten Hautkrebsrate gehört, wie Daten des World Cancer Fund zeigen. Die Kombination aus kulturellem Bewusstsein und der Verfügbarkeit von UV-Schutz in Kosmetikprodukten hilft den Japanerinnen und Japanern, ihre Haut effektiv vor den schädlichen Einflüssen der Sonne zu schützen.

Ein weiteres Beispiel ist unser Arbeitsplatz. An unserem Arbeitsplatz können wir potenziellen Krebsrisiken ausgesetzt sein, die sowohl industriellen als auch natürlichen Ursprungs sein können (Abb. 2.19). Ein Beispiel hierfür ist die Verwendung von Asbestfasern als Isoliermaterial in Gebäuden, die in der Vergangenheit häufig eingesetzt wurden. Heutzutage ist bekannt, dass Asbest Lungen- und Kehlkopfkrebs hervorrufen kann. Des Weiteren sind Sägespäne aus der Holzverarbeitung ein bekannter Auslöser für Krebs in den Nasennebenhöhlen. Ionisierende Strahlung, die durch Radongas verursacht wird, kann ebenfalls zu Hautkrebs führen. Chemische Substanzen wie Benzol, das in Benzin und Rauch vorkommen, haben die Fähigkeit, unsere Gene zu schädigen. Vinylchlorid, das zur Produktion von PVC genutzt wird, wird verdächtigt, Leberkrebs zu verursachen. Schwermetalle wie Quecksilber, Blei, Chrom, Cadmium, Arsen und Nickel können Zellen schädigen und krebserregend wirken, da sie DNS-Schäden verursachen. Diese Metalle gelangen oft über kontaminiertes Wasser oder Lebensmittel, wie Fisch, Meeresfrüchte, Reis oder Schokolade, in unseren Körper. Quecksilber, das sich vor allem in Raubfischen wie Thunfisch anreichert, ist ein Nervengift, kann Verätzungen verursachen, ist aber kein Karzinogen. Schwermetalle wie Cadmium, Chrom, Arsen und Nickel, die oft aus industriellen Quellen stammen, können hingegen Nasen- und Lungenkrebs auslösen. Häufig werden diese Risiken erst erkannt, wenn ihre Auswirkungen bereits sichtbar sind [4, 32].

Häufig werden Krebsrisikofaktoren erst als bedrohlich eingestuft, wenn ihre Folgen bereits ersichtlich sind. Im Nachhinein gibt es zahlreiche Beispiele, in denen Menschen unwissentlich mit hochgradig gefährlichen Karzinogenen in Kontakt kamen. Ein solches Beispiel ist die früher übliche Praxis, junge Knaben als Schornsteinfeger zu beschäftigen. Diese Jungen mussten in

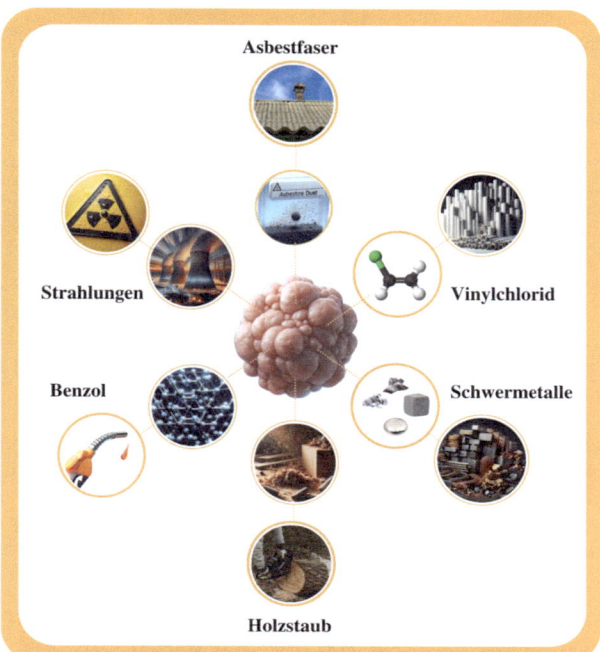

Abb. 2.19 Krebserregende Stoffe in der Umwelt. Unsere Umwelt enthält viele gefährliche Stoffe, wie Asbestfasern, Sägemehl, Strahlung, Benzol, Vinylchlorid und Schwermetalle. Die Exposition gegenüber diesen Stoffen erhöht das Krebsrisiko

die Schornsteine klettern, um sie zu reinigen, und arbeiteten dabei häufig unbekleidet, was dazu führte, dass sie den giftigen Substanzen im Schornsteinruß ausgesetzt waren, die an ihrer schweißnassen Haut hafteten. Jahrzehnte später entwickelten diese Jungen Warzen am Hodensack, die sich im weiteren Verlauf zu Skrotalkrebs, einer Form von Hodenkrebs, entwickelten [33] (Abb. 2.20a).

Nach der Entdeckung von Radium in den 1910er-Jahren startete die U.S. Radium Company die Produktion einer Farbe, die durch Radiumzusätze im Dunkeln ein grünlich-weißes Leuchten zeigte. Diese Farbe wurde auf Zifferblättern von Uhren verwendet, um sie im Dunkeln sichtbar zu machen. Die Uhrmaler, die ihre Pinsel oft ableckten, um feine Linien zu ziehen, begannen später, über Kieferschmerzen, Müdigkeit, Haut- und Zahnprobleme zu klagen. Sie litten unwissentlich unter den Folgen der Radiumvergiftung, und viele von ihnen starben an Leukämie oder anderen Krebsarten (Abb. 2.20b).

Von den 1920er- bis in die 1950er-Jahre wurden in Schuhläden Fluoroskopien mit Röntgenstrahlen genutzt, um die Passform von Schuhen zu testen,

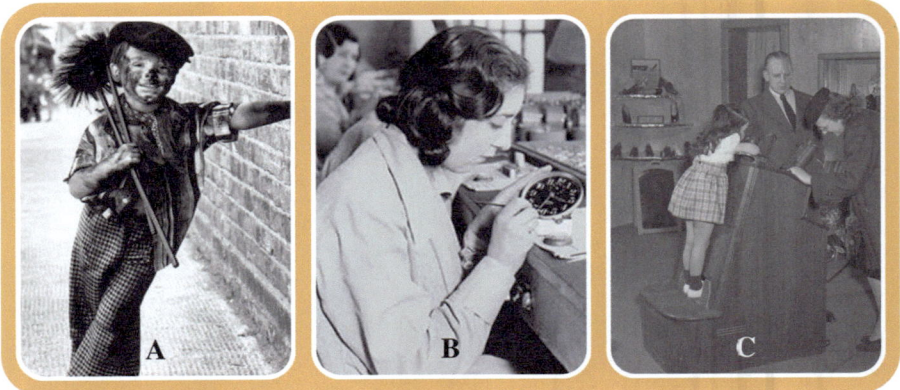

Abb. 2.20 Krebs in der Vergangenheit. (**a**) Junge Burschen, die als Schornsteinfeger angestellt wurden, erkrankten in späteren Jahren an Hodenkrebs. (**b**) Uhrenmaler, die häufig Pinsel mit radiumhaltiger Farbe ableckten, litten an Radiumvergiftung. (**c**) In Schuhgeschäften wurden früher Fluoroskope für die Schuhanpassung eingesetzt, die mit Röntgenstrahlen arbeiteten, was zu einer erhöhten Rate an Fußkrebs führte

bevor sie verkauft wurden. Diese Geräte wurden jedoch aus dem Verkehr gezogen, nachdem sie im Verdacht standen, bei Verkäufern, die immer wieder der Strahlung ausgesetzt waren, Krebs an den Füßen zu verursachen (Abb. 2.20c) [34].

Zudem können Krankheitserreger wie Viren, Bakterien und Parasiten Krebs hervorrufen. Onkogene DNS-Viren verändern die DNS der Wirtszellen derart, dass wichtige Regulatoren des Zellwachstums und -todes, wie Protoonkogene, Tumorsuppressorgene und Gene, die den programmierten Zelltod steuern, ihre Funktion verlieren.

Eine weitere Ursache für Krebs ist eine geschwächte Immunabwehr, wie durch eine HIV-Infektion. Dies führt oft zu Non-Hodgkin-Lymphomen sowie zu krebsbedingten Erkrankungen, die durch humane Papillomaviren (HPV) verursacht werden, wie Anal- und Gebärmutterhalskrebs [9]. Die spezifische Struktur von Viren ermöglicht präzise Wechselwirkungen, entweder mit anderen Proteinen oder innerhalb der Proteine selbst. Diese Wechselwirkungen können wichtige Signale innerhalb der Zelle übermitteln, wie z. B. Signale für die Zellteilung. Die Reihe von ineinandergreifenden und formverändernden Ereignissen, die von einem Protein zum nächsten weitergegeben werden, um diese Signale zu übermitteln, werden als Signalkaskaden oder -wege bezeichnet. Auch bestimmte Bakterien, wie *Helicobacter pylori*, können Organe angreifen und das Risiko für Krebs oder MALT-Lymphome erhöhen [22] (Abb. 2.21).

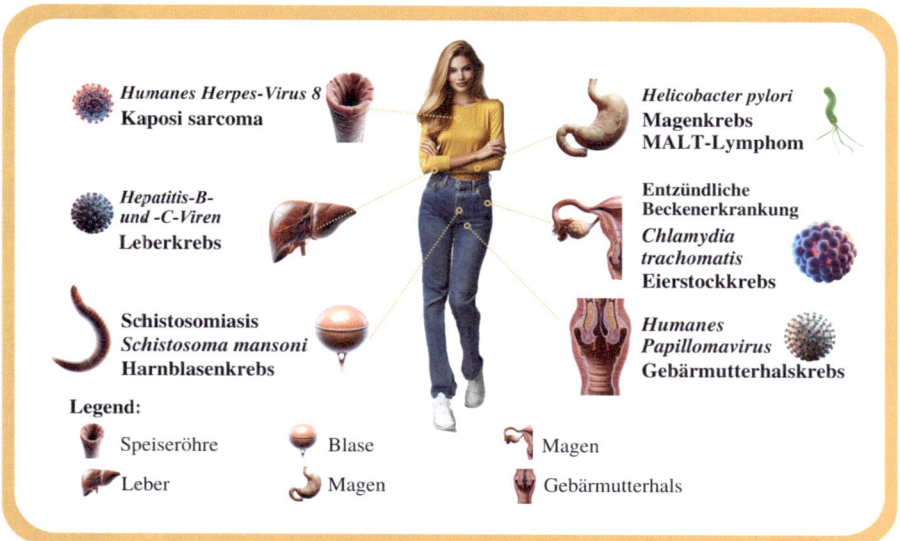

Abb. 2.21 Infektionskrankheiten, die die Wahrscheinlichkeit, an Krebs zu erkranken, erhöhen. Infektions- und Entzündungskrankheiten, die durch zahlreiche Fremdstoffe und Krankheitserreger verursacht werden, können Organe angreifen und sich zu Krebs entwickeln

Im Gegensatz zu Australien, wo Hautkrebs dominiert, sind in Asien, mit einer Bevölkerung von 4,2 Milliarden Menschen, chronische Infektionen wie virale Hepatitis der Hauptrisikofaktor für Krebs [35]. In China werden Lungen-, Brust- und Darmkrebs am häufigsten diagnostiziert, während Lungen-, Leber- und Magenkrebs die höchsten Sterblichkeitsraten aufweisen, was möglicherweise die schnelle Industrialisierung und die sich wandelnde sozioökonomische Landschaft des Landes widerspiegelt. Chronische Infektionen wie das Hepatitis-B-Virus, das Hepatitis-C-Virus und *Helicobacter pylori*, zusammen mit dem Rauchen, haben einen bedeutenden Einfluss. Magenkrebs bleibt in Asien ein wichtiges Thema, das auf Faktoren wie höhere Raten von *H.-pylori*-Infektionen, Ernährungsgewohnheiten, Rauchen, genetische Mutationen im *CagA*-und-*MALT*-Gen und einen erhöhten Alkoholkonsum zurückzuführen ist [36, 37]. Dabei verursacht das defekte *CagA*-Gen DNS-Schäden (DNS-Strangbruch), welche der Körper normalerweise mithilfe von Genen wie *BRCA1* und *BRCA2* repariert (homologe Rekombination). Wenn diese Gene jedoch mutieren und dadurch nicht mehr funktionstüchtig sind, kann die Reparatur nicht richtig stattfinden, was das Risiko für Krebs erhöht [38].

Neben Umwelteinflüssen und Infektionen spielen Hormone wie das Östrogen ebenfalls eine wichtige Rolle. Östrogen ist ein Sexualhormon, das hauptsächlich bei Frauen vorkommt. Es spielt eine wesentliche Rolle als Förderer von Krebs in Brustzellen. Präparate zur hormonellen Verhütung und Hormonersatztherapien, die Östrogen enthalten, erhöhen daher das Risiko für Brustkrebs nach den Wechseljahren. Zusätzlich steigert Übergewicht das Risiko, da Fettgewebe die Produktion von Östrogen unterstützt. Durch die Aktivierung des Östrogenrezeptors fördert Östrogen das Wachstum von Zellen in Brust und Gebärmutter. Die volle krebsfördernde Wirkung von Östrogen tritt jedoch erst auf, wenn es mit genetisch vorbelasteten Zellen interagiert. Dies betrifft vor allem Personen mit erblichen Genmutationen wie *BRCA1* oder *BRCA2*. Diese Mutationen beeinträchtigen ein wichtiges DNS-Reparatur-Enzym, das in allen Körperzellen vorhanden ist. Unter dem Einfluss von Östrogenen können sie jedoch nur in Brust und Gebärmutter zu Krebserkrankungen führen. Es wird geschätzt, dass die Hormonersatztherapie nach den Wechseljahren jedes Jahr etwa eine Million der insgesamt 20 Millionen Brustkrebsfälle verursacht. Die Einnahme von oralen Verhütungsmitteln erhöht das Brustkrebsrisiko um 24 %, welches erst nach 10 Jahren nach Absetzen der Pille wieder auf das normale Niveau absinkt [39]. Übergewicht steigert das Risiko um 90 %, da Fettgewebe einen signifikanten Beitrag zur Östrogenproduktion leistet (neben einer geringen Produktion in der Nebennierenrinde). Frauen, die nach den Wechseljahren an Brustkrebs erkranken, weisen im Durchschnitt 15 % höhere Östrogenspiegel im Blut auf als gesunde Frauen [40]. Im Allgemeinen kann festgehalten werden, dass das Brustkrebsrisiko einer Frau umso geringer ist, je weniger Menstruationszyklen sie in ihrem Leben hat [4]. Ein später Beginn der Menstruation, häufige Schwangerschaften, lange Stillzeiten und ein frühes Einsetzen der Wechseljahre stehen in Verbindung mit einem signifikant niedrigeren Risiko für Brustkrebs. Im vergangenen Jahrhundert hat sich das Auftreten der ersten Menstruation bei Frauen kontinuierlich nach vorne verlagert, während der Beginn der Menopause später erfolgt. Aktuell beträgt das durchschnittliche Alter für den Beginn der ersten Menstruation 12 Jahre, und die Menopause beginnt im Durchschnitt mit 51,4 Jahren. Mit jeder Verzögerung des Einsetzens der Menopause um ein Jahr steigt das relative Risiko für Brustkrebs um 2,9 % [39].

In manchen Fällen kann eine Krebserkrankung auch auf einen Zufall zurückzuführen sein. Zufällige Auslöser sind solche, gegen die wir uns nicht aktiv schützen können. Zu solchen zufälligen Auslösern gehören genetische Fehler bei der Zellteilung. Auch körpereigene Gifte spielen bei Krebs eine wichtige Rolle. Der Körper produziert körpereigene Nebenprodukte wie

Wasserstoffperoxid, die schädliche Sauerstoffradikale verursachen können. Wie wir in Kap. 1 gesehen haben, sind freie Radikale Giftstoffe, die Mutationen verursachen, die zu Krebs führen können.

Der letzte Krebsrisikofaktor, den wir hier betrachten, ist das Alter, welches in der Tat einer der bedeutendsten Faktoren ist. Das Alter ist einer der bedeutendsten Risikofaktoren für die Entstehung von Krebs. Im Jahr 2017 waren nur 13 % der Krebstodesfälle bei Menschen unter 50 Jahren zu verzeichnen [4]. Mit zunehmendem Alter steigt die Exposition gegenüber Umweltkarzinogenen, und die durch diese Gifte verursachten Schäden akkumulieren sich im Körper. Zudem schwächt sich das Immunsystem, was es weniger effektiv im Kampf gegen präkanzeröse Zustände macht. Während Krebs bei älteren Menschen sehr häufig auftritt – so ist beispielsweise Prostatakrebs bei fast jedem zweiten Mann über 80 Jahren zu finden [41] – ist er nicht immer die Todesursache, da andere Gesundheitsprobleme vorher auftreten können.

Früher galt Altern als unvermeidlicher Prozess, bei dem sich Schäden in Zellen und Geweben ansammeln. Heute wissen wir, dass Krebs und Alterung eng miteinander verbunden sind. Seltene Genvarianten bei extrem langlebigen Menschen zeigen, dass es möglich ist, den Alterungsprozess zu beeinflussen und damit auch das Krebsrisiko zu senken. So hat ein 70-jähriger Mann ein tausendfach höheres Risiko, an Darmkrebs zu erkranken, als ein 10-jähriger Junge [4]. Bei 90-jährigen Patienten weisen Darmtumoren fast doppelt so viele genetische Mutationen auf wie bei 45-Jährigen [5]. Diese Erkenntnisse legen nahe, dass Krebs eine Frage der Zeit ist – wenn man nur lange genug lebt. Tatsächlich finden Autopsien bei 60–70 % der Verstorbenen Tumore, die zu Lebzeiten unentdeckt blieben. Selbst wenn wir alle tödlichen Krankheiten besiegen könnten, würde unsere Lebensspanne durch die Verkürzung der Telomere begrenzt, der Schutzkappen unserer Chromosomen. Bei sehr alten Menschen, etwa ab 110 Jahren, erschöpfen sich die Blutstammzellen zuerst, was das Risiko für Infektionen und damit für ein früheres Lebensende [4] erhöht [42]. Diese Erschöpfung hängt auch davon ab, wie oft sich die Blutstammzellen im Leben teilen müssen – etwa durch chronische Entzündungen oder Infektionen. Häufige Zellteilungen erhöhen nicht nur das Risiko für DNS-Schäden und Blutkrebs, sondern verkürzen auch die Telomere und damit die Lebenszeit. Autopsien zeigen, dass bei 60–70 % [40] der Verstorbenen Tumore vorhanden sind, die zu Lebzeiten unentdeckt blieben. Selbst wenn alle tödlichen Krankheiten besiegt würden, wäre unsere Lebensspanne durch die Verkürzung der Telomere begrenzt, der Schutzkappen unserer Chromosomen. Bei sehr alten Menschen erschöpfen sich die Blutstammzellen, was das Risiko für Infektionen und ein früheres Lebensende erhöht. Diese Erschöpfung hängt auch davon ab, wie oft sich die Blutstammzellen im Leben teilen mussten, etwa durch chronische Entzündungen.

In der Anti-Aging-Medizin gibt es den bedenklichen Trend, älteren Menschen Bluttransfusionen von jugendlichen Spendern zu verabreichen, um Gesundheit und Aussehen zu verbessern. Die Wachstumshormone der jungen Spender könnten jedoch unvorhersehbare Krebsrisiken bergen. Auch Lebensgewohnheiten wie Rauchen, Übergewicht und regelmäßiger Alkoholkonsum können die Telomerlänge verkürzen und somit die Lebenszeit verkürzen. Positiv ist jedoch, dass wir die Telomerlänge durch einen gesunden Lebensstil positiv beeinflussen können, ohne das Krebsrisiko zu erhöhen. Maßnahmen wie eine kalorienreduzierte Ernährung, regelmäßige Bewegung, ausreichender Schlaf und positive Stressbewältigung helfen, die Telomere zu schützen und das Krebsrisiko zu senken. Diese Ansätze, wie sie von der Nobelpreisträgerin Elizabeth Blackburn beschrieben wurden, sind auch zur Krebsprävention empfohlen.

Untersuchungen an sehr alten Menschen zeigen, dass diese häufiger genetische Veränderungen in Genen tragen, die für die Wahrnehmung von Nährstoffen und zellulärem Stress wichtig sind. Bei Hundertjährigen findet man oft Mutationen im IGF-1-Rezeptor-Gen [43], das für das Zellwachstum sorgt, sowie Veränderungen im Insulin-Rezeptor-Gen, das eine Schlüsselrolle im Zuckerstoffwechsel spielt. Diese Genmutationen, wie jene in den Genen *FOXO1*, *FOXO3a* und *AKT* [4], sind weltweit bei langlebigen Menschen verbreitet. Sie bieten möglicherweise einen evolutionären Vorteil, indem sie vor den negativen Auswirkungen eines Überangebots an Nahrung schützen. Dies könnte darauf hindeuten, dass hohe Insulinspiegel, verursacht durch Zucker, die Lebensdauer von Menschen und anderen Säugetieren verkürzen könnten.

Die Informationen über die Risikofaktoren zeigen, dass wir die Entwicklung von Krebs manchmal verlangsamen oder sogar verhindern können, indem wir die Bedingungen eliminieren, die das Wachstum begünstigen. Der Konsum bestimmter krebshemmender Lebensmittel kann ein ungünstiges Milieu schaffen, das zur Rückbildung von Mikrotumoren führt. Dies wird bei Patienten deutlich, die in Japan leben und sich entsprechend ernähren. Bei ihnen zeigen sich Mikrotumore häufiger mit ungünstigen biologischen Eigenschaften im Vergleich zu Patienten in Ländern mit westlich geprägter Ernährung. Auch durch Veränderungen unseres Lebensstils lässt sich das Risiko, an Krebs zu erkranken, maßgeblich beeinflussen. Wenn wir schlechte Gewohnheiten ablegen und gute annehmen, können wir unsere Exposition gegenüber potenziell krebserzeugenden externen Faktoren stoppen oder reduzieren. Die Vermeidung von Risikofaktoren senkt das Krebsrisiko, kann die Entstehung jedoch nicht vollständig verhindern. Positiv ist, dass Krebs heute zunehmend von einer tödlichen zu einer chronischen Erkrankung wird, die durch kontinuierliche Behandlung und bessere Aufklärung kontrolliert werden kann.

2.12 Zehn Krebsmerkmale

An dieser Stelle wird deutlich, dass Krebs eine hochkomplexe Erkrankung ist. Krebszellen zeichnen sich insbesondere durch ihre unkontrollierte Zellteilung aus, aber das ist nur ein Aspekt. Metastasen entstehen, wenn Krebszellen in andere Körperregionen wandern und in fremde Organe eindringen, was die Behandlung erschwert. Krebsforscher streben danach, die Merkmale von Krebs vollständig zu verstehen, einschließlich der Art und Weise, wie Mutationen zu abnormalem Zellverhalten führen, und warum sich gesunde Zellen manchmal in bösartige Krebszellen verwandeln. Krebszellen ähneln in gewisser Weise embryonalen Zellen, die sich schnell teilen und wachsen, und gleichzeitig Zellen des Blutes, die sich im Körper bewegen können.

Krebs besitzt zahlreiche Eigenschaften, die sich unserer üblichen Logik entziehen, sodass er ohne jegliche Regeln agieren kann. Gesunde Zellen haben physiologische Grenzen, die sie einhalten, aber Tumorzellen überschreiten diese Grenzen. Damit eine gesunde Zelle zu einer Krebszelle wird, muss sie bestimmte Mutationen durchlaufen und Systeme schädigen, die normalerweise zusammenarbeiten, um Krebs zu verhindern. Krebs entführt normale biochemische Prozesse für seine zerstörerischen Zwecke, ähnlich wie Entführer ein Flugzeug kapern und es in eine fliegende Bombe verwandeln können. Die Forschung hat die Mechanismen hinter diesem konsistenten Verhalten aufgedeckt: Sie hat die Gene und Signalwege identifiziert, die dieses Verhalten ermöglichen, und untersucht, wie es zu bösartigen Veränderungen kommt, die wiederum zur Ausbreitung oder Invasion in andere Organe führen können. Obwohl jede bösartige Krebszelle diese Merkmale aufweist, wurden sie nicht von den Krebszellen erfunden, sondern entstanden durch die Störung normaler Prozesse in unserem Körper. Dies geschieht, weil Krebszellen die Regeln des Zellzyklus umgehen. Doch was genau sind die Kennzeichen, Merkmale oder Eigenschaften von Krebs? In jüngerer Zeit sind 14 Merkmale von Krebs bekannt geworden [44], aber wir werden uns hier nur auf die zehn wichtigsten konzentrieren.

Das *erste* und wichtigste **Merkmal** von Krebszellen ist ihre **ungehemmte Zellteilung.** Wie wir gesehen haben, werden in Krebszellen Onkogene aktiviert, die die Signalvermittlung stören. Das am häufigsten mutierte Onkogen in Tumoren ist das *RAS*-Gen. Mutationen des *RAS*-Gens ermöglichen es den Zellen, sich unabhängig zu teilen und sich selbst zu versorgen.

Das ***zweite*** wichtige **Merkmal** von Krebs ist die Fähigkeit seiner Zellen, eine **wuchernde Signalübertragung** auszulösen. Vor allem Mutationen, die Onkogene hervorrufen, ermöglichen dies. Krebszellen können die normale Signalübermittlung stören und stattdessen eine Signalübertragung aufrechterhalten, die ihr Wachstum fördert. Diese Zellen besitzen die Fähigkeit, ihre Proliferation durch interne Signalwege anzuregen. Darüber hinaus können sie externe Signale oder Moleküle aussenden, die ihre Vermehrung unterstützen. Sie sind in der Lage, sich selbst Signale zu senden, um ihre Zellteilung zu stimulieren. Stellen Sie sich dies wie eine Situation vor, in der sich Kaninchen unkontrolliert vermehren. Als Kaninchen nach Australien eingeführt wurden, waren es nur wenige, aber aufgrund ihrer schnellen Vermehrung entwickelten sie sich zu einer invasiven Spezies, die enorme Probleme für die Landwirtschaft und die Kultivierungsflächen des Landes verursachten (Abb. 2.22). Genauso können sich Krebszellen in unserem Körper unkontrolliert vermehren. Daher zielen Chemo- und Strahlentherapien darauf ab, die wuchernden Krebszellen zu bekämpfen, indem sie ihr Wachstum hemmen.

Drittens sind Krebszellen in der Lage, die natürlichen **Wachstumsbremsen** und **Kontrollmechanismen** zu umgehen. Dies erreichen sie, indem sie Tumorsuppressorgene ausschalten, die normalerweise den Zellzyklus in den richti-

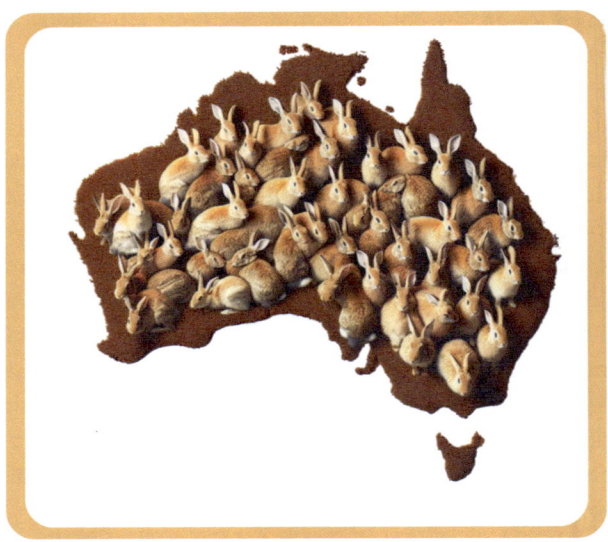

Abb. 2.22 Zunächst wurden nur wenige Kaninchen in Australien eingeführt, doch inzwischen sind sie zu einer invasiven Art geworden. Sie vermehren sich rasant und produzieren eine große Anzahl von Nachkommen. In ähnlicher Weise können Krebszellen proliferative Signale und eine unkontrollierte Zellteilung aufrechterhalten. Infolgedessen vermehren sie sich schnell und können im Körper verheerenden Schaden anrichten

gen Momenten stoppen. Diese Gene agieren als Hüter des Zellzyklus, indem sie die Zellteilung verlangsamen und der Zelle ausreichend Zeit geben, alle notwendigen Kontrollen und Reparaturen während der Teilung durchzuführen. Ähnlich wie wir, wenn wir unter Zeitdruck stehen und viele Aufgaben schnell erledigen müssen und dabei möglicherweise Fehler machen, kann eine Zelle, die sich ohne Plan zu schnell teilt, in eine andere Zellart mutieren. Wenn Tumorsuppressorgene jedoch deaktiviert werden, verlieren Krebszellen ihre Empfindlichkeit gegenüber Signalen, die ihr Wachstum eindämmen sollen. So können sie ungehemmt wachsen und sich vermehren, selbst wenn sie zellulären Stress oder DNS-Schäden verursachen. Um dieses Prinzip zu veranschaulichen, können Sie sich eine Bank vorstellen, die von zwei Sicherheitsbeamten geschützt wird. Wenn beide außer Gefecht gesetzt sind, kann ein Dieb die Bank ausrauben. Die beiden Tumorsuppressorgene sind wie diese Sicherheitsbeamten; der Krebs ist der Dieb, und unser Körper ist das Geld, das der Krebs an sich reißen will (Abb. 2.23). Heutzutage werden CDK4/6-Inhibitoren eingesetzt, um dieses Krebsmerkmal zu bekämpfen. Sie wirken,

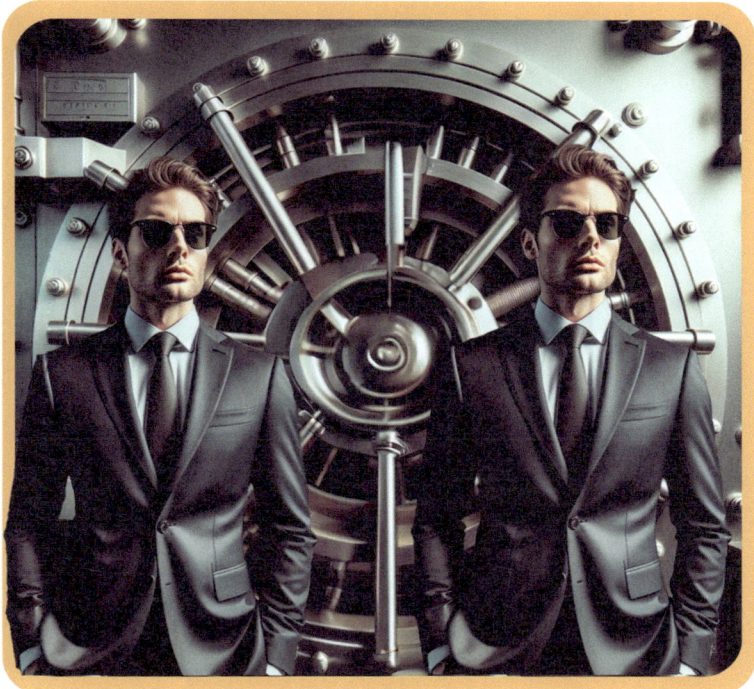

Abb. 2.23 Wenn beide Sicherheitsbeamten der Bank außer Gefecht sind, können Räuber leicht eindringen. Ebenso können Krebszellen durch die Inaktivierung beider Tumorsuppressorgene unkontrolliert wachsen

indem sie die Mechanismen wieder ins Gleichgewicht bringen und das unkontrollierte Zellwachstum hemmen.

Das *vierte Merkmal* ist der **kontrollierte Zelltod.** Wenn gesunde Zellen erkennen, dass ihre DNS geschädigt ist, leiten sie normalerweise den programmierten Zelltod oder den kontrollierten Zelltod ein, der auch als ***Apoptose*** bezeichnet wird. Krebszellen können jedoch Gene unterdrücken und inaktivieren und sich der Signalwege bemächtigen, welche die Apoptose auslösen. Wenn sich Krebszellen dieser Wege bemächtigen, können sie ***sich dem kontrollierten Zelltod widersetzen.*** Die Kontrolle des Zelltods ist vergleichbar mit der Fähigkeit eines Computers, Fehler zu erkennen, etwa Computerviren. Wenn der Computer einen Virus nicht erkennt, kann er nicht mehr richtig funktionieren. Er kann sich aber auch selbst abschalten, um weiteren Schaden zu verhindern (Abb. 2.24). Diese Abwehrmaßnahme kann dank einer Antiviren-Software erfolgen, die schädliche Programme erkennt und auslöscht, bevor sie Schaden anrichten können. In ähnlicher Weise verfügen Krebszellen über ihre eigene Antiviren-Software. So können sie sich dem kon-

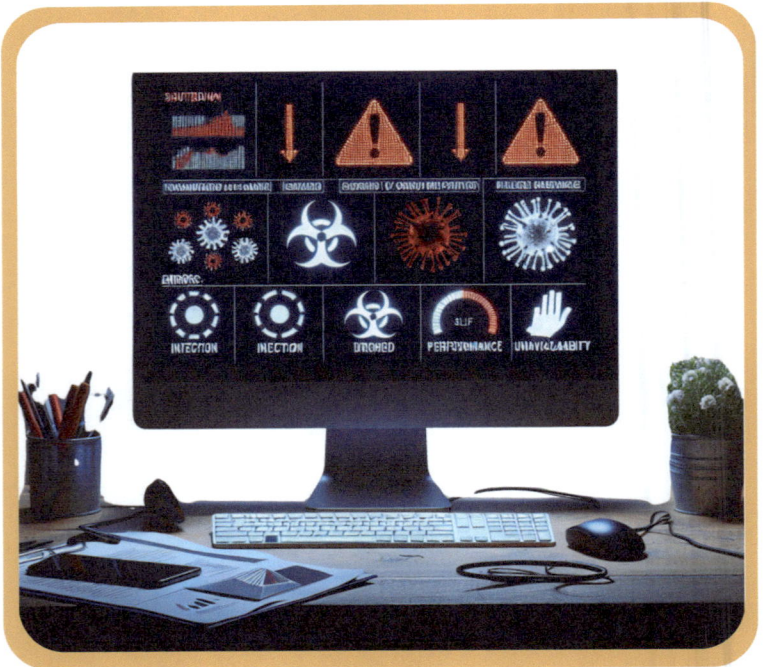

Abb. 2.24 Fehlermeldung. Eine Fehlermeldung wird angezeigt, um den Computer vor weiteren Schäden zu schützen. In den schlimmsten Fällen zwingt ein durch einen Virus verursachter Fehler den Computer auch zum Herunterfahren

trollierten Zelltod widersetzen, indem sie anti-apoptotische Moleküle wie **BCL-2** überaktivieren. Bei Lymphom-Patienten wird bereits ein **BCL-2**-Inhibitor namens Venetoclax eingesetzt, der auf dieses Merkmal abzielt.

Das *fünfte Merkmal* ist die **Lebenserwartung** einer Zelle. Im Normalfall teilen sich gesunde Zellen etwa 40-mal und sterben dann im hohen Alter ab. Im Gegensatz zu Stammzellen, die sich ein Leben lang immer wieder regenerieren können. Durch die Aktivierung bestimmter Signalwege in den Genen können sich Krebszellen jedoch unbegrenzt weiter vermehren und teilen. Das bedeutet, dass sie sich auch nach vielen Generationen unsterblich vermehren können. Es ist wie bei dem Marvel-Superhelden Wolverine, der unsterblich wird. Er hat einen beschleunigten Heilungsfaktor, der ihn unsterblich macht. Da sich Krebszellen endlos vermehren können, scheinen sie auch unsterblich zu sein (Abb. 2.25).

In der Welt der Zellen gibt es ein Geheimnis, das der Unsterblichkeit zugrunde liegt: die Telomerase. Dieses Enzym ist der Schlüssel zur ewigen Jugend der Zellen, denn es schützt die Telomere, jene Kapuzen an den Enden der Chromosomen, die die DNS vor Verletzungen bewahren. Stellen Sie sich diese Telomere als die Enden von Schnürsenkeln vor, die verhindern, dass die DNS-Sequenzen ausfransen. Doch mit jeder Zellteilung werden diese Telomere kürzer, und im Laufe der Jahre nutzen sie sich ab. Wenn sie schließlich

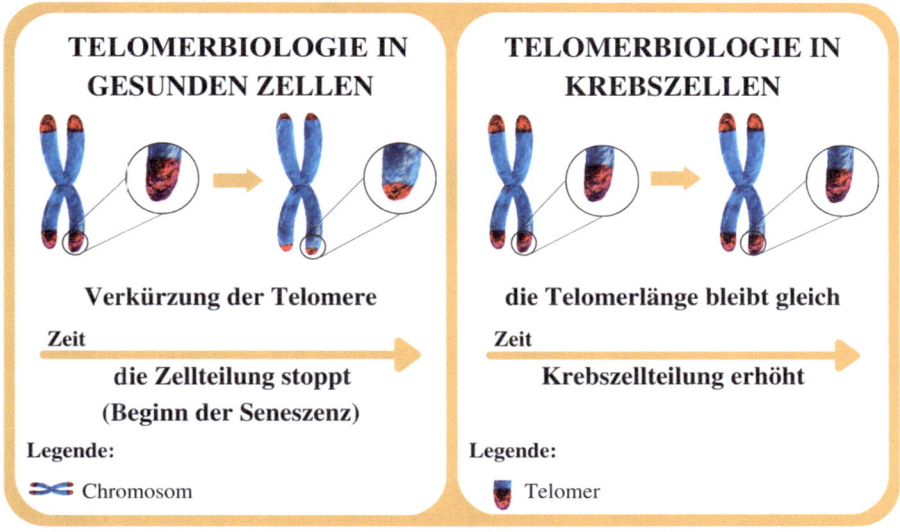

Abb. 2.25 Telomere und Krebszellen. In gesunden Zellen verkürzen sich die Telomere, aber Krebszellen aktivieren permanent die Telomerase, um die Länge der Telomere konstant zu halten, wodurch Krebszellen unsterblich werden

aufgebraucht sind, stirbt die Zelle, so wie ein Schnürsenkel, der so abgenutzt ist, dass er reißt. Aber was wäre, wenn es eine Mutation gäbe, die verhindert, dass diese „Schnürsenkelenden" jemals abnutzen? Eine solche Mutation würde die Telomere dauerhaft schützen und die Zellen unsterblich machen (Abb. 2.26). Genau das tun Krebszellen: Sie aktivieren durchgehend die Telomerase, um die Telomere zu verlängern, sobald sie kürzer werden. Allerdings gibt es auch Mechanismen, die verhindern, dass die Telomere zu lang werden. Einer davon ist der Proteinkomplex Shelterin, zu dem das Protein POT1 [45] gehört. POT1 sorgt dafür, dass die Telomere nicht übermäßig wachsen. Forscher an der Johns Hopkins University haben die Rolle von POT1 untersucht und dabei fünf Familien mit insgesamt 17 Personen entdeckt, die eine Mutation im *POT1*-Gen hatten. Diese Menschen hatten lange Telomere und sahen jünger aus als ihr tatsächliches Alter, ohne graue Haare, selbst im hohen Alter. Doch sie litten an Tumoren, und einige von ihnen starben an Krebs. Die Studie zeigte, dass Zellen im Laufe des Lebens Mutationen sammeln, möglicherweise schon vor dem vierten Lebensjahr. Diese Mutationen können das Krebsrisiko erhöhen. Die Forschung zu Telomeren und ihrer Rolle in der Zellalterung und -teilung ist von großer Bedeutung. Sie könnte nicht nur unser

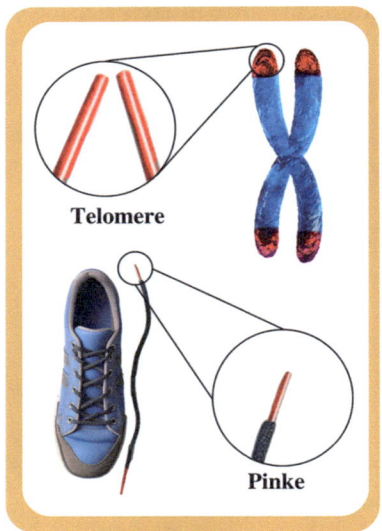

Abb. 2.26 Diese Abbildung veranschaulicht, wie das Telomer am Ende eines Chromosoms wie eine Öse an einem Schnürsenkel funktioniert. So wie die Öse das Ende eines Schnürsenkels vor dem Ausfransen bei Gebrauch schützt, schützt das Telomer das Ende eines Chromosoms während der Zellteilung. Doch so wie sich ein Faden bei wiederholtem Gebrauch mit der Zeit abnutzt, verkürzen sich Telomere mit jeder Zellteilung, was letztlich zu Zellalterung und Funktionsstörungen führt

Verständnis von Alterungsprozessen verbessern, sondern auch zur Entwicklung neuer Krebstherapien beitragen. Medikamente, die auf die Telomerase-Aktivität abzielen, befinden sich derzeit in der Entwicklung.

Eine weitere Analogie lässt sich mit den Ästen des Seesterns und dem Schwanz der Eidechse herstellen, die „nachwachsen" können, wenn sie abgeschnitten werden. Die gleiche Art der Regeneration – wenn auch im Falle von Krebs endlos – findet in Krebszellen statt. Derzeit werden Medikamente entwickelt, die auf die Telomerase-Aktivitäten abzielen. Im Fall von Wolverine verhindern die Zellmutationen jedoch die Abnutzung der Telomere und damit den Zelltod. Krebszellen werden unsterblich, indem sie permanent die Telomerase aktivieren, die die schwindenden Telomere wieder aufbaut. Selbst wenn eine von Wolverines Krallen abbricht, kann sie wieder nachwachsen, genau wie bei der Regeneration eines Gliedmaßes bei einem Seestern. Die gleiche Art der endlosen Regeneration geschieht in Krebszellen.

Das **sechste Merkmal** ist die **Angiogenese**. Sie tritt auf, wenn Krebszellen das Gleichgewicht des Körpers stören, sodass sich neue Blutgefäße bilden und den Krebs ernähren. Die Tumorzellen setzen spezifische Moleküle frei, die das Wachstum neuer Blutgefäße im umgebenden Gewebe anregen, die anfangs etwa zwei Millimeter groß sind. Diese Mikroblutgefäße sind wie feurige vulkanische Risse (Abb. 2.27). Tumorgewebe benötigt aufgrund seiner hohen Proliferationskraft reichlich Nährstoffe und Sauerstoff, daher versuchen Tumore verstärkt, neue Blutgefäße zu bilden. Da diese neuen Gefäße unreif sind und Risse aufweisen, bluten sie häufig, was die Metastasierung erleichtert. Die Krebszellen können so in andere Teile des Körpers wandern. Heutzutage zielen viele Behandlungen wie Avastin darauf ab, wie Mikrogefäße gebildet werden. Dies ist eine weitere Strategie in der Krebsbehandlung.

Die **Metastasierung** ist das **siebte Merkmal** von Krebs, das besonders wichtig ist. Dies ist die bemerkenswerte Fähigkeit von Krebszellen, sich von ihrem Ursprungsort zu lösen, durch den Körper zu wandern und sich in anderen Organen niederzulassen. Es ist ein Prozess, der die Invasion und Metastasierung aktiviert und der für die Ausbreitung von Krebs von entscheidender Bedeutung ist. Krebszellen sind Meister der Tarnung und der Anpassung. Sie lösen sich vom umgebenden Gewebe, navigieren durch das komplexe Netzwerk von Blutgefäßen und Lymphsystemen und reisen durch den Blutstrom. Schließlich treten sie an einer anderen Stelle aus und können dort neues Terrain erobern.

Krebszellen dringen in gesundes Gewebe ein und etablieren sich dort, wie eine Armee, die die Verteidigungsanlagen eines Schlosses durchbricht, um es zu erobern. Die Metastasierung ist ein subtiler und gefährlicher Aspekt von

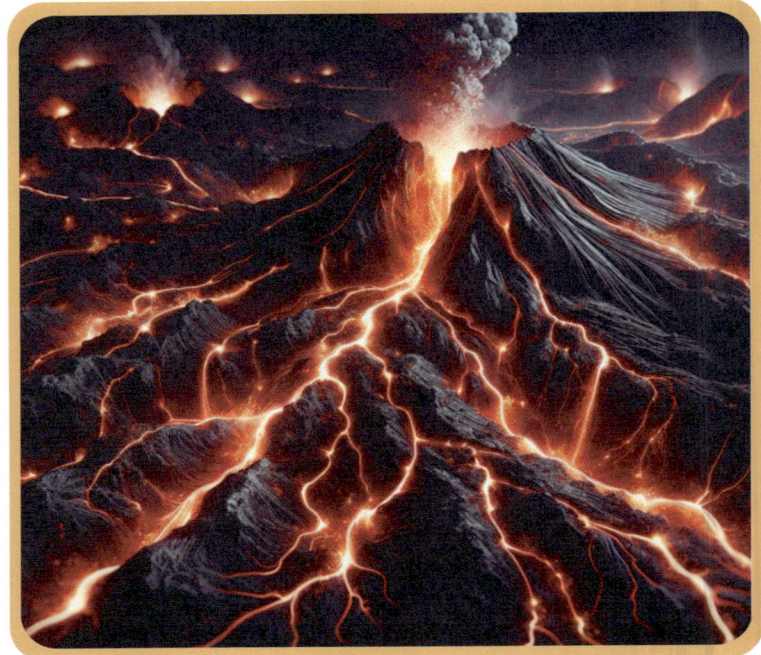

Abb. 2.27 Vulkane spucken Magma aus ihren Rissen und Adern. In ähnlicher Weise treten aufgrund einer unausgewogenen Angiogenese in undichten Blutgefäßen Krebszellen aus und es kommt zur Metastasierung

Krebs, der oft unbemerkt bleibt, bis es zu spät ist (Abb. 2.28). Deshalb sind Behandlungen, die vor (neoadjuvant) oder nach (adjuvant) einer Operation eingesetzt werden, von entscheidender Bedeutung. Sie zielen darauf ab, metastatische Zellen zu zerstören, solange sie noch unsichtbar und verwundbar sind, bevor sie sich vermehren und unbesiegbar werden. Es ist ein Wettlauf gegen die Zeit, um die Ausbreitung von Krebszellen zu verhindern und den Körper vor der Invasion zu schützen.

Das *achte Merkmal* von Krebs ist, dass sich die Krebszellen der Zerstörung durch das *Immunsystem entziehen* können. Mit anderen Worten, sie entkommen dem Immunsystem oder vermeiden es, von ihm entdeckt zu werden. Wenn das Immunsystem Krebszellen entdeckt, beseitigt es in der Regel proaktiv die meisten von ihnen. Leider kann es aber nicht alle Zellen eliminieren. Die verbleibenden Krebszellen erreichen ein Gleichgewicht, bei dem das Immunsystem das Wachstum des Tumors kontrolliert. Gleichzeitig entwickelt der Tumor eine Resistenz gegen die Zerstörung durch das Immunsystem. Wenn das Immunsystem die Krebszellen nicht aufspürt, können sie

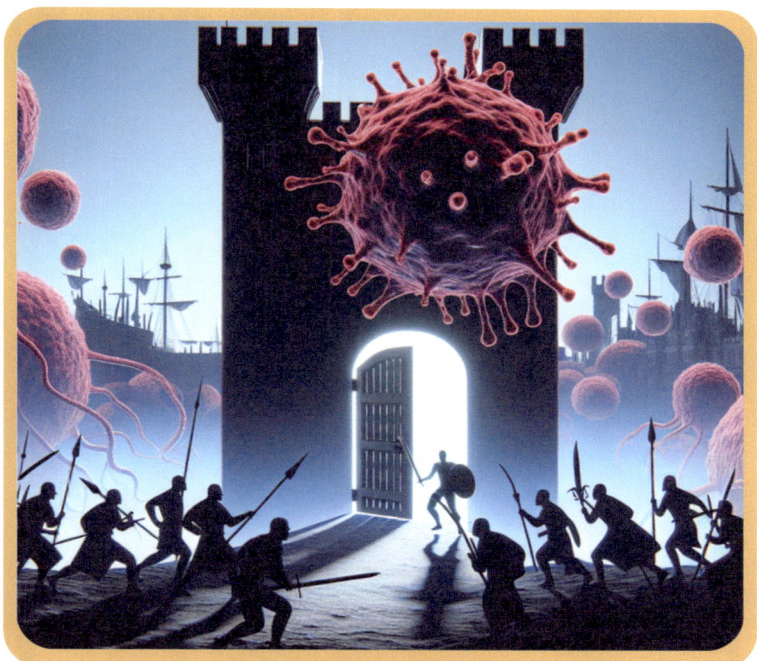

Abb. 2.28 Krebszellen sind wie Eindringlinge. Sie zerstören die Abwehrkräfte des Körpers, dringen in gesundes Gewebe ein und töten es ab. Infolgedessen bilden sich Metastasen

weiter wachsen und sich teilen. Aber wie können Krebszellen unentdeckt bleiben? Um dies zu veranschaulichen, stellen wir uns einen Maskenball vor; die Gäste tragen Masken, die ihr wahres Gesicht verbergen. Da aber jeder eine Maske trägt, könnte sich ein Dieb leicht unter die Menge mischen und nicht erwischt werden (Abb. 2.29). Eine Krebstherapie, bekannt als Immun-Checkpoint-Inhibition, blockiert Proteine der Krebszellen, die normalerweise deren Interaktion mit gesunden Immunzellen ermöglichen.

Das **neunte Merkmal** von Krebszellen ist ihre **erhöhte Empfindlichkeit gegenüber Mutagenen.** also Einflüsse wie Strahlung oder bestimmten Chemikalien, die Veränderungen im Erbgut (Mutationen) auslösen können die **Instabilität des Genoms** fördern und die Mutationsrate erhöhen. Dies begünstigt die Anhäufung von Mutationen und die Aufrechterhaltung des Tumorwachstums. Mit anderen Worten: Wenn sich die DNS verändert, kann dies die Entstehung von Krebs fördern.

Das **zehnte Krebsmerkmal** ist zu guter Letzt, dass er Entzündungen fördert. Entzündungen im Gewebe fördern wiederum die Ausbreitung von

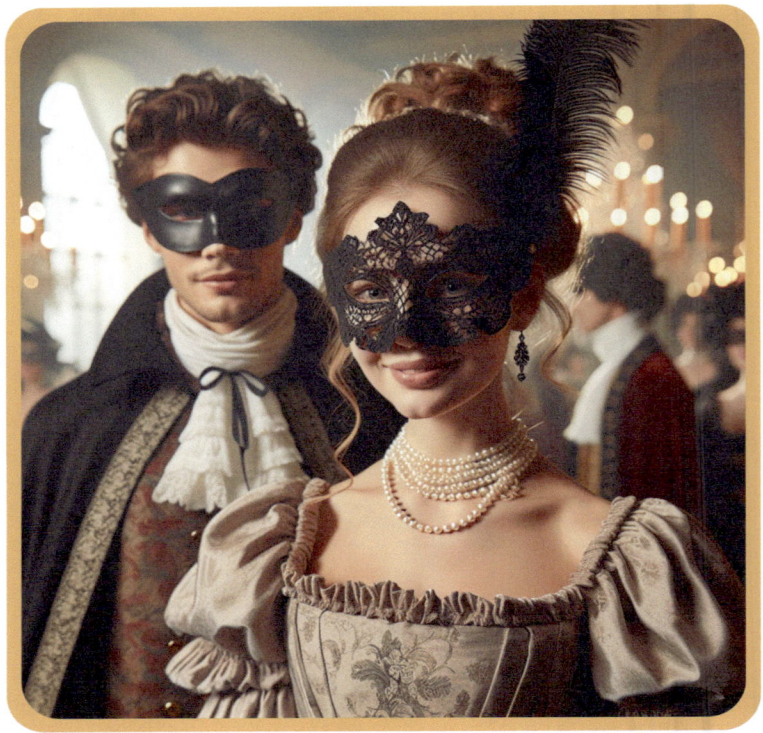

Abb. 2.29 Ein maskierter Dieb bleibt auf einem Maskenball, bei dem alle anderen auch eine Maske tragen, unentdeckt. Er kann seine bösen Absichten verwirklichen, indem er sich unter die Menge mischt

Krebs, indem sie ihn mit Wachstums- und Überlebensfaktoren versorgen. Diese Faktoren beschleunigen die Krebsentstehung. In der Onkologie werden oft hochwirksame entzündungshemmende Medikamente wie Kortison eingesetzt. Diese bieten häufig nur vorübergehende Linderung, indem sie die entzündliche Reaktion im Tumor verringern. Es ist auch bekannt, dass Krebs die Energieproduktion in Zellen durcheinanderbringt. Krebszellen zwingen die Zellen, Energie auf eine Weise zu produzieren, die ihrem wilden Wachstum begünstigt. Sie nehmen mehr Glukose auf als normale Zellen und verarbeiten sie auf alternative Wege, um ihre unkontrollierte Vermehrung zu unterstützen. Sie regulieren den Glukosestoffwechsel neu, erhöhen die Aktivität von Glukosetransportern und nutzen alternative Energiequellen. Diese Fähigkeit, Glukose effizient zu verwerten, ist ein besonderes Merkmal von Krebszellen und wird in der Diagnostik eingesetzt.

Krebstherapien können auf diese feinen Unterschiede in Genen, Signalwegen und Fähigkeiten abzielen, die Krebszellen von normalen Zellen unterscheiden. Das Ziel ist, die Schwachstelle der Krebszellen zu treffen, ohne die gesunden Zellen zu beschädigen. Dies ist eine Herausforderung, da Krebszellen und normale Zellen aus demselben Organismus stammen und viele Gemeinsamkeiten haben. Wir können jedoch Behandlungen entwickeln, die auf die kleinen Unterschiede zwischen ihnen abzielen.

Zusammenfassung
Zusammenfassend lässt sich sagen, dass ein Tumor, egal ob er gut- oder bösartig ist, Fehler oder Veränderungen enthält, die als Mutationen bezeichnet werden. Diese Mutationen können in wichtigen DNS-Abschnitten auftreten, und Treibermutationen stören die normalen Funktionen der Zelle. Passagiermutationen hingegen verursachen hauptsächlich Kopierfehler, die unbedeutend bleiben und nur weitergegeben werden. Insgesamt gibt es vier Haupttypen von Genen, die in Tumorzellen verändert sind und als Schlüsselgene bezeichnet werden. Das Erste ist das Protoonkogen, das für die Steuerung von Zellteilung und -wachstum verantwortlich ist. In gesunden Zellen wird es hauptsächlich bei Reparaturprozessen aktiviert, etwa nach einer Verletzung oder wenn der Körper schnell weiße Blutkörperchen produzieren muss, um eine Infektion abzuwehren. Wenn ein Protoonkogen jedoch verändert ist, führt es zu unregulierter und unkontrollierter Zellteilung, wodurch es sich in ein Onkogen verwandelt, das mit Krebs assoziiert ist. Das zweite Schlüsselgen ist das Tumorsuppressorgen, von dem jede Zelle zwei Kopien hat. Normalerweise verhindert es unkontrolliertes Zellwachstum und unterdrückt Tumore. Wenn beide Kopien dieses Gens deaktiviert werden, verlieren die Zellen ihre normale Funktion und beginnen, sich ununterbrochen zu teilen, ähnlich wie ein Auto ohne Bremsen, das unkontrolliert schnell fährt. Das dritte wichtige Gen ist das Reparaturgen, das normalerweise die Prozesse zur Behebung von DNS-Mutationen reguliert, die während der Zellteilung oder durch mutagene Stoffe entstehen können.

Wenn beide Kopien der Reparaturgene beschädigt sind, können die Reparaturmechanismen nicht mehr funktionieren, und DNS-Fehler bleiben unkorrigiert, was zum Fortbestehen von Krebs führen kann.
Das vierte und letzte Schlüsselgen ist das Apoptosegen, das für die Aufrechterhaltung der Zellgesundheit und -funktion entscheidend ist. Wenn eine Zelle so stark geschädigt ist, dass sie eine Gefahr für das Organ darstellt, in dem sie sich befindet, löst das Apoptosegen einen Prozess aus, der als „Suizidprogramm" bekannt ist. Dies verhindert weitere Schäden und ermöglicht dem Organ, weiterhin korrekt zu funktionieren. Das Apoptosegen ist ein kri-

tischer Teil der körpereigenen Abwehrmechanismen, der das Überleben und Wohlbefinden sichert.

Wenn Zellen nicht richtig funktionieren, können wichtige Signalwege nicht mehr richtig arbeiten oder unerwünschte Signalwege abnormal aktiviert werden. Dies kann dazu führen, dass Krebszellen unkontrolliert wachsen, dem Tod entgehen und in einer feindlichen Umgebung überleben. Daher zielen viele entwickelte Medikamente gegen das Krebswachstum auf diese Faktoren ab.

Mutationen entstehen durch verschiedene Faktoren. Im Gegensatz zur verbreiteten Annahme spielen vererbte Mutationen nur eine geringe Rolle bei der Krebsentstehung. Die meisten krebsauslösenden Mutationen resultieren aus schlechten Ernährungsgewohnheiten, Aktivitäten wie Rauchen oder dem Kontakt mit krebserregenden Stoffen in der Umwelt. Krebs kann auch durch Krankheitserreger verursacht werden, die Infektionen hervorrufen, und viele Mutationen entstehen zufällig. Alle diese Risikofaktoren tragen zu Mutationen bei, die die Vielfalt von Krebs erklären. Unabhängig vom ursächlichen Faktor verhalten sich alle Krebszellen jedoch ähnlich und weisen bestimmte Merkmale und Fähigkeiten auf, die als „Hallmarks of Cancer" bezeichnet werden. Wenn die normalen Zellprozesse gestört sind, kann dies ein Zeichen für Krebs sein. Ärzte, die mit den Merkmalen von Krebs und Krebszellen vertraut sind, können Patienten frühzeitig untersuchen und die Krankheit in ihren Anfangsstadien diagnostizieren. Im nächsten Kapitel wird dieser Diagnoseprozess näher erläutert.

Literatur

1. Masters, J. R. HeLa Cells 50 Years on: The good, the bad and the ugly. Nat. Rev. Cancer 2002, 2 (4), 315–319. https://doi.org/10.1038/nrc775.
2. Callaway, E. Deal done over HeLa cell line. Nature 2013, 500 (7461), 132–133. https://doi.org/10.1038/500132a.
3. Ferreri, A. J. M.; Ernberg, I.; Copie-Bergman, C. Infectious agents and lymphoma development: molecular and clinical Aspects. J. Intern. Med. 2009, 265 (4), 421–438. https://doi.org/10.1111/j.1365-2796.2009.02083.x.
4. Masters, J. R. HeLa Cells 50 Years on: The good, the bad and the ugly. Nat. Rev. Cancer 2002, 2 (4), 315–319. https://doi.org/10.1038/nrc775
5. B, V.; N, P.; Ve, V.; S, Z.; La, D.; Kw, K. Cancer genome landscapes. Science 2013, 339 (6127). https://doi.org/10.1126/science.1235122.
6. Chaffer, C. L.; Weinberg, R. A. A perspective on cancer cell metastasis. Science 2011, 331 (6024), 1559–1564. https://doi.org/10.1126/science.1203543.

7. Wie entstehen Antibiotikaresistenzen? https://www.bag.admin.ch/bag/de/home/krankheiten/infektionskrankheiten-bekaempfen/antibiotikaresistenzen/wie-entstehen-antibiotikaresistenzen%2D%2D-.html (accessed 2024-07-05)
8. Holtkamp, W. Cancer, German Edition.; Springer Berlin Heidelberg.
9. Aaronson, S. A. Oncogenes and the molecular origins of cancer. Robert A. Weinberg, Ed. Cold Spring Harbor Laboratory Press, Cold Spring Harbor, NY, 1989. Xii, 367 Pp., Illus. Paper, $55. Cold Spring Harbor Monograph 18. Science 1990, 249 (4973), 1177–1178. 10.1126/science.249.4973.1177-a.
10. Definition of signaling pathway – NCI Dictionary of Cancer Terms – NCI. https://www.cancer.gov/publications/dictionaries/cancer-terms/def/signaling-pathway (accessed 2024-07-05)
11. Jordan, J. D.; Landau, E. M.; Iyengar, R. Signaling networks. Cell 2000, 103 (2), 193–200. https://doi.org/10.1016/s0092-8674(00)00112-4.
12. Folkman, J.; Kalluri, R. Cancer without disease. Nature 2004, 427, 787. https://doi.org/10.1038/427787a.
13. Food as Medicine – Dr. William Li at Exponential Medicine. 2020 https://www.youtube.com/watch?v=qhJZcKFfu_c (accessed 2024-07-05)
14. Informationen zu Krebs | dkfz – Krebsinformationsdienst. https://www.krebsinformationsdienst.de/ (accessed 2024-07-05)
15. Der König aller Krankheiten: Krebs – eine Biografie : Mukherjee, Siddhartha, Pleitgen, Fritz, Schaden, Barbara: Amazon.de: Books. https://www.amazon.de/K%C3%B6nig-aller-Krankheiten-Krebs-Biografie/dp/3832196447 (accessed 2024-07-05)
16. Lythe, G.; Callard, R. E.; Hoare, R. L.; Molina-París, C. How many TCR clonotypes does a body maintain? J. Theor. Biol. 2016, 389, 214–224. https://doi.org/10.1016/j.jtbi.2015.10.016.
17. Phases of the cell cycle (article). Khan Academy. https://www.khanacademy.org/science/ap-biology/cell-communication-and-cell-cycle/cell-cycle/a/cell-cycle-phases (accessed 2024-07-05)
18. Murphy, K.; Weaver, C. Janeway Immunologie; Springer Berlin Heidelberg: Berlin, Heidelberg, 2018. https://doi.org/10.1007/978-3-662-56004-4.
19. Takahashi, H.; Ogata, H.; Nishigaki, R.; Broide, D. H.; Karin, M. Tobacco smoke promotes lung tumorigenesis by triggering IKKbeta- and JNK1-dependent inflammation. Cancer Cell 2010, 17 (1), 89–97. https://doi.org/10.1016/j.ccr.2009.12.008.
20. Zitvogel, L.; Apetoh, L.; Ghiringhelli, F.; Kroemer, G. Immunological aspects of cancer chemotherapy. Nat. Rev. Immunol. 2008, 8 (1), 59–73. https://doi.org/10.1038/nri2216.
21. Galon, J.; Costes, A.; Sanchez-Cabo, F.; Kirilovsky, A.; Mlecnik, B.; Lagorce-Pagès, C.; Tosolini, M.; Camus, M.; Berger, A.; Wind, P.; Zinzindohoué, F.; Bruneval, P.; Cugnenc, P.-H.; Trajanoski, Z.; Fridman, W.-H.; Pagès, F. Type, density, and location of immune cells within human colorectal tumors predict clinical outcome. Science 2006, 313 (5795), 1960–1964. https://doi.org/10.1126/science.1129139.

22. Vela, V.; Juskevicius, D.; Dirnhofer, S.; Menter, T.; Tzankov, A. Mutational landscape of marginal zone B-cell lymphomas of various origin: organotypic alterations and diagnostic potential for assignment of organ origin. Virchows Arch. 2022, 480. https://doi.org/10.1007/s00428-021-03186-3.
23. Mantovani, A.; Allavena, P.; Sica, A.; Balkwill, F. Cancer-related inflammation. Nature 2008, 454 (7203), 436–444. https://doi.org/10.1038/nature07205.
24. Karin, M. Nuclear factor-κB in cancer development and progression. Nature 2006, 441 (7092), 431–436. https://doi.org/10.1038/nature04870.
25. Beliveau, R. Foods to fight cancer: essential foods to help prevent cancer, 1st edition.; DK: New York, 2007.
26. AACR_CPR_2011.Pdf. https://cancerprogressreport.aacr.org/wp-content/uploads/sites/2/2020/09/AACR_CPR_2011.pdf (accessed 2024-07-05)
27. Westerlind, K. C. Physical activity and cancer prevention – mechanisms. Med Sci Sports Exerc 2003, 35 (11), 1834–1840. https://doi.org/10.1249/01.Mss.0000093619.37805.B7.
28. What causes cancer? https://www.news-medical.net/health/What-Causes-Cancer.aspx (accessed 2024-07-05)
29. Anthony.Augustine. Why is skin cancer so common in Australia?. SunDoctors. https://sundoctors.com.au/blog/why-skin-cancer-is-common-australia/ (accessed 2024-07-05)
30. Australia, S. C. of. Why is the skin cancer rate higher in Australia?. Specialist Clinics of Australia. https://specialistaustralia.com.au/why-is-the-skin-cancer-rate-higher-in-australia/ (accessed 2024-07-05)
31. Why does Australia have so much skin cancer? (Hint: it's not because of an ozone hole) – Cancer Council WA. https://cancerwa.asn.au/news/why-does-australia-have-so-much-skin-cancer-hint-i/ (accessed 2024-07-05)
32. BVL2018 – Startseite – Seite nicht gefunden. https://www.bvl.bund.de/DE/Arbeitsbereiche/01_Lebensmittel/02_ (accessed 2024-08-30).
33. Blogging the human genome: why so many London chimney sweeps suffered scrotal cancer. https://slate.com/technology/2012/07/blogging-the-human-genome-why-so-many-london-chimney-sweeps-suffered-scrotal-cancer.html (accessed 2024-07-05)
34. The era of the shoe-fitting fluoroscope and the radiation it caused. https://interestingengineering.com/health/the-era-of-the-shoe-fitting-fluoroscope-and-the-radiation-it-caused (accessed 2024-07-05)
35. Southern, Eastern, & South-Eastern Asia. The cancer atlas. http://canceratlas.cancer.org/mD0 (accessed 2024-07-10)
36. Shin, W. S., et al. updated epidemiology of gastric cancer in asia: decreased incidence but still a big challenge. Cancers Basel 2023, 15(9). https://doi.org/10.3390/cancers15092639
37. Huang, J. et al. "Cancer incidence and mortality in Asian countries: a trend analysis." Cancer Control, 2022, 29, 10732748221095955. https://doi.org/10.1177/10732748221095955.

38. Ärzteblatt, D. Ä. G., Redaktion Deutsches. Neue Erkenntnisse zu Helicobacter-pylori-Resistenzen. Deutsches Ärzteblatt. https://www.aerzteblatt.de/nachrichten/145773/Neue-Erkenntnisse-zu-Helicobacter-pylori-Resistenzen (accessed 2024-07-04)
39. Britt, K. L.; Cuzick, J.; Phillips, K.-A. Key steps for effective breast cancer prevention. Nat. Rev. Cancer 2020, 20 (8), 417–436. https://doi.org/10.1038/s41568-020-0266-x.
40. Weinberg, R. A. The biology of cancer, 2nd ed.; W.W. Norton & Company: New York, 2013. https://doi.org/10.1201/9780429258794.
41. Jahn, J. L., et al. The high prevalence of undiagnosed prostate cancer at autopsy: implications for epidemiology and treatment in the PSA era. Int J Cancer 2015, 137(12), 2795–2802. https://doi.org/10.1002/ijc.29408.
42. Walter et al. (2015) reported that exiting dormancy triggers DNA-damage-induced attrition in hematopoietic stem cells (Nature, 520(7548), 549–552).
43. Kenyon, C. J. The genetics of ageing. Nature 2010, 464 (7288), 504–512. https://doi.org/10.1038/nature08980.
44. New Dimensions in Cancer Biology: updated hallmarks of cancer published – American Association for Cancer Research (AACR). https://www.aacr.org/blog/2022/01/21/new-dimensions-in-cancer-biology-updated-hallmarks-of-cancer-published/ (accessed 2024-07-12)
45. DeBoy, E. A. et al. "Familial clonal hematopoiesis in a long telomere syndrome." N. Engl. J. Med., 2023, 388(26), 2422–2433. https://doi.org/10.1056/NEJMoa2300503

3

Krebsvorsorge

Inhaltsverzeichnis

3.1   Screening 86
3.2   Künstliche Intelligenz 89
3.3   Mammografie 91
3.4   Pap-Abstriche 92
3.5   Dickdarm-Screening 93
3.6   Prostata-Screening 96
3.7   Impfung 98
Literatur 100

Zusammenfassung Die Krebsprävention umfasst drei zentrale Bereiche: Erstens die Vermeidung von Risikofaktoren, wie wir sie bereits in Kapitel 2 kennengelernt haben; zweitens das Führen eines gesunden Lebensstils, auf den wir in den Kapiteln 8 und 9 noch ausführlich eingehen werden; und drittens die Teilnahme an konkreten Früherkennungsmaßnahmen, die Gegenstand dieses Kapitels sind. Krebsvorsorgeuntersuchungen spielen eine entscheidende Rolle bei der Früherkennung und Prävention. Sie retten oft Leben, indem sie Krebserkrankungen in einem Stadium erkennen, in dem noch keine Symptome vorliegen. Dieses Kapitel befasst sich mit verschiedenen Screening-Methoden wie Mammografien, Pap-Abstrichen, Darmspiegelungen und Prostatauntersuchungen, die zur Erkennung von Krebs im Frühstadium eingesetzt werden. Besonders für Menschen mit erhöhtem Risiko sind diese Untersuchungen von großer Bedeutung. Nationale Organisationen wie die Krebsliga Schweiz konzentrieren sich bei ihren Empfehlungen auf die häufigsten Krebsarten, um Ressourcen gezielt einzusetzen. Seltener auftretende Krebsarten werden in der

Regel nicht flächendeckend untersucht. Dennoch ist es sinnvoll, individuell mit Ärztinnen und Ärzten über personalisierte Screening-Optionen zu sprechen. In diesem Kapitel werden zudem neue Technologien vorgestellt – insbesondere die Rolle der künstlichen Intelligenz (KI), die in den letzten Jahren die Krebsdiagnostik maßgeblich verändert hat. KI verbessert die Genauigkeit der Früherkennung, etwa bei der Analyse von Mammografien zur Erkennung von Brustkrebs oder bei Koloskopien zur Identifikation von Adenomen. Auch in der Prostatakrebsvorsorge tragen moderne Methoden wie der PSA-Test und der 4K-Score dazu bei, unnötige Eingriffe zu vermeiden. Mit dem weiteren Fortschritt der KI wächst ihr Potenzial, die Krebsfrüherkennung und -behandlung zu revolutionieren. Sie stellt eine vielversprechende Perspektive für zukünftige Gesundheitsstrategien dar, die das Ziel verfolgen, die weltweite Krebsbelastung nachhaltig zu senken.

3.1 Screening

Im Zeitalter der umfangreichen Datenanalysen hat sich die Prävention von Krebs zu einer Schlüsselaufgabe für unsere Gesundheitssysteme entwickelt. Das Ziel ist es, eine Krebserkrankung bei Gesunden in einem frühen Vorstadium zu entdecken und so rechtzeitig zu behandeln, dass es zu keiner Ausbreitung der Erkrankung im Körper kommen kann. Screening-Tests bieten zahlreiche Vorteile, indem sie Krankheiten wie Diabetes, Anomalien bei ungeborenen Kindern während der Schwangerschaft, lebensverändernde Erkrankungen bei Neugeborenen und verschiedene Krebsfrüh- oder Vorstadien aufdecken.

Bei einer Krebsvorsorgeuntersuchung geht es darum, das Risiko für Krebs bei einer Person zu bewerten und zu prüfen, ob sich ohne ihr Wissen bereits eine Krebserkrankung entwickelt hat. Diese Tests werden nicht der gesamten Bevölkerung angeboten, sondern einem aufgrund von Alter, Geschlecht oder Lebensstil gefährdeten Bevölkerungsanteil, sofern es für eine Krebsart (oder -entität) eine Behandlung gibt, die bei frühzeitiger Anwendung eine Heilung ermöglicht oder die Krankheitsprognose verbessern kann. Es wäre nicht sinnvoll, einen Test anzubieten, der einen metastasierenden Krebs entdeckt, solange nicht nachgewiesen ist, dass eine frühzeitige Behandlung die Prognose verbessern kann.

Dies erklärt, warum Vorsorgeuntersuchungen nur dann angeboten werden, wenn das Risiko einer Erkrankung als relevant eingestuft wird. Bei Krankheiten, bei denen eine frühe Behandlung keinen Einfluss auf den Krankheitsverlauf hat, sind solche Untersuchungen nicht sinnvoll. So wird das Mammografie-Screening auf Brustkrebs in verschiedenen Ländern nur für Frauen im Alter zwischen 40 und 50 Jahren empfohlen. Jüngeren Frauen wird nicht routinemäßig zur Mammografie geraten, da sie seltener von Brustkrebs betroffen sind. Eine Untersuchung zu einem früheren Zeitpunkt wird nur empfohlen, wenn familiäre oder persönliche Risikofaktoren vorliegen, wie beispielsweise bei einer jungen Frau, die aufgrund eines Lymphoms eine Thoraxbestrahlung erhalten hat. Das individuelle Risiko ist hier ausschlaggebend. Eine Krebsvorsorgeuntersuchung ist vergleichbar mit einer Kontrolle am Flughafen, bevor Sie ein Flugzeug besteigen (Abb. 3.1). So wie Passagiere untersucht werden, um die Sicherheit des Fluges zu gewährleisten, zielt die Krebsvorsorge darauf ab, bei einer gefährdeten Bevölkerungsgruppe die

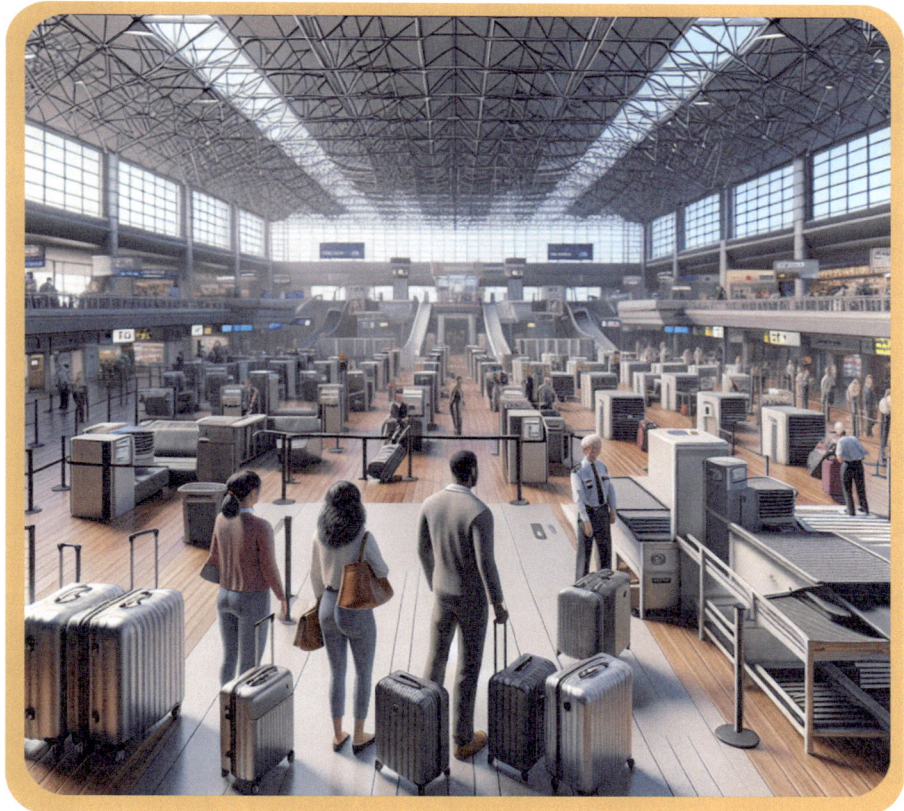

Abb. 3.1 Eine Krebsvorsorgeuntersuchung ist wie eine Sicherheitskontrolle am Flughafen. In beiden Fällen geht es darum, gefährliche Gegenstände zu erkennen und aufzuspüren, die die Sicherheit gefährden und das Leben bedrohen können

Sicherheit zu gewährleisten, dass am Organ, das gescreent wurde, weder Früh- noch Vorstadien von Krebs anzutreffen sind und damit Krebs zu erkennen, bevor er sich ausbreiten kann. Im Bereich der Krebsvorsorge konzentrieren sich die Untersuchungen auf Personen, bei denen ein Krebsrisiko besteht. Es wäre zu teuer und ineffizient, die gesamte Bevölkerung zu untersuchen, wenn das Risiko, an Krebs zu erkranken, sehr gering ist.

Jedes Gesundheitssystem bewältigt die Aufgabe, viele Tausend Menschen einer gefährdeten Altersgruppe zu screenen, unterschiedlich: In der Schweiz sind die Screening-Programme Sache der Kantone – ein landesweites, flächendeckendes Brustkrebsscreening existiert bis heute nicht. Bis zum Sommer 2024 haben sich jedoch 14 Kantone etabliert, die Frauen im Alter von 50 bis 69 Jahren (teilweise bis 74) alle zwei Jahre schriftlich zu einem qualitätskontrollierten Mammografie-Screening einladen. In den übrigen Kantonen wird die Vorsorge weiterhin opportunistisch angeboten, das heißt: Sie erfolgt auf Initiative von Ärztinnen und Ärzten oder auf eigene Nachfrage. Damit bietet mehr als die Hälfte der Schweizer Kantone derzeit kein organisiertes Brustkrebs-Screening an. Organisationen wie Swiss Cancer Screening und die Krebsliga setzen sich daher für einen gerechteren Zugang ein. Ihr Ziel ist es, allen Bürgerinnen hochwertige Krebsvorsorgeuntersuchungen zu ermöglichen – unter anderem durch die Förderung neuer Programme und die Koordination bestehender kantonaler Initiativen. Studien zeigen, dass Kantone mit organisierten Programmen häufiger Brustkrebserkrankungen in einem früheren Stadium diagnostizieren – mit entsprechend besseren Behandlungschancen und Prognosen. Die Einführung weiterer Programme gilt daher als medizinisch sinnvoll und gesundheitspolitisch wünschenswert. In der Bundesrepublik Deutschland werden die Screening-Programme vom Bundesgesundheitsministerium koordiniert, es werden besonders hohe Anforderungen an die Qualifikation des untersuchenden Personals und an die Untersuchungstechnik gestellt. Die gesetzlichen Krankenkassen übernehmen die Vorsorgeuntersuchungen, wenn die Voraussetzungen hierfür gegeben sind (Überweisung durch Hausärztin/Hausarzt) oder wenn eine Einladung z. B. im Rahmen eines Mammografie-Screening-Programms erfolgt. Privat Krankenversicherte in Deutschland sollten wegen der Kostenübernahme am besten Rücksprache mit ihrer Krankenkasse halten, bevor sie an einem Screening-Programm teilnehmen.

Eine weitere Hilfe könnte in Zukunft auch die künstliche Intelligenz sein. Unter dem Strich revolutioniert die künstliche Intelligenz (KI) die Art und Weise, wie wir Krebs diagnostizieren und behandeln. In den letzten Jahren haben Fortschritte in der KI-Technologie dazu geführt, dass Onkologen und Forscher nunmehr in der Lage sind, die komplexen Muster von Krebserkrankungen früher zu entschlüsseln und so die Früherkennung von Krebs zu verbessern. Insgesamt zeigt die Entwicklung in der KI-gestützten Krebsfrüherkennung das Potenzial, die Diagnose und Behandlung von Krebserkrankungen zu verbessern und dadurch möglicherweise Leben zu retten. Wir werden Ihnen hier anhand dreier Beispiele die Rolle der künstlichen Intelligenz in der Krebsdiagnostik genauer erläutern.

3.2 Künstliche Intelligenz

Künstliche Intelligenz erkennt Personen, die nie rauchten, trotzdem aber ein erhöhtes Risiko für Lungenkrebs aufweisen
Eine Forschungsgruppe in Chicago hat ein Deep-Learning-Modell namens „CXR-Lung-Risk" entwickelt, das dazu dient, Nieraucher mit einem hohen Risiko für Lungenkrebs anhand von Röntgenaufnahmen der Lunge zu identifizieren. Obwohl Rauchen der Hauptfaktor für die Entwicklung von Lungenkrebs ist, gibt es auch eine nicht zu vernachlässigende Anzahl von Fällen, in denen Menschen, die nie oder nur wenig geraucht haben [1], an der Krankheit erkranken. Die aktuellen Screening-Empfehlungen konzentrieren sich hauptsächlich auf Raucher, und es gibt nur wenige Möglichkeiten, das Risiko für Lungenkrebs bei Nierauchern zuverlässig vorherzusagen. Das CXR-Lung-Risk-Modell wurde mit einem umfangreichen Datensatz von über 147.000 Röntgenaufnahmen des Brustkorbs trainiert, der sowohl asymptomatische Raucher als auch Nieraucher umfasste. Nach seiner Entwicklung wurde das Modell anhand einer separaten Gruppe von Nierauchern validiert. Es benötigt lediglich eine einzelne Röntgenaufnahme, um das Risiko für Lungenkrebs zu beurteilen, was es zu einer praktikablen Methode macht, die in der klinischen Praxis leicht umsetzbar ist. Die Ergebnisse des Modells sind vielversprechend, da es in der Lage ist, Nieraucher mit einem erhöhten Risiko für Lungenkrebs zu identifizieren. Dies könnte zu einer verbesserten Früherkennung und Behandlung der Erkrankung bei dieser spezifischen Bevölkerungsgruppe führen. Die Studie unterstreicht das Potenzial von KI und Deep Learning in der Medizin, insbesondere bei der Identifizierung von Personen mit einem erhöhten Risiko für Lungenkrebs, die nie oder nur wenig geraucht haben. Diese Entwicklung könnte sich positiv auf die Gestaltung von Screening-Programmen und die Früherkennung von Lungenkrebs auswirken, insbesondere bei Personen, bei denen das Risiko bisher schwer einzuschätzen ist.

Mammografie-Screenings identifizieren Hochrisikopatienten mittels künstlicher Intelligenz
In Stockholm wurde ein auf künstlicher Intelligenz (KI) [2] basiertes Risikomodell entwickelt, das Frauen mit erhöhtem Brustkrebsrisiko anhand von Mammografie-Aufnahmen identifizieren kann. In den aktuellen Mammo-

grafie-Screening-Programmen werden Frauen in einem bestimmten Altersbereich in regelmäßigen Abständen gescreent. Jedoch variiert das Risiko, Brustkrebs zu entwickeln, von Frau zu Frau, was auf ein individualisiertes Screening hindeutet.

Das KI-basierte Modell unterscheidet sich von traditionellen Modellen, die auf Familienanamnese und Lebensstilfaktoren basieren. Es erkennt Muster in minimalen Veränderungen auf den Aufnahmen, die für das menschliche Auge nicht sichtbar sind. Dabei berücksichtigt die KI Tausende von Faktoren auf den Aufnahmen. Sie erkennt Muster, um eine Einschätzung des zukünftigen Brustkrebsrisikos abzugeben. Die Studie bestätigte, dass das KI-Modell eine Gruppe von Frauen identifizieren konnte, die ein fast siebenfach höheres Brustkrebsrisiko hatten als die Normalbevölkerung. Die Forscher denken, dass ein angepasstes Screening für diese Hochrisikogruppe besser geeignet wäre.

In einer weiteren Studie zur Mammografie wurde in München untersucht, wie sich künstliche Intelligenz auf die Erkennungsrate von Krebs auswirkt. Im Jahr 2022 wurde das KI-System Transpara zur Analyse von 28.000 Mammografien eingesetzt und mit den 30.000 Mammografien aus dem Vorjahr ohne KI-Nutzung verglichen [3]. Die KI ermittelte für jede Mammografie einen Risikoscore und teilte das Krebsrisiko in niedrig, mittel oder hoch ein. Die Studie ergab, dass die Krebsfrüherkennungsrate durch den Einsatz von KI signifikant von 4,4 auf 5,8 pro 1000 Frauen stieg. Die Forscher kamen zu dem Schluss, dass die Verwendung von KI die Krebsfrüherkennungsrate erhöht und eine verbesserte Risikoabschätzung ermöglicht.

Diese Untersuchungen zeigen, dass KI-basierte Systeme nicht nur in der Lage sind, Brustkrebs effektiver zu erkennen, sondern auch das Risiko individueller Patienten präziser einzuschätzen. Dies könnte zu einem personalisierten Screening-Ansatz führen, der besonders für Frauen mit einem erhöhten Risiko von großem Vorteil wäre.

Künstliche Intelligenz (KI) hilft bei Suche nach Primärtumor
In Cambridge und Boston entwickeln Forscher am MIT (Massachusetts Institute of Technology) eine KI, die Onkologen helfen soll, den Ursprungstumor bei Patienten zu finden, bei denen zuerst nur Metastasen entdeckt werden. Dieses Problem tritt bei etwa 5 % der Krebspatienten auf und wird als CUP-Syndrom (CUP: «cancer of unknown primary») bezeichnet. Die KI könnte auch die Wahl der richtigen Krebsbehandlung erleichtern. Die KI, genannt „***OncoNPC***" [4], wurde mit Daten von über 36.000 Patienten aus drei großen Krebskliniken trainiert. Sie analysierte die Gene in den Tumoren und verglich sie mit bekannten Krebsarten. Bei der Anwendung auf 971 Patienten

mit CUP-Syndrom konnte die KI in 400 Fällen (41,2 %) den Ursprungstumor identifizieren. Sie fand bestimmte Gensignaturen, die mit bestimmten Krebsarten assoziiert sind, wie Mutationen im *EGFR*-Gen bei Lungenkrebs oder Mutationen im *PIK3CA*-Gen bei Brustkrebs. Beim Pankreaskrebs zeigte die KI Mutationen im *KRAS*-Gen, die für diesen Tumor wichtig sind.

3.3 Mammografie

Das Brustkrebs-Screening erfolgt durch regelmäßige Röntgenaufnahmen der Brust, sogenannte Mammogramme. Dabei wurde das Screeningalter von 50 auf 40 Jahre herabgesetzt. Die regelmäßigen Untersuchungen sollten nun alle zwei Jahre durchgeführt werden, bis die Frauen 74 Jahre alt sind. Bei dieser Untersuchung werden mit **niedrig dosierten Röntgenstrahlen** Bilder von jeder Brust gemacht. Mithilfe eines speziellen Röntgengeräts wird jede Brust zwischen zwei Kunststoffplatten gedrückt, um sie während der Aufnahme zu fixieren [5]. Die gesamte Mammografie dauert in der Regel zwischen 15 und 30 Minuten.

Dank der Mammografie werden 80 % der bösartigen Tumore entdeckt, sodass viele Todesfälle durch Brustkrebs verhindert werden können. Die 20 % der Tumore, die bei der Mammografie nicht entdeckt werden, können bei der nächsten Untersuchung zwei Jahre später erkannt werden, wenn sie sich langsam entwickeln. Sie können auch durch Abtasten durch die Patientin oder ihren Gynäkologen entdeckt werden. Es ist wichtig, daran zu denken, dass die Mammografie auch gutartige Anomalien aufzeigen kann, und wie wir später sehen werden, kann Krebs nur dann offiziell diagnostiziert werden, wenn die Anomalie beseitigt wird. Tatsächlich hilft die Mammografie den Ärzten, verschiedene Brusttumore und Zysten zu erkennen, noch bevor die Patientin einen Tumor spürt. In nur 5–10 % der Brustkrebsfälle sind genetische Veranlagungen (wie Mutationen im *BRCA*-Gen oder *HER2*) die Ursache. Frauen mit solchen Mutationen sollten zusätzliche Untersuchungen wie eine Magnetresonanztomografie (MRT) der Brust in Betracht ziehen. Neue Studien zeigen, dass die Kombination aus Positronen-Emissions-Tomografie (PET) und Computertomografie(CT)-Diagnostik eine wichtige Rolle bei der Behandlung von Patientinnen mit *HER2*-positivem Brustkrebs spielen könnte. Diese Untersuchungen ermöglichen es, bei einigen Patientinnen auf eine Chemotherapie zu verzichten, ohne das Überleben zu beeinträchtigen. In einer Studie in Barcelona wurden 356 Patientinnen mit *HER2*-positivem Brustkrebs mit Antikörpern behandelt. Mithilfe von PET/CT-Bildern wurde bei einem Teil der Patientinnen entschieden, ob zusätzlich eine Chemotherapie notwendig war [6]. Wenn die Bilder ein gutes Ansprechen auf die Antikörpertherapie zeigten, wurde auf eine Chemotherapie verzichtet. Viele Patientinnen profitieren von dieser Strategie und zeigen ein exzellentes Überleben ohne invasive Erkrankung. Die Ergebnisse dieser Studie sind ermutigend und weisen darauf hin, dass die PET/CT-Diagnostik eine wichtige Rolle bei der individualisierten Behandlung von Brustkrebs spielen könnte. Die häufigsten Risikofaktoren für Brustkrebs sind das Alter und hormonelle Faktoren. Aus diesen Gründen werden Frauen ab einem bestimmten Alter aufgefordert, **alle zwei Jahre** Mammografien durchführen zu lassen.

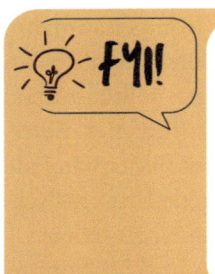

- Der deutsche Chirurg Albert Salmon führte 1913 die erste mammografische Untersuchung durch.
- 1937 entwickelte der amerikanische Forscher und Arzt Staffors L. Warren eine Form der Mammografie, um Brustkrebs in früheren Stadien zu diagnostizieren.
- Der amerikanische Radiologe Philip Stary leitete 1996 eine Studie, die den Weg für die breite klinische Anwendung der Mammografie als Screening-Technik ebnete.

3.4 Pap-Abstriche

Die Früherkennung von Gebärmutterhalskrebs erfolgt durch routinemäßige **Gebärmutterhalsabstriche** bei Frauen. Gebärmutterhalskrebs kann durch eine Infektion mit dem humanen Papillomavirus entstehen, welches bei ungeschütztem Geschlechtsverkehr übertragen wird. Beim Gebärmutterhalsabstrich wird der Gebärmutterhals auf Zellanomalien untersucht, die sich zu Krebs entwickeln können, wenn sie unbehandelt bleiben. Bei diesem Verfahren untersucht der Gynäkologe die Vagina und den Gebärmutterhals. Anschließend werden mit einem Wattestäbchen Zellen und Schleim aus dem Gebärmutterhals und den umliegenden Bereichen entnommen. Die entnommenen Zellen werden in ein Labor geschickt und dort auf krankhafte Veränderungen untersucht [7]. Die Untersuchung selbst dauert nur wenige Minuten, das Ergebnis liegt in der Regel innerhalb weniger Wochen vor. Den Frauen wird empfohlen, sich alle zwei Jahre diesem Test zu unterziehen. Ab dem Alter von 65–70 Jahren sollte die Notwendigkeit weiterer Tests mit dem Gynäkologen besprochen werden, je nach den Ergebnissen früherer Tests und dem Risiko einer Ansteckung mit dem Papillomavirus, das heißt bei sexueller Aktivität.

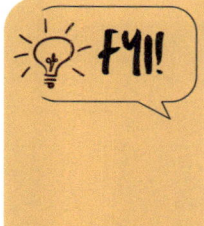 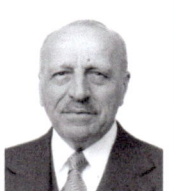

Der Pap-Abstrich ist nach seinem Erfinder Georg Papanicolaou benannt. Der Test wurde in den 1920er-Jahren entwickelt, als Papanicolaou entdeckte, dass normale und bösartige Zellen des Gebärmutterhalses durch die Betrachtung von Proben unter dem Mikroskop unterschieden werden können. Pap-Abstriche, auch bekannt als Abstriche vom Gebärmutterhals, werden zur Früherkennung von Gebärmutterhalskrebs verwendet. Dabei werden Zellen aus der Scheide und dem Gebärmutterhals entnommen und mikroskopisch auf Anomalien untersucht.

3.5 Dickdarm-Screening

Die Vorsorge gegen Darmkrebs ist ein wesentlicher Bestandteil der medizinischen Versorgung, um die Entstehung von Krebs frühzeitig zu erkennen und zu verhindern. Es gibt zwei primäre Methoden für die Darmkrebsvorsorge: die Darmspiegelung und den Stuhltest auf okkultes Blut.

Die erste Methode ist die regelmäßige ***Darmspiegelung (Koloskopie)*** bei Erwachsenen, in der Regel ab einem Alter von 50 Jahren. Bei dieser Art von Untersuchung wird das Innere des Darms mit einer winzigen Kamera untersucht, die sich an einem ***Endoskop*** befindet, das in den Darm eingeführt wird (Abb. 3.2). Anschließend werden die Bilder des Darms in Echtzeit auf einen Bildschirm projiziert. Während einer Darmspiegelung kann abnormales Gewebe wie Polypen (Gewebewucherungen an der Darmschleimhaut) bei Bedarf entfernt werden. Auch Gewebeproben können während einer Darmspiegelung entnommen werden. Diese Technik ermöglicht es den Ärzten, Tumore nachzuweisen und direkt während der Darmspiegelung zu entfernen. So können wir dank der Darmspiegelung der Entstehung von Krebs vorbeugen. Der gesamte Vorgang dauert in der Regel zwischen 30 und 60 Minuten und wird oft unter Narkose durchgeführt. Wenn alles normal erscheint und keine Gewebeproben für weitere Untersuchungen entnommen werden, können die Ergebnisse der Koloskopie sofort abgerufen werden.

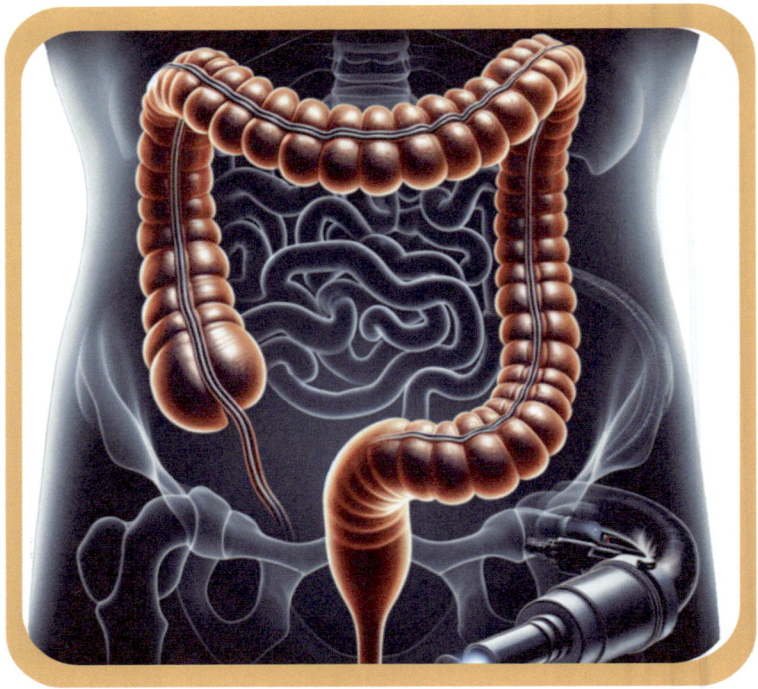

Abb. 3.2 Zur Früherkennung von Darmkrebs wird eine Darmspiegelung (Koloskopie) durchgeführt. Bei diesem Verfahren wird eine winzige Kamera am Ende eines Endoskops über den Anus in den Dickdarm eingeführt. Das Vorhandensein abnormaler Zellen wird anhand der auf den Bildschirm projizierten Bilder erkannt

Die zweite Methode der Darmkrebsvorsorge ist ein Stuhltest, der auf Blut untersucht wird. Dieser Test, bei dem wir nach ***okkultem Blut im Stuhl suchen, ist ein erstes Anzeichen für einen Darmtumor***. Er wird ebenfalls von der Darmkrebsvorsorge abgedeckt. Wenn sich in der Stuhlprobe, die bei der Untersuchung gewonnen wird, kleine Mengen Blut befinden, kann dies ein erstes Anzeichen für einen Darmtumor sein.

Wird ein wenig unsichtbares Blut entdeckt, dient dies als Grundlage für die Durchführung einer Darmspiegelung, da dies ein erster Hinweis auf einen Darmtumor sein kann. Es kann schwierig sein, das Blut mit bloßem Auge zu identifizieren, wenn es mit dem Stuhl vermischt ist oder seine rote Farbe aufgrund teilweiser Verdauung verloren hat.

3 Krebsvorsorge

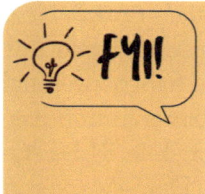

Dr. William Wolff und Dr. Hiromi Shinya vom Beth Israel Medical Center in New York City entwickelten 1969 das erste faseroptische Koloskop. Mit diesem Gerät konnten die Ärzte die Länge des Dickdarms untersuchen. Zur gleichen Zeit erfand Dr. Shinya auch die Polypektomieschlinge, ein Gerät, mit dem Dickdarmpolypen physisch entfernt werden können.

Diese Blutmenge im Stuhl kann ein Hinweis auf schwerwiegende gesundheitliche Probleme sein, etwa Darmkrebs oder einen Polypen. Polypen können im Dickdarm oder Rektum auftreten und sind abnormale Auswüchse. Einige Polypenarten können mit der Zeit bösartig werden.

Im Gegensatz dazu sind Hämorrhoiden erweiterte und geschwollene Blutgefäße um den Anus oder im Rektum. Es sollte berücksichtigt werden, dass Blut im Stuhl auch durch weitere Krankheiten wie Analfissuren, Infektionen, Geschwüre oder entzündliche Darmerkrankungen hervorgerufen werden kann. Es ist wichtig, dass Sie einen Arzt aufsuchen, wenn Sie Blut in Ihrem Stuhl bemerken um eine geeignete Diagnose und Behandlung zu bekommen. Um das Innere des Dickdarms und des Rektums zu untersuchen und die Ursache der Blutung zu ermitteln, kann ein Arzt eine Koloskopie empfehlen. Allerdings kann es ein paar Tage oder Wochen dauern, bis genaue Ergebnisse vorliegen. Durch die jährliche Durchführung dieser fäkalen Bluttests könnten potenziell drei von 1000 Menschen vor einem Tod durch Darmkrebs gerettet werden [8].

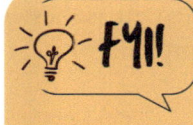

Vorteile einer Screening-Koloskopie:

- Das Risiko, an Darmkrebs zu sterben, wird um 65–88 % gesenkt.
- Seit seiner Einführung im Jahre 2002 hat die Vorsorgekoloskopie die Darmkrebsrate in der Bevölkerung (55 bis 84 Jahre) um 20 % gesenkt.
- Pro 22 Patienten, die sich einer Koloskopie unterziehen, wird ein Lebensjahr "gewonnen".
- Pro 30 Patienten, die sich einer Koloskopie unterziehen, wird ein Patient vor Darmkrebs bewahrt.

(Source: Darm Zentrum Bern)

Neue Studien, veröffentlicht im *New England Journal of Medicine* [9], zeigen neue Ansätze zur Untersuchung von Stuhlproben und geben uns damit neue Hoffnung. Forscher aus Indianapolis und Boston haben zwei nichtinvasive Tests vorgestellt, die auf Stuhl- oder Blutproben basieren und das Potenzial haben, die Darmkrebsfrüherkennung zu erhöhen. Die BLUE-C-Studie hat einen Stuhltest evaluiert, der sowohl molekulare DNS-Marker als auch den Hämoglobingehalt im Stuhl analysiert. Dieser Test hat sich als besonders sensitiv erwiesen und konnte sich in der Studie mit 20.000 Teilnehmern bei der Erkennung von kolorektalen Karzinomen und fortgeschrittenen Läsionen bewähren. Die ECLIPSE-Studie hat einen Bluttest vorgestellt, der zellfreie DNS im Blut untersucht. Auch dieser Test zeigte eine bemerkenswerte Sensitivität bei der Erkennung von Darmkrebs und könnte in Zukunft eine wichtige Rolle in der Früherkennung spielen.

Zusätzlich hat eine Studie in *Lancet Digital Health* gezeigt [10], dass die Verwendung von computerassistierter Detektion (CAD) in Kombination mit künstlicher Intelligenz die Anzahl der bei Koloskopien übersehenen Adenome signifikant reduzieren kann. Die CAD-unterstützte Koloskopie markiert verdächtige Läsionen in Echtzeit und hat in einer Studie an 900 Patienten bewiesen, dass sie effektiver ist als die herkömmliche Methode. Die Ergebnisse zeigen, dass die CAD-Koloskopie 37 % mehr Adenome entdeckt als die konventionelle Methode und 17 % weniger Adenome übersah. Die Studie deutet darauf hin, dass die CAD-Technologie eine wertvolle Unterstützung bei der Darmkrebsfrüherkennung bieten könnte.

Diese innovativen Ansätze zeigen, dass die Darmkrebsvorsorge kontinuierlich fortschreitet und dass die Kombination verschiedener Methoden und Technologien dazu beitragen kann, die Überlebensraten zu verbessern und die Ausbreitung von Darmkrebs wirkungsvoll zu bekämpfen.

3.6 Prostata-Screening

Es ist wichtig, Prostatakrebs frühzeitig zu erkennen, da dies die Chancen erhöht, ihn in einem Stadium zu behandeln, in dem er gut behandelbar ist. Männer ab 50 Jahren [11] sollten regelmäßig Vorsorgeuntersuchungen in Betracht ziehen. Die beiden Hauptmethoden zur Früherkennung von Prostatakrebs sind der PSA-Test und die digitale rektale Untersuchung (DRE). Diese dienen jedoch nur dem Screening. Um die Diagnostik zu bestätigen, werden das MRT und die Biopsie herangezogen.

Der PSA-Test misst die Konzentration des prostataspezifischen Antigens im Blut. Ein erhöhter PSA-Wert kann ein Indikator für Prostatakrebs sein, aber auch andere Bedingungen wie Prostatitis oder eine vergrößerte Prostata können zu einem erhöhten PSA führen. Daher ist der PSA-Test nicht spezifisch für Krebs. Die Erhöhung des PSA stellt lediglich ein Warnsignal dar. Der zweite Test, der häufig direkt nach dem PSA-Test durchgeführt wird, ist die digitale rektale Untersuchung. Bei diesem Test werden die Finger in das Rektum eingeführt und die Prostata wird nach Anomalien abgetastet. Die Untersuchung dauert etwa 1 bis 2 Minuten. Sie ist in der Regel schmerzlos, kann aber etwas unangenehm sein.

In Göteborg, Schweden, wurde in einer Studie gezeigt, dass durch die Kombination eines erhöhten PSA-Werts mit einem Bluttest namens 4K-Score [12] weniger Biopsien nötig sind, um Prostatakrebs zu finden. Das PSA-Screening gefolgt von Biopsien kann das Sterberisiko durch Prostatakrebs senken, aber der PSA-Wert ist nicht sehr spezifisch, was zu vielen unnötigen Biopsien führt. Der 4K-Score misst zusätzlich zum PSA-Wert freies PSA und menschliches Kallikrein-2 (einen prostataspezifischen Tumormarker). Zusätzlich berücksichtigt dieser Test das Alter des Patienten, um besser vorhersagen zu können, ob jemand Krebs hat oder nicht. Bluttests wie der 4K-Score verbessern dabei die Genauigkeit des PSA-Screening-Tests. Die Kombination dieser Methoden bietet eine bessere Möglichkeit, Prostatakrebs zu erkennen als die Anwendung des PSA-Tests allein. Die MRT und der 4K-Score können helfen, die Anzahl der unnötigen Biopsien zu reduzieren und gleichzeitig sicherzustellen, dass gefährliche Krebsfälle nicht übersehen werden. Forscher empfehlen den 4K-Score als eine Möglichkeit, um herauszufinden, wer wirklich eine Biopsie braucht, und so unnötige Untersuchungen zu vermeiden.

In Deutschland [13] haben Forscher einen Biomarker im Blut gefunden, der Pankreaskrebs von gutartigen Erkrankungen wie Pankreatitis unterscheiden kann. Dieser Biomarker basiert auf dem Methylierungsmuster der zellfreien DNS im Blutplasma und könnte in der Zukunft zur frühzeitigen Erkennung dieser Krebserkrankungen beitragen.

Eine neue Studie zeigt, dass die Verwendung eines speziellen fluoreszierenden Stoffes [14] bei der PET-Untersuchung effektiver ist als bisherige Methoden zur Entdeckung von Bauchspeicheldrüsenkrebs. Dieser Stoff hilft dabei, die Krebszellen besser sichtbar zu machen und könnte auch ein Ziel für neue Behandlungen sein. Die Forscher haben festgestellt, dass dieser Stoff besonders gut bei Patienten funktioniert, bei denen Bauchspeicheldrüsenkrebs vermutet wird oder bereits diagnostiziert ist. Sie hoffen, dass diese Methode in Zukunft helfen wird, den Krebs früher zu erkennen und besser zu behandeln.

Neben Prostatakrebs gibt es auch Früherkennungsprogramme für andere Krebsarten, wie Brustkrebs, Darmkrebs und Gebärmutterhalskrebs. Jetzt folgen einige Beispiele dafür.

Patienten mit erhöhtem Risiko, an bestimmten Krebsarten zu erkranken, die „ohne Screening" genauer überwacht werden: Bei einem Patienten, der wegen Hodenkrebs operiert wurde, wird der Hoden per Ultraschall genauer überwacht; bei einem Patienten, der wegen eines auffälligen Leberflecks operiert wurde, wird eine regelmäßige dermatologische Überwachung empfohlen, bei der jeder verdächtige Leberfleck unter einer speziellen Lupe untersucht wird; bei einer Patientin mit Familienmitgliedern, die an Eierstockkrebs erkrankt sind, werden Gentests empfohlen, und stetige Untersuchungen der Eierstöcke können in Betracht gezogen werden. Diese Tests werden nicht bei allen Patienten durchgeführt, entweder weil bestimmte Krebsarten zu selten sind, um sie in der Allgemeinbevölkerung zu rechtfertigen, oder weil die Tests nicht präzise oder aussagekräftig genug sind, um sie zu erkennen.

Früherkennungsuntersuchungen können für viele andere Krebsarten durchgeführt werden, z. B. Eierstock-, Haut-, Bauchspeicheldrüsen- und Hodenkrebs. Auf der Ebene einer nationalen Organisation wie der Krebsliga werden jedoch nur die oben genannten Krebsarten regelmäßig untersucht und haben nachweislich einen lebensverlängernden Nutzen. Es ist wichtig, dass Sie mit Ihrem Arzt über die individuellen Risiken und die Vor- und Nachteile von Früherkennungsuntersuchungen sprechen, um eine informierte Entscheidung treffen zu können.

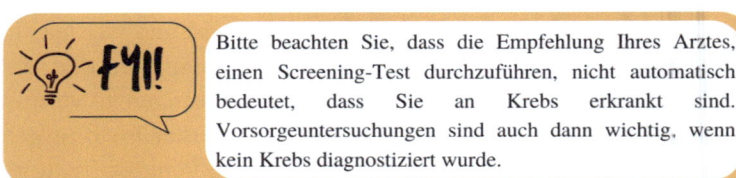

Bitte beachten Sie, dass die Empfehlung Ihres Arztes, einen Screening-Test durchzuführen, nicht automatisch bedeutet, dass Sie an Krebs erkrankt sind. Vorsorgeuntersuchungen sind auch dann wichtig, wenn kein Krebs diagnostiziert wurde.

3.7 Impfung

Die weltweiten Bemühungen zur Krebsprävention haben in den letzten Jahren an Bedeutung gewonnen, insbesondere durch Impfprogramme gegen humane Papillomaviren (HPV), die das Ziel haben, Gebärmutterhalskrebs zu reduzieren. Dennoch zeigt sich ein alarmierender Anstieg anderer Krebsarten wie Darm,- Brust- und Prostatakrebs, vor allem in wohlhabenden Regionen, aber auch zunehmend in ärmeren Ländern. Diese Entwicklung unterstreicht die Notwendigkeit, präventive Maßnahmen und aktuelle wissenschaftliche Erkenntnisse konsequenter umzusetzen, um das Potenzial zur Vermeidung von Krebserkrankungen besser zu nutzen [15]. Die Internationale Agentur für Krebsforschung schätzt, dass die Hälfte aller Krebserkrankungen vermeidbar wäre, wenn aktuelles Wissen umgesetzt würde [16]. Dies umfasst das Vermeiden von krebserregenden Faktoren und die Nutzung von Präventions- und Diagnosemöglichkeiten. Impfungen gegen Hepatitis B und HPV könnten jährlich etwa eine Million Krebserkrankungen verhindern. Infektionen sind für 18 % aller Krebserkrankungen verantwortlich, während die Ernährung 35 % ausmacht. Umweltverschmutzung und Strahlung zusammen tragen 7 % dazu bei [17]. Männer aus Nordeuropa erkranken im Durchschnitt etwa 13-mal häufiger an Prostatakrebs als Männer in Zentralasien, während Männer in Irland sogar 17-mal so häufig betroffen sind [18]. Die Analyse von Krebshäufigkeiten bei Migranten zeigt deutlich, dass die Unterschiede in der Inzidenz fast aller Krebserkrankungen durch die Lebensbedingungen in der jeweiligen geografischen Region verursacht werden. So ist Magenkrebs bei Japanern etwa 6- bis 8-mal häufiger als bei Amerikanern. Allerdings erkranken in den USA geborene Nachkommen japanischer Einwanderer bereits mit der gleichen niedrigeren Häufigkeit an Magenkrebs wie Amerikaner. Zugleich ist das Risiko, in Nordeuropa an Darmkrebs zu erkranken, aufgrund der Ernährungsgewohnheiten bis zu 10-mal höher als in anderen Ländern wie Bangladesch oder Burkina Faso [19].

Zusammenfassung
Die Krebsprävention hat weltweit an Bedeutung gewonnen. Ziel ist es, Krebs im Vorfeld zu erkennen und zu verhindern, dass er sich manifestiert und der Betroffene erkrankt. Screening-Tests, wie Mammografie, Pap-Abstriche und Darmspiegelungen, spielen eine Schlüsselrolle, da sie präkanzeröse Zustände und frühe Krebsformen aufdecken können. Wenn ein Screening-Programm eingerichtet ist, werden bestimmte Personengruppen regelmäßig auf diese Krebsarten untersucht. Eine Früherkennung ermöglicht dann eine gezielte Behandlung. Diese Tests werden jedoch nur angeboten, wenn eine effektive Behandlung existiert, die das Krankheitsrisiko reduziert oder die Prognose verbessert. Sie konzentrieren sich auf Personen mit erhöhtem Risiko, um Ressourcen effizient einzusetzen. Andererseits können Einzelperson auch mit ihrem Arzt über den Nutzen einer Krebsvorsorgeuntersuchung sprechen. In diesem Fall wird sie auf individueller Basis durchgeführt. Die künstliche Intelligenz (KI) wird die Krebsdiagnostik weiter verbessern, indem sie unter anderem die Früherkennung individualisiert. Beispielsweise kann die KI bei der Mammografie die Erkennung von Brustkrebs verbessern und bei der Darmspiegelung die Detektion von Adenomen erhöhen. Für Prostatakrebs werden der PSA-Test und die digitale rektale Untersuchung eingesetzt, wobei der 4K-Score die Anzahl unnötiger Biopsien reduzieren kann. Organisationen

wie die Krebsliga in der Schweiz fördern den Zugang zu hochwertigen Krebsvorsorgeuntersuchungen und die Einrichtung von Screening-Programmen. Die regelmäßige Durchführung von Screening-Untersuchungen in bestimmten Abständen ist entscheidend, um Krebsfrühstadien nicht zu übersehen. Die Herausforderung, bestimmte Bevölkerungsgruppen einer ganzen Nation zu screenen, erfordert umfangreiche Ressourcen und gut organisierte Gesundheitssysteme.

Literatur

1. RSNA 2024 Scientific Assembly & Annual Meeting | RSNA. https://www.rsna.org/annual-meeting (accessed 2024-07-06)
2. Eriksson, M. et al. "European validation of an image-derived AI-based short-term risk model for individualized breast cancer screening – a nested case-control study." Lancet Reg. Health – Eur., 2024, 37. https://doi.org/10.1016/j.lanepe.2023.100798
3. Ärzteblatt, D. Ä. G., Redaktion Deutsches. KI-Unterstützung kann Krebserkennung im Mammografiescreening verbessern. Deutsches Ärzteblatt. https://www.aerzteblatt.de/nachrichten/144293/KI-Unterstuetzung-kann-Krebserkennung-im-Mammografiescreening-verbessern (accessed 2024-07-04)
4. Moon, I. et al. "Machine learning for genetics-based classification and treatment response prediction in cancer of unknown primary." Nat. Med., 2023, 29(8), 2057–2067. https://doi.org/10.1038/s41591-023-02482-6.
5. CDC. Screening for breast cancer. Breast Cancer. https://www.cdc.gov/breast-cancer/screening/index.html (accessed 2024-07-05)
6. Pérez-García, J. M. et al. "3-year invasive disease-free survival with chemotherapy de-escalation using an 18F-FDG-PET-based, pathological complete response-adapted strategy in HER2-positive early breast cancer (PHERGain): a randomised, open-label, phase 2 Trial." The Lancet, 2024, 403(10437), 1649–1659. https://doi.org/10.1016/S0140-6736(24)00054-0.
7. Screening for cervical cancer | Cervical Cancer | CDC. https://www.cdc.gov/cervical-cancer/screening/index.html (accessed 2024-07-05).
8. Hewitson, P. et al. (2007). Screening for colorectal cancer using the faecal occult blood test, Hemoccult. Cochrane Database Syst Rev, 2011(1), CD001216. https://doi.org/10.1002/14651858.CD001216.pub2
9. Chung, D. C. et al. (2024). A cell-free DNA blood-based test for colorectal cancer screening. N. Engl. J. Med., 390(11), 973–983. https://doi.org/10.1056/NEJMoa2304714
10. Maas, M. H. J. et al. (2024). A computer-aided polyp detection system in screening and surveillance colonoscopy: an international, multicentre, randomised,

tandem trial. *Lancet Digit. Health*, 6(3), e157–e165. https://doi.org/10.1016/S2589-7500(23)00242-X
11. Prostatakrebs Diagnostik Urologie. Kantonsspital St.Gallen. https://www.kssg.ch/urologie/leistungsangebot/prostatakrebs-diagnostik-und-prostatabiopsie (accessed 2024-07-04)
12. Ärzteblatt, D. Ä. G., Redaktion Deutsches. Thema Prostatakarzinom. Deutsches Ärzteblatt. https://www.aerzteblatt.de/nachrichten/151731/Prostatakrebsscreening-Blutbiomarker-erspart-Biopsie-MRT-und-Ueberdiagnosen (accessed 2024-07-04)
13. Hartwig, C. et al. (2024). Discrimination of pancreato-biliary cancer and pancreatitis patients by non-invasive liquid biopsy. *Mol. Cancer*, 23(1), 28. https://doi.org/10.1186/s12943-024-01943-x
14. Ga-68 FAPI PET improves detection and staging of pancreatic cancer. EurekAlert! https://www.eurekalert.org/news-releases/1030102 (accessed 2024-07-04)
15. Soerjomataram, I.; Bray, F. Planning for tomorrow: global cancer incidence and the role of prevention 2020-2070. Nat. Rev. Clin. Oncol. 2021, 18 (10), 663–672. https://doi.org/10.1038/s41571-021-00514-z.
16. Tran, K. B., Lang, J. J., Compton, K., Xu, R., Acheson, A. R., Henrikson, H. J., et al. The global burden of cancer attributable to risk factors, 2010–19: a systematic analysis for the Global Burden of Disease Study 2019. The Lancet 2022, 400 (10352), 563–591. https://doi.org/10.1016/S0140-6736(22)01438-6.
17. Aggarwal, B. B.; Vijayalekshmi, R. V.; Sung, B. Targeting inflammatory pathways for prevention and therapy of cancer: short-term friend, long-term foe. Clin. Cancer Res. Off. J. Am. Assoc. Cancer Res. 2009, 15 (2), 425–430. https://doi.org/10.1158/1078-0432.CCR-08-0149.
18. Sung, H. et al. "Global cancer statistics 2020: GLOBOCAN estimates of incidence and mortality worldwide for 36 cancers in 185 countries." CA Cancer J Clin, 2021, 71(3), 209–249. https://doi.org/10.3322/caac.21660.
19. Ferlay, J.; Colombet, M.; Soerjomataram, I.; Parkin, D. M.; Piñeros, M.; Znaor, A.; Bray, F. Cancer statistics for the year 2020: an overview. Int. J. Cancer 2021. https://doi.org/10.1002/ijc.3

4

Krebsdiagnose

Inhaltsverzeichnis

4.1 Anamnese und Untersuchung 105
4.2 Blutuntersuchungen 109
4.3 Endoskopie 110
4.4 Bildgebende Verfahren 112
4.5 Histologische Untersuchung 124
4.6 Biopsie 125
4.7 App-Diagnostik 131
4.8 Genetische Tests 132
4.9 Krebseinstufung und Staging 139
4.10 Neuheiten 139
Literatur 141

Zusammenfassung Da wir nun wissen, was Krebs ist, wie sich Krebszellen verhalten und warum Krebszellen besorgniserregend sind, stellen Sie sich vielleicht als Nächstes die Frage nach der Diagnose. Ein Patient, bei dem der Verdacht auf Krebs besteht, kann sich eine Reihe von Fragen stellen, wie z;B.: „Welche Art von Krebs habe ich?" „Ist mein Krebs gefährlich?" „Wie lautet die genaue Diagnose?" „Wo befindet sich der Krebs?" „Hat der Krebs gestreut?" „Ist mein Krebs behandelbar?" Um diese Fragen zu beantworten, muss man zunächst eine genaue Krebsdiagnose stellen. Wie in den vorangegangenen Kapiteln beschrieben, ist jede Krebserkrankung bei jedem Menschen einzigartig. Es stimmt auch, dass kein einziger diagnostischer Test das Vorhandensein von Krebs mit Sicherheit feststellen kann, mit Ausnahme der Histologie, das heißt der Untersuchung der Mikroanatomie von Zellen mithilfe eines Mikroskops. In diesem Kapitel werden wir sehen, dass es verschiedene Möglichkeiten gibt, Krebs zu diagnostizieren. Zur Krebsdiagnose gehören Untersuchungen und Techniken, mit denen zunächst festgestellt wird, ob Krebs vorliegt. Nicht jede Geschwulst bedeutet Krebs. Handelt es sich bei dem Knoten jedoch um einen Krebstumor, müssen die Art des Tumors, seine Ausdehnung und Lage sowie sein Grad und Entwicklungsstadium bestimmt werden. Das bedeutet, dass eine Diagnose gestellt werden muss.

Wie wir jetzt wissen, ist eine Krebserkrankung bei jedem Menschen einzigartig. Es stimmt auch, dass kein einziger diagnostischer Test in der Lage ist, das Vorhandensein von Krebs definitiv zu bestätigen, mit Ausnahme der Histologie. Dabei erfolgt eine Analyse der Zell-, Gewebe- und Organstruktur unter Verwendung eines Mikroskops. Eine umfassende Beurteilung ist daher unerlässlich und beginnt mit der körperlichen Untersuchung des Patienten und der Sammlung seiner Vorgeschichte. Möglicherweise folgen dann mehrere technische Untersuchungen und bei ausreichendem Verdacht auch eine Gewebeprobe. Aus diesem Grund ist es notwendig, die Patienten früh in den Diagnoseprozess einzubeziehen.

In diesem Kapitel werden wir uns mit den unterschiedlichen Methoden zur Diagnose von Krebs auseinandersetzen. Zur Diagnose von Krebs zählen Untersuchungen und Techniken, die zunächst klären, ob tatsächlich Krebs vorliegt. Nicht jede Geschwulst ist gleichzusetzen mit Krebs, doch sollte sich ein Knoten als ein bösartiger Krebstumor herausstellen, müssen weitere Details wie die Tumorart, seine Größe und Position sowie sein Grad und Stadium ermittelt werden – das heißt, es muss eine umfassende Diagnose und Stadieneinteilung vorgenommen werden. Es ist wichtig zu beachten, dass nicht alle Krebserkrankungen eines Organs oder an mehreren Organen auf dieselbe Weise behandelt werden. Manche sind operabel, andere nicht. Manche sprechen auf bestimmte Therapien an, wie wir bereits wissen, andere hingegen nicht.

In diesem Kapitel werden wir einige der gängigen Methoden erklären, die in der Medizin angewendet werden. Wie wir im Verlauf dieses Kapitels erkennen werden, sind die verfügbaren Techniken weitreichend. Die Entscheidung, welcher Test durchgeführt werden soll, obliegt dem Arzt und hängt von den Symptomen und den bisherigen Untersuchungsergebnissen ab. Es ist jedoch hilfreich, wenn wir uns mit den verschiedenen Methoden vertraut machen und verstehen, wie sie den Diagnoseprozess unterstützen. Wir werden mit allgemeinen Tests beginnen und dann zu spezifischen Tests übergehen.

4.1 Anamnese und Untersuchung

Zuerst müssen die Symptome des Patienten identifiziert werden, danach werden die medizinische Vorgeschichte und das Krebsrisiko des Patienten ermittelt. Nehmen wir das Haus aus Abb. 4.1 als Analogie. Wenn ein Problem in einem Haus auftritt, fragt sich der Hausbesitzer nun, was geschehen ist und wie das Problem entstanden ist. Die lange Liste der möglichen Ursachen kann eingeschränkt werden, indem Sie so viele Informationen wie möglich über das Problem herauszufinden versuchen. Es ist daher ein Ausschlussprozess.

Jetzt gibt es jedoch einen Haken. Nicht alle Krebsarten lösen in unserem Körper sofort einen Alarm aus. Wie wir in den vorherigen Kapiteln gesehen haben, sind Krebserkrankungen oft subtil und schwer zu erfassen. Häufig benötigt unser Immunsystem viel Zeit, um sie zu erkennen. In Anlehnung an

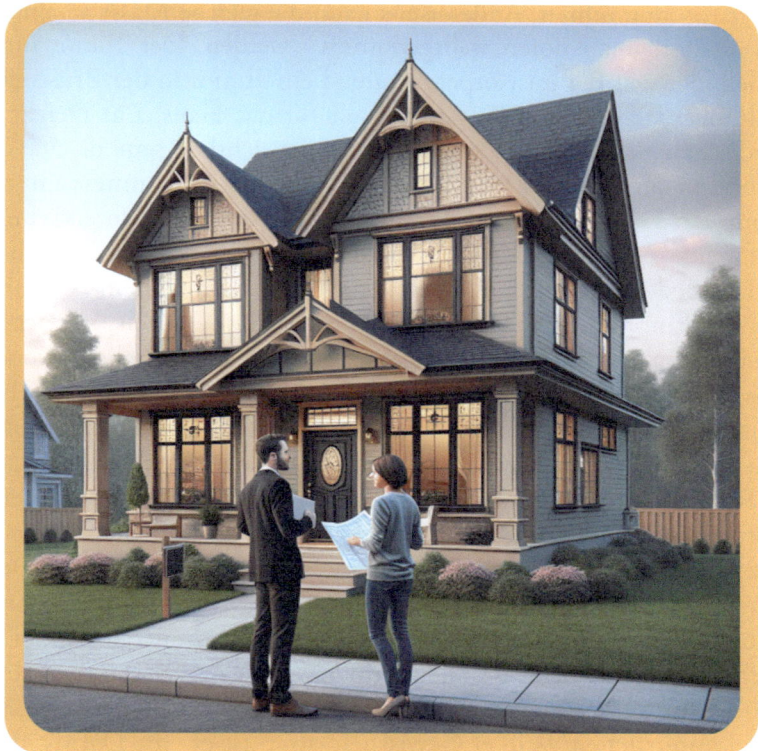

Abb. 4.1 Um die Mängel in einem Haus schnell zu erkennen, ist es am besten, mit den Vorbesitzern zu sprechen. Auch bei der Krebsdiagnose ist es wichtig, die Krankengeschichte des Patienten zu überprüfen

unsere Analogie könnten wir eine Situation haben, in der noch keine wesentlichen Geräte ausgefallen sind. Viele Krebspatienten geben an, keine Symptome bemerkt zu haben, bevor ein auffälliger Blutwert oder eine ungewöhnliche Entdeckung in einem Röntgenbild zu weiteren diagnostischen Maßnahmen wie z. B. einer Computertomografie führt. Manche Krebsarten rufen „unspezifische" Symptome hervor, die durch andere Ursachen erklärt werden können, dies erschwert die Diagnose. Einige Beispiele für solche Symptome sind plötzlicher Gewichtsverlust, Appetitlosigkeit, Erschöpfung, Nachtschweiß und Fieber. Keines dieser Symptome ist allein ausreichend, um auf Krebs zu schließen, da auch eine Infektion ähnliche Symptome hervorrufen kann. Vielmehr ist es oft eine Kombination von Symptomen und Umständen, die den Arzt auf die richtige Fährte führt. Außerdem hängen die Symptome, die auf eine Krebserkrankung hindeuten, vor allem von der Lokalisation des Tumors im Körper ab. So muss eine Geschwulst im Dickdarm nicht unbedingt zu einer Verstopfung führen. Andererseits kann die gleiche Masse in einer Brust schnell als tastbarer Knoten wahrgenommen werden. Der Tumor im Dickdarm befindet sich tief im Körper, während ein Tumor in der Brust näher an der Hautoberfläche liegt. Das Gleiche gilt für das Haus. Ein Defekt in der unterirdischen Verkabelung kann weniger offensichtlich sein als eine defekte Steckdose, an der wir unser Handy laden. Während die Anamnese eine subjektive Form der Datenerhebung darstellt, ist die körperliche Untersuchung objektiver. Beide, Anamnese und körperliche Untersuchung, ergänzen sich gegenseitig. Die Bedeutung der Anamnese liegt darin, dass sie dem Arzt hilft, die subjektiven Empfindungen des Patienten mit den objektiven Beobachtungen zu kombinieren und so Anzeichen zu erkennen, die sonst möglicherweise übersehen worden wären. In unserer Analogie heißt das, sich selbst im Haus umzusehen, nachdem Sie mit den Bewohnern gesprochen haben (siehe Abb. 4.2). Zudem kann Krebs auch zufällig entdeckt werden. Exemplarisch kann bei einer Röntgenuntersuchung aufgrund einer Lungenentzündung ein unerwarteter „Fleck" in der Lunge gefunden werden, der auf Krebs hindeutet.

Eine **_Krebsuntersuchung_** kann allgemein oder spezifisch sein. Der Arzt kann unseren ganzen Körper auf Anzeichen eines Tumors untersuchen oder sich nur auf einen bestimmten Körperbereich konzentrieren. Bei einem Verdacht auf einen Tumor im Dickdarm kann der Arzt den Bauch abtasten, den Enddarm untersuchen und zusätzlich auf verborgenes (okkultes) Blut im Stuhl untersuchen. Will er Gewissheit, so muss er eine Darmspiegelung durchführen. Bei einer Abnormität in der Brust hingegen suchen wir nach sichtbaren Hautveränderungen oder einer Asymmetrie zur anderen Brust. Der Arzt tastet die Brust ab, um die genaue Lage, Größe und Konsistenz des Knotens zu bestimmen. Wie die Anamnese den Ärzten als Entscheidungshilfe dient, hängt von der körperlichen Untersuchung der ver-

4 Krebsdiagnose 107

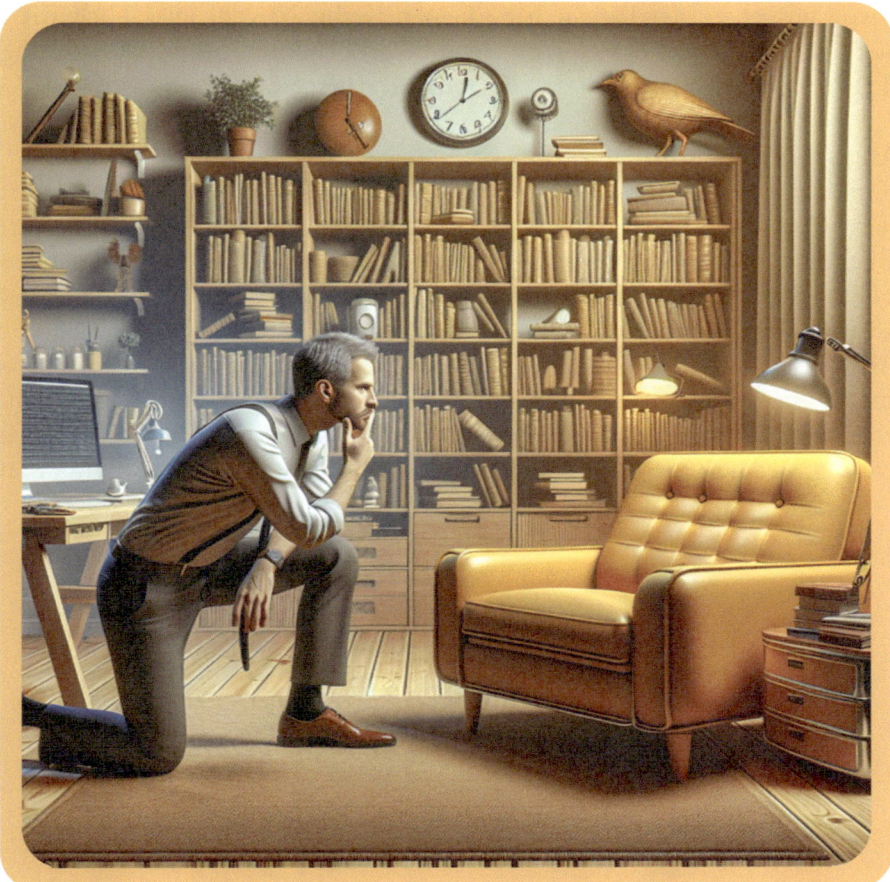

Abb. 4.2 Suche nach Mängeln in einem Haus. Um sicherzustellen, dass wir uns der Schäden am Haus bewusst sind, reicht es manchmal nicht aus, zu fragen, sondern wir müssen uns umsehen und nachforschen

schiedenen Krebsarten ab. Sowohl die Anamnese als auch die Untersuchung helfen den Ärzten, die unvorstellbar lange Liste möglicher Diagnosen so weit einzugrenzen, dass eine Handvoll der wahrscheinlichsten Diagnosen übrigbleibt.

Zur Diagnose von Krebs sind stets gründliche Untersuchungen erforderlich. Ein Ziel ist es, sicherzustellen, dass keine gutartigen Veränderungen fälschlicherweise als Krebs diagnostiziert werden – das wäre ein sogenanntes falsch-positives Ergebnis. In diesem Szenario würde der Arzt irrtümlicherweise annehmen, der Patient habe Krebs, obwohl dem nicht so ist. Zugleich ist es wichtig, zu vermeiden, dass ein bösartiger Tumor als gutartig eingestuft wird – ein falsch-negatives Ergebnis. Hier würde der Arzt fälschlicherweise davon ausgehen, der Patient habe keinen Krebs, obwohl tatsächlich Krebs vorliegt. Das Ziel ist es vielmehr, einen bösartigen Tumor so genau wie möglich zu identifizieren und dann die optimale Therapie zu veranlassen.

Allgemeine Ermittlungen
Kehren wir zur Analogie mit dem Haus zurück. Das Haus hat einen Schaden und wir müssen herausfinden, was der Schaden ist und wo er liegt. Nach einem Gespräch mit den Eigentümern wissen wir, dass es sich um ein defektes Elektrokabel handelt. Jetzt müssen wir herausfinden, wo der Fehler liegen könnte, was keine leichte Aufgabe ist, da das komplette Haus verkabelt ist. Ähnlich ergeht es uns bei einer Krebsdiagnose. Hier sammeln wir zunächst Informationen über die Krankengeschichte des Patienten und führen dann eine Untersuchung durch. Mit diesen *Untersuchungen* oder „Tests" stellen wir fest, welche Zellen den Schaden auslösen (Abb. 4.3). Diese Tests umfassen

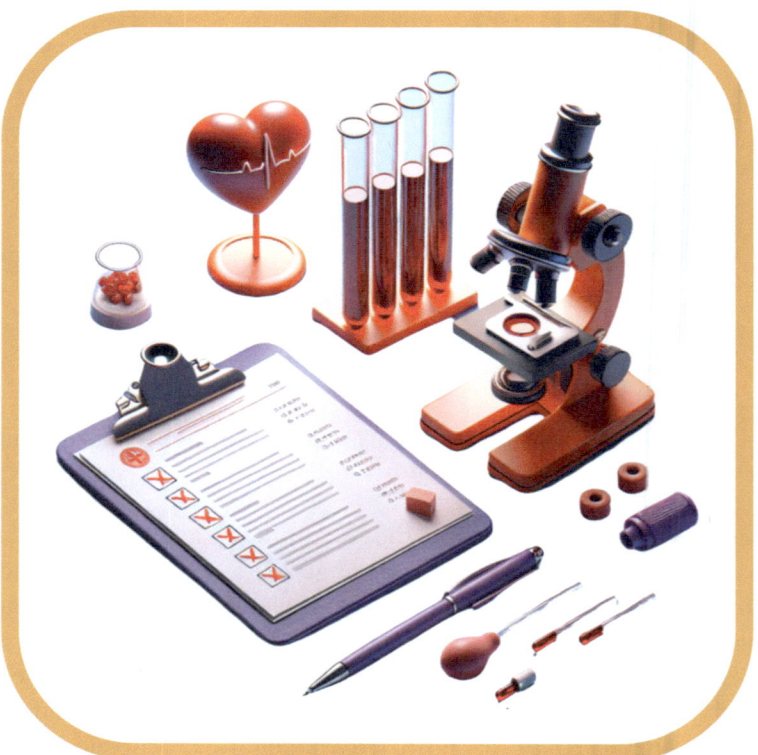

Abb. 4.3 Es gibt eine Reihe von Tests, mit denen sich zugrunde liegende Gesundheitsprobleme feststellen lassen. Diese Tests können von einfachen bildgebenden Verfahren bis hin zu Gentests reichen

im Allgemeinen den gesamten Körper oder eine größere Körperregion. Sie helfen uns zu erkennen, **wo** das Problem liegt und **was** es sein könnte. Wahrscheinlich haben Sie bereits mindestens zwei dieser Tests in Ihrem Leben gemacht.

4.2 Blutuntersuchungen

Bei medizinischen Untersuchungen sind Bluttests weit verbreitet. Aus einem einfachen Blutbild können wir eine Fülle von Informationen gewinnen. Zurückkehrend zu unserer Analogie mit dem defekten Kabel im Haus, wäre dieser einfache Test zu vergleichen mit dem Versuch, den Strom ein- und auszuschalten. Wie das Blutbild wird auch dieser einfache Test kaum Aufschluss darüber geben, wo sich die defekte Leitung befindet, aber er liefert uns wertvolle Informationen, die uns helfen, der Lösung des Problems ein Stück näher zu kommen.

Beim Durchführen eines Blutbilds wird zunächst eine Blutprobe des Patienten entnommen. Diese Probe wird anschließend an ein diagnostisches Labor weitergeleitet, welches die Zellzahlen der roten und weißen Blutkörperchen sowie der Blutplättchen bestimmt. Die ermittelten Werte können wichtige Informationen über den Gesundheitsstatus des Patienten liefern. In Abb. 4.4 wird verdeutlicht, dass eine signifikant erhöhte Anzahl weißer Blutkörperchen möglicherweise auf eine zugrunde liegende Entzündung oder Infektion hindeutet. Es könnte sich auch um ein Lymphom oder eine Leukämie, eine Art Blutkrebs, handeln. Im Gegensatz dazu kann ein niedriger Hämoglobinspiegel im Blut, der zu Anämie führt, ein möglicher Hinweis auf eine Krebserkrankung sein, die sich durch Symptome wie blasse Haut und Schwäche äußert. Allerdings kann eine Anämie auch durch einen Mangel an Eisen oder bestimmten Vitaminen verursacht werden. Das Blutbild ist nur eines von vielen aufschlussreichen Bluttests, die in der Medizin eingesetzt werden. Die Palette reicht von Serum-Elektrolyt-Tests bis hin zu organspezifischen Untersuchungen wie Leber-, Nieren- und Schilddrüsenfunktionstests. Diese Tests dienen als Frühindikatoren für Ärzte, um potenzielle Krebserkrankungen zu identifizieren. Sie ermöglichen es, die Funktionsfähigkeit von Organen wie der Leber und den Nieren zu beurteilen. Die Zeitspanne für die Verfügbarkeit der Testergebnisse variiert je nach Testart von Minuten bis hin zu mehreren Wochen. Obwohl diese Tests in der Regel kostengünstig und effektiv sind, wäre es für die Diagnose spezifischer Krebsarten wünschenswert, über noch präzisere Testmethoden zu verfügen.

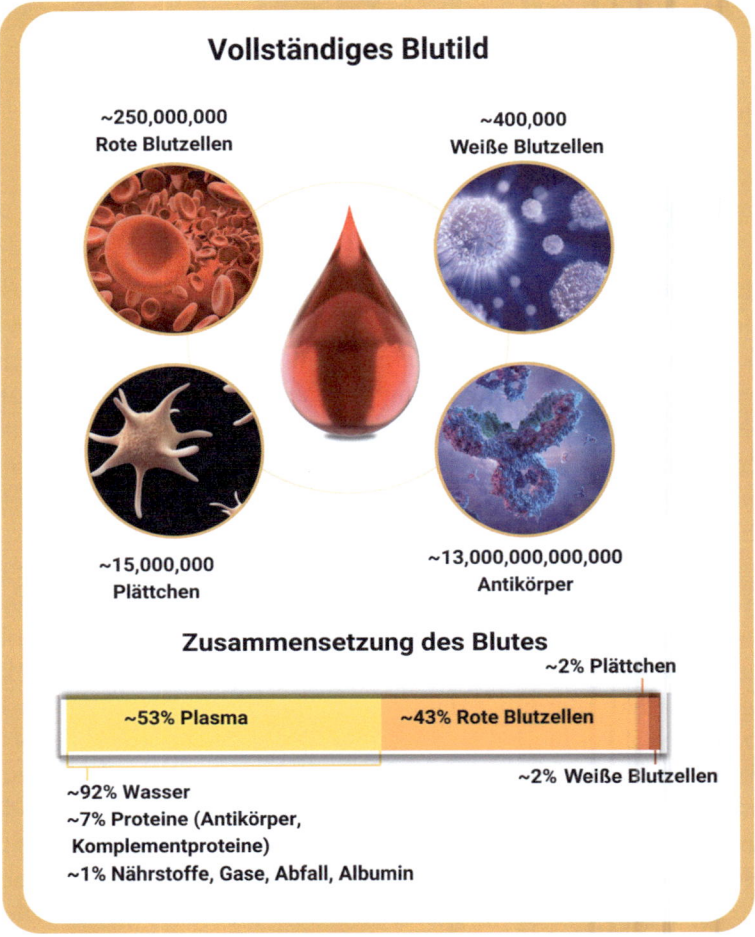

Abb. 4.4 Ein einziger Blutstropfen enthält wertvolle Informationen über unsere Gesundheit. Veränderungen in unseren Blutbestandteilen können auf zugrunde liegende Erkrankungen hinweisen, die uns schaden können, wie z. B. Krebs

4.3 Endoskopie

Zunehmend weniger invasive Verfahren haben die Krebsdiagnostik revolutioniert, eines davon ist die Endoskopie. Hierbei handelt es sich um ein Verfahren, bei dem der problematische Bereich mithilfe eines flexiblen Schlauchs, der am Kopf eine Kamera enthält, sichtbar gemacht wird. Das naheliegendste Beispiel ist die Koloskopie (Endoskopie des Dickdarms durch den Anus), wie wir es im vorherigen Kapitel gesehen haben. Diese

Untersuchungen beschränken sich jedoch nicht nur auf den Darm und die damit verbundenen Tumore.

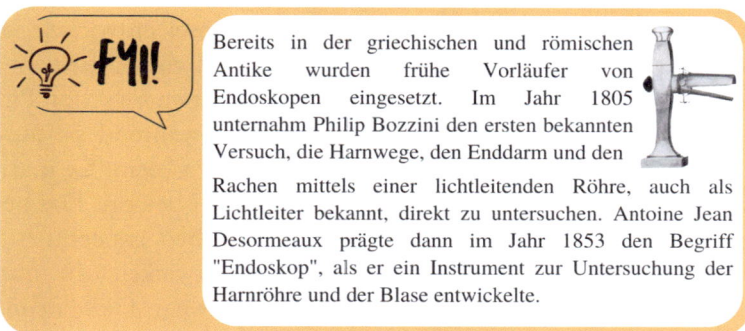

Bereits in der griechischen und römischen Antike wurden frühe Vorläufer von Endoskopen eingesetzt. Im Jahr 1805 unternahm Philip Bozzini den ersten bekannten Versuch, die Harnwege, den Enddarm und den Rachen mittels einer lichtleitenden Röhre, auch als Lichtleiter bekannt, direkt zu untersuchen. Antoine Jean Desormeaux prägte dann im Jahr 1853 den Begriff "Endoskop", als er ein Instrument zur Untersuchung der Harnröhre und der Blase entwickelte.

So gibt es eine Bronchoskopie, um nach Tumoren in der Luftröhre zu suchen. Die Laryngoskopie wird durchgeführt, um die Stimmbänder sichtbar zu machen. Die Hysteroskopie wird durchgeführt, um durch den Vaginalkanal ins Innere der Gebärmutter zu schauen. Schließlich kann auch die Kapselendoskopie (Abb. 4.5) eingesetzt werden, bei der eine Pille mit einer

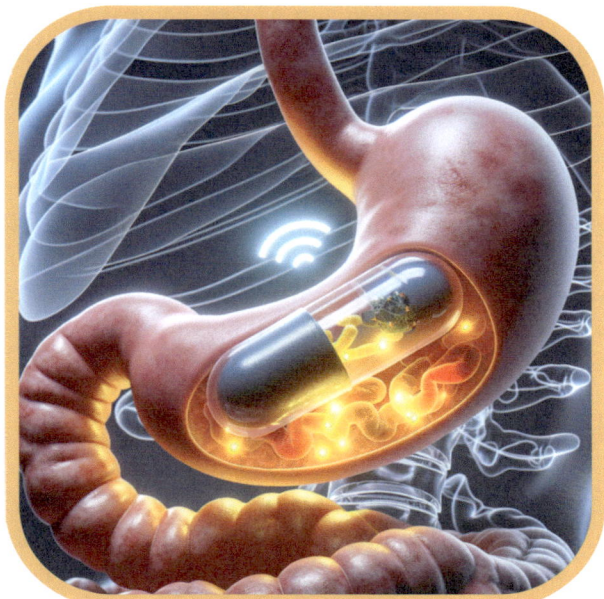

Abb. 4.5 Kapselendoskopie. Bei diesem Verfahren wird eine winzige drahtlose Kamera in Form einer Kapsel verwendet, um Bilder des Verdauungstrakts zu erhalten

eingebauten Kamera durch unseren gesamten Darm wandert, bevor sie den Körper über den Stuhl verlässt.

Hierzu geben wir zwei Beispiele:

In Berlin haben Forscher eine neue Kamera-Kapsel entwickelt, die den Dünndarm besser untersuchen kann. Diese Kapsel soll die Bilder vom Dünndarm viel klarer zeigen. Bereits seit 2001 schlucken Patienten schon Pillen mit Kameras, die viele Fotos vom Dünndarm machen, während sie durch den Körper reisen. Bisher haben diese Kamera-Pillen ein Problem: Sie machen die Bilder zu festen Zeiten, auch wenn sich die Pille nicht bewegt. Das bedeutet, dass viele Bilder unnötig sind und dadurch extra Arbeit entsteht. Aufgrund dessen haben Wissenschaftler eine neue Kapsel entwickelt, die nur Fotos macht, wenn sich die Pille im Darm ein bisschen bewegt. Diese neue Kapsel nimmt weniger Bilder auf, was bedeutet, dass die Ärzte schneller eine Diagnose stellen können. In Melbourne wurde eine 2,6 cm lange Kapsel [1] entwickelt, die Gaskonzentrationen im Darm misst und die Daten direkt zu den Ärzten sendet. Die Pille hat gezeigt, dass der Magen Sauerstoff produzieren kann und dass der Dickdarm nicht völlig anaerob ist. Die Kapsel ermöglicht die Untersuchung der Aktivität von Darmbakterien und könnte bei der Diagnose von Magen-Darm-Erkrankungen hilfreich sein.

Die beiden Projekte zeigen, wie die Technik der Kapselendoskopie weiterentwickelt wird, um die Diagnose von Magen-Darm-Erkrankungen zu verbessern. Allerdings steht den Endoskopiekapseln noch ein langer Weg bis zur Marktreife und Zulassung bevor, auch wenn sie technisch bereits marktreif sind. Wir lernen somit, dass Tumore mit der Endoskopie sichtbar gemacht werden können. Der offensichtliche Vorteil ist, dass die Ärzte bei diesen Verfahren keinen großen Eingriff in dem betreffenden Bereich vornehmen müssen, um eine aussagekräftige Untersuchung durchzuführen. Die Endoskopie ist eine hervorragende Alternative zur offenen Chirurgie, um Probleme, samt Krebserkrankungen, sichtbar zu machen. Durch den direkten Zugang ist auch die Gewinnung einer Gewebeprobe möglich.

4.4 Bildgebende Verfahren

Apropos Aufnahmen des gesamten Darms: Bildgebende Verfahren sind inzwischen ebenso allgegenwärtig wie Bluttests. Wenn Ärzte einen Tumor vermuten, können sie mit bildgebenden Verfahren die **genaue Lage des Tumors** und seine Größe bestimmen (Abb. 4.6). Sie können auch feststellen, ob sich an anderen Stellen Metastasen gebildet haben. Die zufällige Entdeckung der **Röntgenstrahlen** durch Dr. Röntgen im Jahr 1895 in Würzburg revolutio-

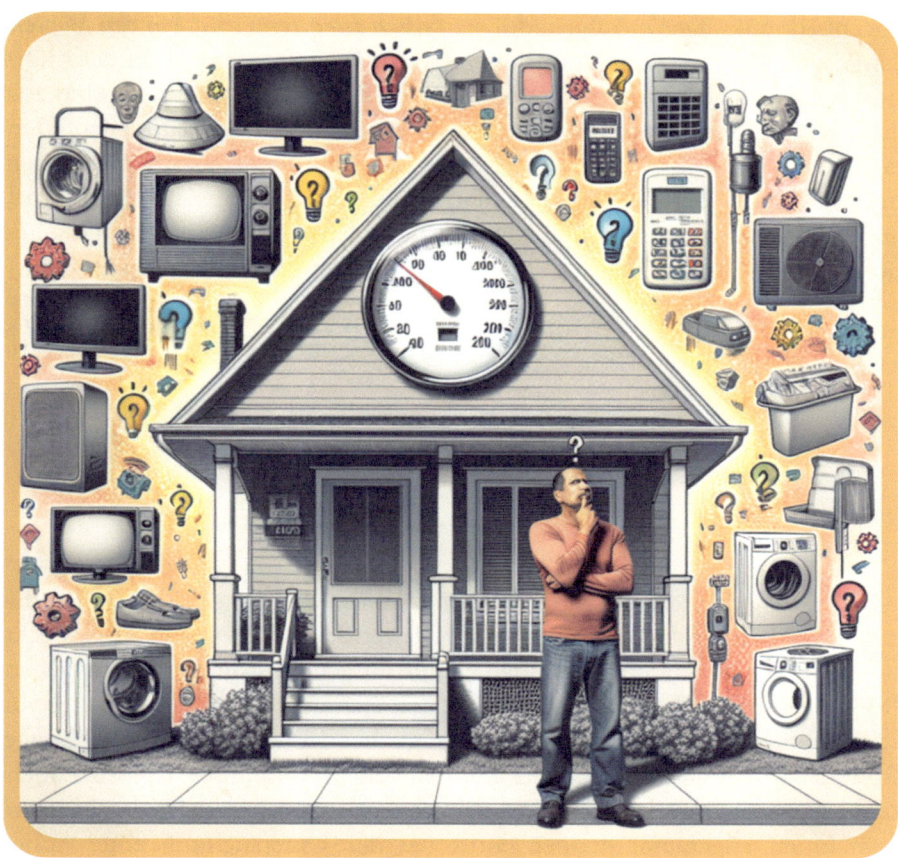

Abb. 4.6 Ein Elektriker, der eine hohe Stromrechnung bemerkt, listet akribisch alle Haushaltsgeräte auf, um mögliche Probleme mit der Verkabelung oder der übermäßigen Nutzung bestimmter Geräte zu untersuchen. Diese Analogie spiegelt den Prozess wider, bei dem Ärzte bildgebende Verfahren einsetzen, um die genaue Lage und Größe eines vermuteten Tumors zu bestimmen und eventuelle Metastasen zu identifizieren

nierte die Medizin, indem sie es Ärzten ermöglichte, das Innere des Körpers zu untersuchen, ohne ihn zu öffnen. Dies ist ein anschauliches Beispiel für ein nichtinvasives Verfahren. Dieser zusätzliche Blickwinkel, den die medizinische Bildgebung bietet, kommt der Diagnose in fast allen Bereichen zugute.

Röntgenbilder
Das weltweit am häufigsten verwendete bildgebende Instrument ist das Röntgengerät. Es ist immer noch die erste Wahl zum Erkennen vieler Erkrankungen und ist von grundlegender Bedeutung für das Erkennen von Knochen- und

Gelenkerkrankungen). Aufgrund ihrer **hohen Frequenz und kurzen Wellenlänge** sind Röntgenstrahlen stark genug, um Weichgewebe zu durchdringen und verschiedene knöcherne Strukturen im Körper darzustellen. Sie sind aber auch gerade so stark, um keine nennenswerten Schäden zu verursachen. Denken wir an eine traditionelle Taschenlampe, die wir benutzen, um nach einem beschädigten Kabel im Haus zu suchen. Eine Röntgenuntersuchung ist vielleicht nicht der spezifischste bildgebende Test, den es gibt, aber er ist billig und liefert uns sofort Ergebnisse. Es ist eine Taschenlampe, die sich bewährt hat.

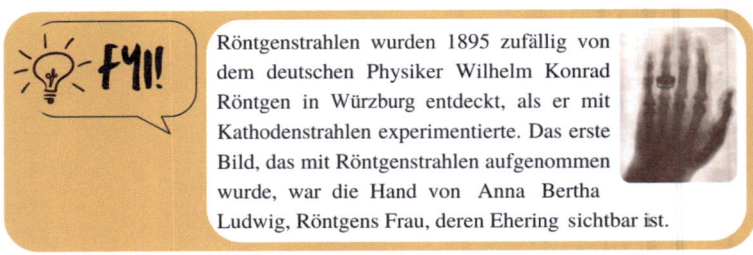

Röntgenstrahlen wurden 1895 zufällig von dem deutschen Physiker Wilhelm Konrad Röntgen in Würzburg entdeckt, als er mit Kathodenstrahlen experimentierte. Das erste Bild, das mit Röntgenstrahlen aufgenommen wurde, war die Hand von Anna Bertha Ludwig, Röntgens Frau, deren Ehering sichtbar ist.

Glücklicherweise sind die Knochen nicht die einzigen Strukturen, bei denen Röntgenstrahlen hilfreich sind. Oft werden Tumore zufällig entdeckt, wenn wir uns aus anderen Gründen einer Röntgenuntersuchung unterziehen. Röntgenaufnahmen des Brustkorbs eignen sich auch zur Lokalisierung von Lungenerkrankungen, einschließlich möglicher Tumormassen in der Lunge. Röntgenaufnahmen des Bauches können zeigen, ob eine Masse im Bauchraum in den Darm drückt. Schwangeren Frauen wird jedoch von Röntgenaufnahmen abgeraten, da der Fötus bei der Untersuchung einer hohen Strahlendosis ausgesetzt wird. Unter normalen Umständen ist das Risiko der Strahlenbelastung jedoch immer geringer als das Risiko, dass ein Krebs zu spät entdeckt wird (Abb. 4.7).

Bei der Röntgenuntersuchung entsteht in einer Röntgenröhre elektromagnetische Strahlung, die beim Auftreffen z. B. auf Knochen absorbiert wird, wobei Röntgenstrahlen frei werden. Auf der anderen Seite des Patienten befindet sich ein Röntgendetektor, auf dem ein Bild entsteht, das den **Schatten** des Gewebes im Körperinneren darstellt. Das gesamte Verfahren dauert bis zur Auswertung nur wenige Minuten (Abb. 4.8). Unterschiedliche Gewebe weisen unterschiedliche Röntgendichten auf. Wenn Röntgenstrahlen dichte Bereiche durchdringen, bewegen sie sich langsamer und werden stärker absorbiert als in dünnen Bereichen. Knochen z. B. reflektieren die Strahlen, weshalb sie vor dem schwarzen Hintergrund im Röntgenbild weißer erscheinen als andere Gewebe. Auch Tumore sind im Allgemeinen dichter als gesundes Gewebe und reflektieren mehr Strahlung. Daher kann ein Tumor auf einem Röntgenbild als helle, auffällige Masse erscheinen.

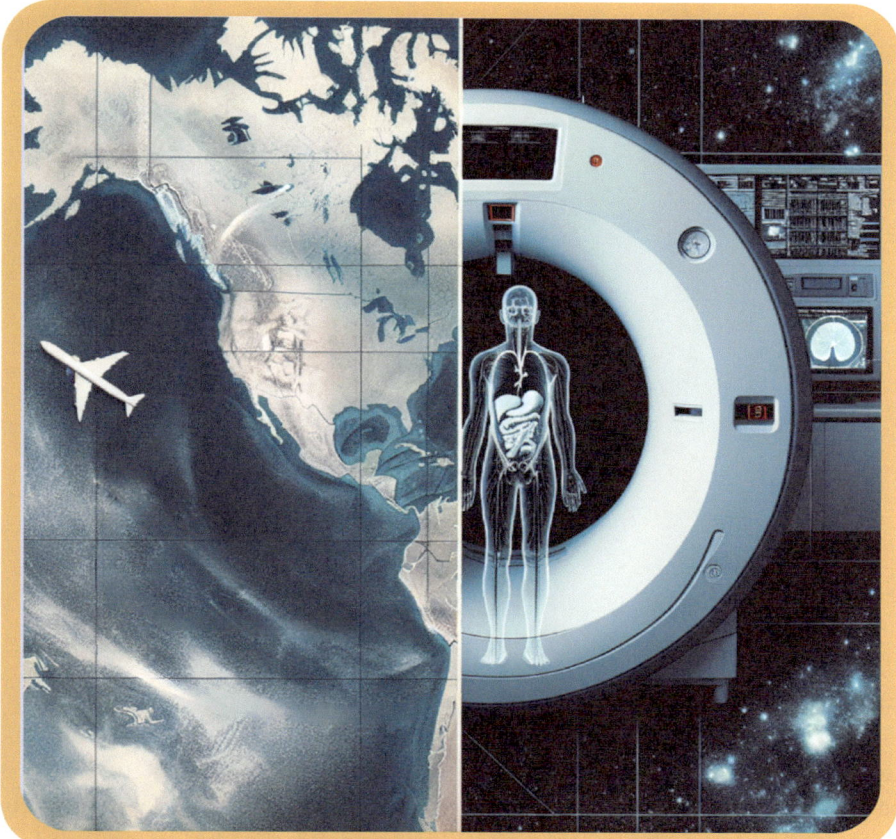

Abb. 4.7 Patienten fürchten sich oft vor Untersuchungen, selbst wenn diese medizinisch notwendig sind, weil sie Angst vor Strahlung haben. Sie sind sich jedoch vielleicht nicht bewusst, dass sie sich freiwillig einer Strahlung aussetzen, wenn sie in den Urlaub fliegen. Der Text und das dazugehörige Bild sollen dieses Paradoxon verdeutlichen und zeigen, dass auch das Fliegen Risiken birgt. So wird beispielsweise die Strahlenbelastung bei einer typischen CT-Untersuchung des Beckens (die zwischen 2 und 10 Millisievert liegt) mit der Strahlenbelastung bei einem Transpazifikflug zwischen Los Angeles und Japan verglichen. Man geht davon aus, dass Passagiere auf solchen Flügen einer deutlich geringeren Strahlenbelastung ausgesetzt sind, die typischerweise zwischen 0,01 und 0,15 Millisievert liegt, verglichen mit den höheren Dosen, die mit einer CT-Untersuchung des Beckens verbunden sind

Computertomografie (CT)

Heute stehen uns viel mehr Möglichkeiten zur Verfügung als die traditionellen Röntgenaufnahmen. Dabei ist die 2.0-Version der Röntgenstrahlen die Computertomografie (CT). Herkömmliche Röntgenbilder liefern uns zwar bereits einige Informationen, zeigen aber nur harte, röntgendichte Strukturen. Innere Organe und andere Weichteilstrukturen lassen sich damit kaum

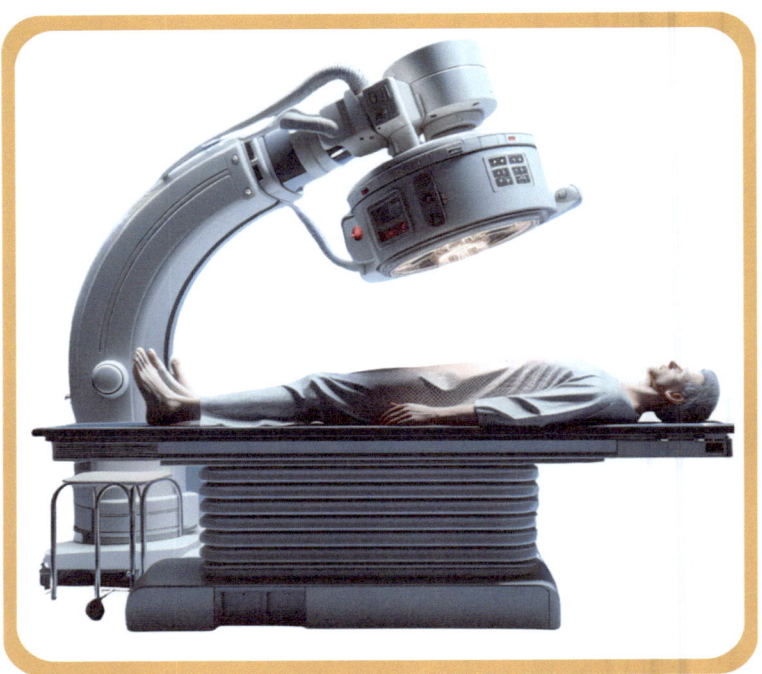

Abb. 4.8 Röntgenbildgebung

detailliert darstellen. CT-Scans hingegen schon. CT-Scans können einen Bereich des Körpers Schicht für Schicht abbilden und die genaue Lage eines Tumors, seine Größe und sogar seine Blutversorgung erkennen lassen. Ein CT-Scan zeigt uns Gewebe und Organe ohne die Überlagerung durch andere Organe, die sonst unsere Sicht behindern würden.

Während des CT-Scans rotieren Röntgenstrahlen um den Körper, wodurch viel mehr Details sichtbar werden. Ein CT-Scan ist ein computergestütztes Bild aus all diesen Informationen. Die Strahlen treffen den Körper auch in bestimmten Winkeln, um Schnittbilder, sogenannte **Slices**, zu erzeugen. Die Röntgendaten werden dann an einen Computer gesendet, der sie auswertet. Der Computer verarbeitet dann die Bilder aus diesen Schnitten. Das Ergebnis ist eine Collage eines zweidimensionalen **Bildes** auf einem Monitor, das das Innere des Körpers viel detaillierter zeigt als herkömmliche Röntgenbilder [2] (Abb. 4.9).

CT-Scans können auch in einer „low dose" (mit geringer Strahlendosis) durchgeführt werden. Um die Bildqualität zu verbessern, können auch jodhaltige Kontrastmittel eingesetzt werden. Der Farbstoff wird entweder getrunken oder dem Patienten in die Vene gespritzt. Diese Verbesserung wird

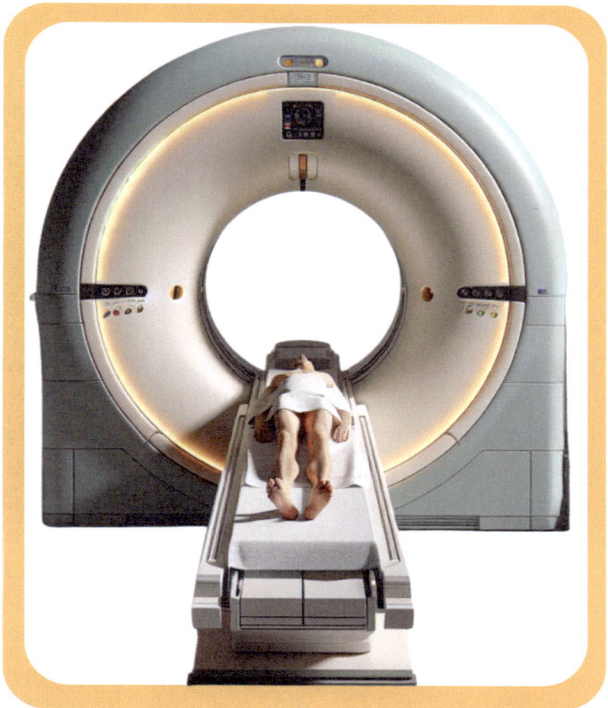

Abb. 4.9 CT-Scan. Der Patient bleibt während der Untersuchung bewegungslos auf einem Tisch liegen, während dieser langsam durch einen donutförmigen Scanner bewegt wird, der rotierende Röntgenstrahlen aussendet

routinemäßig eingesetzt, um das Kaliber und die Form der Blutgefäße in verschiedenen Organen wie der Leber und dem Herzen zu überprüfen. Das Kontrastmittel hebt die betroffenen Bereiche im Körper hervor und kann den Ärzten helfen, Blutgefäße von anderen Strukturen zu unterscheiden. Dieses Verfahren dauert etwa 10–30 Minuten. Schwangere sind in der Regel von einer CT-Untersuchung ausgeschlossen, da die Strahlendosis für das heranwachsende Kind schädlich sein kann. Der Nachteil einer CT-Untersuchung ist, dass die Strahlenbelastung höher ist als bei einem Röntgengerät. Außerdem kann der Farbstoff, der als Kontrastmittel bei CT-Scans verwendet wird, Menschen mit eingeschränkter Nierenfunktion schaden. Es ist daher unerlässlich, dass die Indikation zur CT-Untersuchung von einer erfahrenen Ärztin oder einem Arzt korrekt gestellt wird und dass die Funktion von Nierenfunktion und Schilddrüse vorher überprüft wird. Nur so überwiegen die Vorteile der CT die Risiken, und in bestimmten Fällen gibt es sogar eine strahlenfreie Alternative.

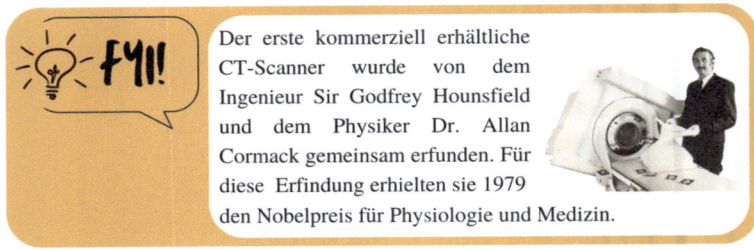

Der erste kommerziell erhältliche CT-Scanner wurde von dem Ingenieur Sir Godfrey Hounsfield und dem Physiker Dr. Allan Cormack gemeinsam erfunden. Für diese Erfindung erhielten sie 1979 den Nobelpreis für Physiologie und Medizin.

Ultraschall (Sonografie)
In der Medizin haben wir verschiedene bildgebende Verfahren zur Verfügung, die uns helfen, Erkrankungen zu diagnostizieren und zu behandeln. Während Röntgenstrahlen und CT-Scans Strahlung verwenden, um Bilder zu erstellen, arbeitet die Sonografie mit Ultraschallwellen. Bei einer Ultraschalluntersuchung sendet ein Schallkopf Wellen durch das Gewebe, die dann an den Organen und Geweben reflektiert werden. Diese Reflexionen werden in Bilder umgewandelt, die als Sonogramme bezeichnet werden (Abb. 4.10).

Die Sonografie spielt eine wichtige Rolle bei der Krebsdiagnose, insbesondere bei der Untersuchung der Brust. Sie kann Knoten aufspüren und zwischen festen Tumoren und mit Flüssigkeit gefüllten Hohlräumen oder Zysten unterscheiden. Die Art der Reflexion hängt von der Beschaffenheit des Gewebes ab, ob es fest oder flüssig ist. Allerdings ist die klassische Sonografie nicht geeignet für luftgefüllte Organe wie die Lunge oder den Darm. In solchen Fällen kann die Endosonografie hilfreich sein, bei der der Schallkopf durch eine Körperöffnung in die Nähe des zu untersuchenden Gewebes gebracht wird, etwa durch den Mund zur Untersuchung der Speiseröhre. Ultraschalluntersuchungen haben mehrere Vorteile: Sie sind leicht zugänglich, nichtinvasiv, können in weniger als 20 Minuten durchgeführt werden, und die Bilder sind sofort auf dem Monitor sichtbar und können sofort oder später im abgespeicherten Zustand detailliert ausgewertet werden. Zudem werden Patienten keiner Strahlung ausgesetzt. Wenn jedoch eine detaillierte Abbildung benötigt wird, können andere Verfahren wie die Computertomografie (CT) zum Einsatz kommen.

Die Kombination von künstlicher Intelligenz (KI) und Ultraschall eröffnet neue Möglichkeiten in der Medizin [3]. Die Entwicklung von künstlichen neuronalen Netzen und Deep Learning hat die Ultraschalltechnologie in den letzten Jahren stark vorangebracht. KI kann die Genauigkeit der Ultraschalluntersuchungen verbessern, insbesondere in der Mammasonografie, wo sie andere Verfahren wie Röntgen ergänzen oder sogar ersetzen könnte. Dies

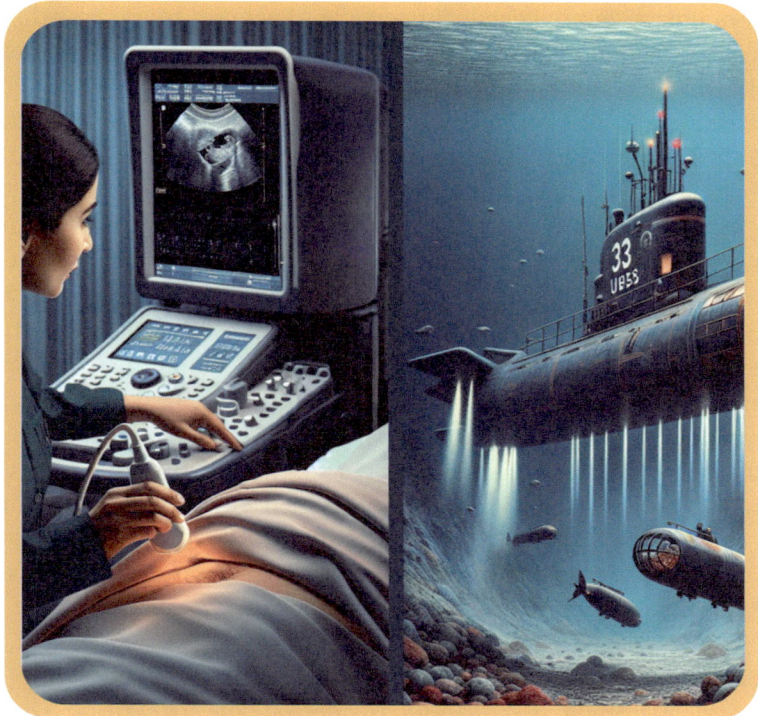

Abb. 4.10 a,b Ultraschalluntersuchung. **a** Während der Untersuchung drückt ein Ultraschalldiagnostiker einen in der Hand gehaltenen Schallkopf gegen den abzubildenden Bereich. Dieses Gerät sendet Schallwellen in den Körper, sammelt die zurückprallenden Wellen und sendet die Daten an einen Computer, der dann die Bilder erstellt. **b** In ähnlicher Weise senden U-Boote Ultraschallimpulse aus und messen die Zeit, die diese Impulse benötigen, um reflektiert zu werden und zur Quelle zurückzukehren. Auf diese Weise können sie die Entfernung oder den Standort von Objekten bestimmen, die sie anvisieren und über die sie Informationen wünschen

wäre nicht nur kostengünstiger, sondern würde auch invasive Methoden oder solche mit hoher Strahlenbelastung vermeiden. In der Brustkrebsdiagnostik werden 3D-Ultraschall-Datensätze von automatischen Scannern erfasst und von KI auf Hinweise für bösartige Veränderungen analysiert. Die Ergebnisse sind dabei genauso gut wie die von erfahrenen Fachärzten und Fachärztinnen. KI-gestützter Ultraschall kann auch das Mammografie-Screening verbessern, indem man Tumore in einem dichten Drüsengewebe zuverlässiger erkennt. Studien zeigen, dass so etwa drei zusätzliche Karzinome in 1000 Untersuchungen gefunden werden könnten. KI kann in Zukunft auch als Ausbildungsassistent dienen, indem sie junge Ärzte und Ärztinnen bei der Analyse von Ultraschallbildern unterstützt.

Die Sonografie ermöglicht nicht nur die Diagnose, sondern auch die Behandlung von Patienten. In den USA wurde ein neues Verfahren namens Histotripsie zur Behandlung von Leberkrebs zugelassen [4]. Dieses Verfahren nutzt Ultraschallwellen, um Tumore zu entfernen, ohne Nebenwirkungen und minimalinvasiv. Die Wellen zerstören Tumorzellen durch das Platzen von Mikrobläschen, und das Immunsystem entfernt anschließend die flüssige Masse. Gesundes Gewebe bleibt unbeschädigt, da der Ultraschall auf den Tumor fokussiert ist. Die Histotripsie stellt für bestimmte Patienten eine Alternative zur Bestrahlung und Chemotherapie dar. Sie geht mit weniger Nebenwirkungen von Medikamenten einher und ermöglicht eine schnellere Erholungszeit im Vergleich zu Operationen. Die Behandlung ist effektiv und weniger anstrengend. Die Histotripsie zeigt auch Potenzial bei der Bekämpfung von Metastasen und könnte das Immunsystem dazu bringen, Krebszellen als Bedrohung zu erkennen und eine natürliche Immunantwort zu aktivieren. Obwohl sich die Histotripsie noch in einem frühen Stadium befindet, hoffen Forscher, dass sie eine gute nichtinvasive Behandlung für Leberkrebs und möglicherweise auch für andere Krebsarten wie Nieren- oder Prostatakrebs werden könnte.

Magnetresonanztomografie (MRT)
Magnetresonanztomografie (MRT) ist derzeit die effektivste verfügbare Technologie, um auf nichtinvasive Weise Bilder zu erstellen, die den Ort, das Ausmaß und oft sogar die Art des verdächtigen Krebses bestimmen können. Weiche Gewebe wie Muskeln, Fett und Blutgefäße lassen sich mit der MRT besser darstellen und differenzieren als mit CT-Bildern. Auf diese Weise lassen sich z. B. auch Rückenmarks- oder Gehirntumore erkennen. In der Krebsmedizin wird die MRT vor allem eingesetzt, um Lage und Größe von Tumoren oder Metastasen besser abschätzen zu können.

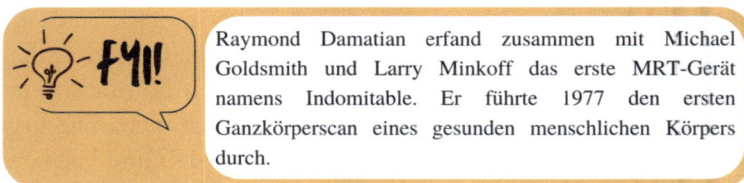

Raymond Damatian erfand zusammen mit Michael Goldsmith und Larry Minkoff das erste MRT-Gerät namens Indomitable. Er führte 1977 den ersten Ganzkörperscan eines gesunden menschlichen Körpers durch.

Die Magnetresonanztomografie (MRT) nutzt supraleitende Magnete und Radiowellen zur Erzeugung von Bildern. Sie liefert eine deutlich bessere Auflösung von Weichteilstrukturen als die Computertomografie (CT). Zudem sind Patienten bei einer MRT keiner ionisierenden Strahlung ausgesetzt, im Gegensatz zur CT. Allerdings sind MRT-Geräte sehr teuer, und eine vollständige Untersuchung kann relativ lange dauern (30–60 Minuten). Bei MRT-Untersuchungen kann auch ein Farbstoff als Kontrastmittel verwendet werden, der im Voraus verabreicht wird (Gadolinium). Im Gegensatz zu kontrastmittelverstärkten CT-Untersuchungen schädigt der Farbstoff bei MRT-Untersuchungen nicht die Nieren. Allerdings ist bei schweren Nierenfunktionsstörungen oder bei Dialyse-Patienten die Indikation zur kontrastmittelgestützten MRT sehr sorgfältig zu stellen und in bestimmten Fällen auch eine Dialyse nach der Untersuchung erforderlich.

Die radiologischen Untersuchungen sind ergänzend. Einige Organe, wie die Lunge und das Knochenskelett, lassen sich mit einem CT-Scan besser erkennen als mit einem MRT-Scan. Da für die Untersuchung des Körpers starke Magnete verwendet werden, eignet sich die MRT außerdem nicht für Patienten mit Metallimplantaten wie Herzschrittmachern, Hüftprothesen, Insulinpumpen und Nervenstimulationsgeräten. Für diese Patienten ist ein CT-Scan die einzige Option. Obwohl die MRT die Patienten keiner Strahlung aussetzt, sind ihre Auswirkungen auf den Embryo noch nicht gründlich erforscht. Daher ist es nicht ratsam, dass eine schwangere Frau in den ersten 12 Wochen der Schwangerschaft eine MRT-Untersuchung durchführen lässt. Außerdem müssen die Ohren der Patientinnen während des Verfahrens geschützt werden, da das Gerät laute Geräusche erzeugt. Klaustrophobie-Patienten brauchen möglicherweise Hilfe, um ihre Angst zu überwinden, da sie in einer geschlossenen Röhre liegen und sich während der Untersuchung nicht bewegen dürfen.

Trotz dieser Bedenken sind MRT-Scans immer noch nützlich, um Krebs zu erkennen. Sie können Weichteilmassen viel besser erkennen als CT-Scans. Wenn CT-Scans die Taschenlampen sind, mit denen wir nach einem defekten Kabel suchen, sind MRT-Scans in den richtigen Indikationen die LED-Versionen dieser Taschenlampen.

In Dresden wurde 2024 ein neues Gerät vorgestellt, das ein Ganzkörper-MRT mit einer Protonentherapie verbindet. Dies ist ein entscheidender Schritt in der Krebsbehandlung, da es eine präzisere Tumorbestrahlung ermöglicht und die Behandlung schonender gestaltet wird. Die Technologie erkennt Veränderungen im Tumor und passt das Volumen der Bestrahlung entsprechend an. Die Entwicklung war herausfordernd, da beide Systeme Magnetfelder nutzen, die sich potenziell stören. Forscher fanden jedoch eine Lösung, um beide Technologien effektiv zu kombinieren. Die MRT-Bildgebung eröffnet neue Wege für die Protonentherapie. Die Zusammenarbeit zwischen verschiedenen Disziplinen und der Schwerpunkt auf Innovation sind entscheidend für die Krebstherapie. Die Einführung des Prototyps zeigt, dass Forschung und medizinische Versorgung neue Maßstäbe setzen [5].

Positronen-Emissions-Tomografie(PET)-Scan

PET-Scans liefern Bilder mit geringerer Auflösung als CT- oder MRT-Scans (Abb. 4.11). CT-Scans bieten klare und detaillierte Bilder der inneren Organe des Körpers, während PET-Scans effizienter als Krebsaufheller arbeiten. Eine PET-CT ist besonders geeignet, um einen Ursprungstumor und möglicherweise vorhandene Metastasen zu finden. Aber sie dient auch dazu, den Erfolg von Therapiemaßnahmen wie einer Chemotherapie zu überprüfen. Sie kann in der Nachsorge zur Bestätigung eines Verdachts auf Metastasen oder zur Planung einer erneuten Operation verwendet werden [6, 7].

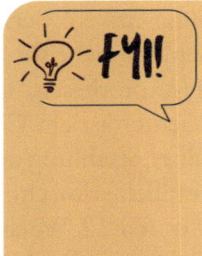

In den 1950er-Jahren entwickelten der Physiker Gordon Brownell und der Neurochirurg William Sweet eine wegweisende Methode zur Detektion von braunen Tumoren mittels eines Positronen-Bildgebungsgerätes, das Natriumjodid verwendete. Später, im Jahr 1973, konstruierten Edward Hoffman, Michael M. Ter-Pogossian und Michael E. Phelps die erste PET-Kamera für humane Studien. Der Durchbruch zur Entwicklung des ersten Ganzkörper-PET-Scanners erfolgte schließlich im Jahr 1977.

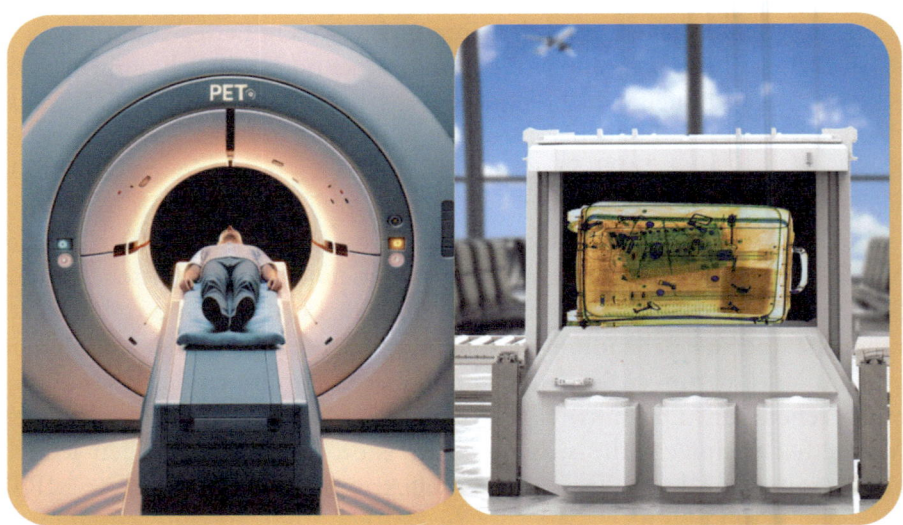

Abb. 4.11 PET-Scan. Wie bei einem CT- oder MRT-Scanner müssen die Patienten während eines PET-Scans sehr ruhig liegen, da der schmale gepolsterte Tisch, auf dem sie liegen, langsam durch das „Loch" des Geräts hin- und hergleitet

Szintigrafie

Bei der Szintigrafie werden Krebserkrankungen im Nahbereich erfasst. Der Körper wird nicht hochgradig bestrahlt, sondern wird kurzzeitig zu einer Strahlungsquelle und damit zu einer Bildquelle. Nuklearmedizinische Untersuchungen sind besonders wertvoll bei der Diagnose von Krebsarten, die sich durch ihre Funktionalität auszeichnen. Solche funktionellen Krebserkrankungen, wie etwa Schilddrüsenkrebs, manifestieren sich, wenn der Tumor ein aktives Molekül wie ein Enzym produziert oder ein Hormon aufnimmt, um es mit entsprechenden Substraten zu versorgen. In diesen Untersuchungen dient eine schwach radioaktive Substanz als Ausgangsmaterial, im Unterschied zu den stärker radioaktiven Tracern, die in PET-Scans eingesetzt werden [8]. Die Wahl des Tracers richtet sich nach der Art des Krebses, der untersucht wird.

Obwohl diese Tests wichtig sind, liefern sie keine definitive Diagnose. Nur eine Biopsie kann das Vorhandensein von Krebs bestätigen, seine Art spezifizieren und manchmal seine Aggressivität bestimmen.

Das nukleare Verfahren macht sich die Tatsache zunutze, dass sich bestimmte Stoffe bevorzugt in bestimmten Geweben oder Organen anreichern. Ein Beispiel dafür ist Schilddrüsenkrebs. In diesem Fall wird Jod als Tracer eingesetzt. Schwach radioaktives Jod wird bei einer Szintigrafie zur Suche nach Schilddrüsenkrebs in das Blut injiziert. Das Jod wird hauptsächlich von der Schilddrüse absorbiert. Kurze Zeit später wird mit einer speziellen **Gammakamera** ein Bild der Schilddrüse aufgenommen, um zu sehen, wie viel des radioaktiven Jods von der Drüse aufgenommen wurde, um das Schilddrüsenhormon zu produzieren. Mit der Gammakamera können wir genau sehen, wo in der Schilddrüse die Strahlung freigesetzt wird. Eine gesteigerte Aufnahme von radioaktiv markiertem Jod, kombiniert mit der Patientenhistorie und diagnostischen Ergebnissen, die auf einen Schilddrüsentumor hindeuten, bringt uns eine definitive Diagnose in diesem Fall bemerkenswert nahe.

Insgesamt benötigt dieser Scan-Typ etwa 30–60 Minuten. Die Methode ist auch in der Lage, Knochentumore und Metastasen zu identifizieren. Das zugrunde liegende Prinzip bleibt gleich, jedoch werden anstelle von Jod radioaktiv gekennzeichnete Stoffe eingesetzt. Diese Stoffe, bekannt als Polyphosphonate, reichern sich bevorzugt im Knochengewebe an. Da Krebszellen einen höheren Stoffwechsel als normale Zellen aufweisen, ist die Konzentration dieser radioaktiv markierten Substanzen in Knochentumoren höher als in gesundem Knochengewebe.

Mit diesem Ansatz können wir Knochenkrebs diagnostizieren. Man kann Nuklearscans als eine Art Spionage betrachten: Sie schicken einen Spion in eine Gruppe, um ihre Funktionsweise und die Identität ihrer Mitglieder aufzudecken. Dies beschleunigt unseren Prozess der Diagnosefindung. Der Goldstandard in der Verbrechensaufklärung ist jedoch nicht das Fotografieren von Tatorten, sondern die Täter bei ihrer Tat zu erwischen. Somit ist der beste Beweis, den wir in der Krebsdiagnose anstreben, den Krebs bei seiner Aktivität zu erfassen. Und dabei unterstützen die MRTs die Ärzte.

Bei den jüngsten Krebsbehandlungen wird diese Technik zur Verabreichung von Tracern eingesetzt, die die Zellen in ihrer Nähe bestrahlen sollen (das Ziel ist die Bestrahlung, nicht nur die „Markierung für die Untersuchung"). Diese Behandlungs-Tracer sind viel radioaktiver als die Tracer, die zur Identifizierung von Krebsläsionen verwendet werden. Durch die Injektion von radioaktivem Lutetium zusammen mit einem Tracer-Molekül, das auf der Oberfläche von metastasierenden Prostatakrebszellen stark exprimiert wird, können wir gezielt diese Zellen anvisieren. Dies hilft dabei, das Vorhandensein von Krebs sicher festzustellen, seine Art zu bestimmen und manchmal auch seine Aggressivität zu beurteilen, worauf wir im nächsten Abschnitt näher eingehen werden.

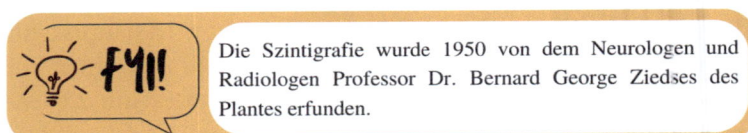

Die Szintigrafie wurde 1950 von dem Neurologen und Radiologen Professor Dr. Bernard George Ziedses des Plantes erfunden.

4.5 Histologische Untersuchung

Wie in den vorherigen Kapiteln diskutiert, besitzen Krebszellen verschiedene Mechanismen, um die Abwehrmechanismen unseres Immunsystems zu umgehen. Sie können sich an Orten festsetzen, an denen sie wachsen, sich vermehren und in benachbarte Zellen und Gewebe eindringen. Wir haben Krebszellen sowohl in Tumoren als auch unter dem Mikroskop bei diesen Aktivitäten beobachtet. Die Diagnose von Krebs kann mit den zuvor genannten Techniken einzeln oder in Kombination erfolgen. Der definitive Beweis wird jedoch durch eine histologische Untersuchung mittels einer Biopsie erbracht, bei der Krebszellen aus dem Körper entnommen werden (Abb. 4.12).

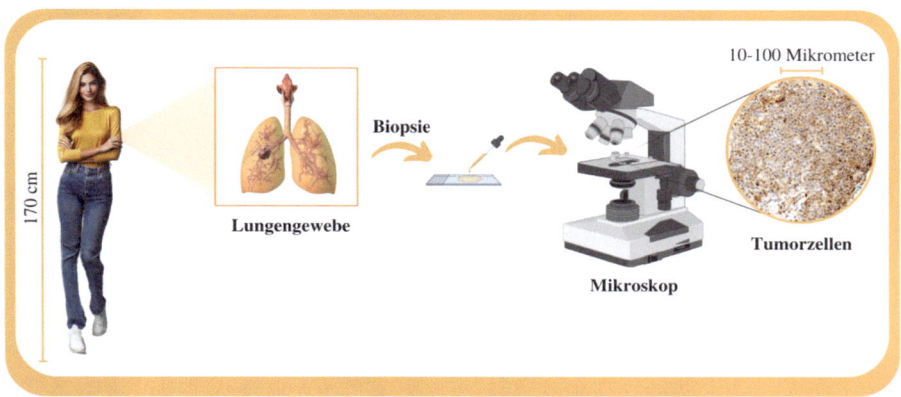

Abb. 4.12 Histologie. Gewebeproben aus dem Tumor werden durch Biopsie entnommen und unter dem Mikroskop untersucht

4.6 Biopsie

In der Medizin ist eine Biopsie so etwas wie die Ergreifung von Krebs auf frischer Tat am Tatort. Wenn wir einen Verdacht auf Krebs haben, können wir verschiedene Methoden einsetzen, um Blut oder Gewebe unter dem Mikroskop auf speziell vorbereiteten Objektträgern zu analysieren. In Analogie zu unserem Problem mit der fehlerhaften Verkabelung ist dies vergleichbar mit dem Gebrauch von elektrischen Diagnosegeräten und Spannungsmessern, um zu überprüfen, ob ein Kabel unter Strom steht. Wenn dies der Fall ist, können wir beobachten, wie es rot glüht, Funken sprüht und eine Sicherung vor unseren Augen durchbrennt. Biopsien gelten als der Goldstandard für die Diagnose von Erkrankungen, die Zellen direkt betreffen, einschließlich der meisten Krebsarten, die Ärzten bekannt sind.

Ein Pathologe nutzt ein Mikroskop, um Zellmerkmale wie die Anzahl der Zellen, das Verhältnis des Zytoplasmas, Membraninvasionen und sogar die Farbe der Zellen zu untersuchen und um die Art des Krebses zu bestimmen. Die Herausforderung liegt jedoch darin, eine Probe zu erhalten, welche für die Analyse geeignet ist. Leider kann es bei einer Biopsie passieren, dass das Zielgewebe nicht getroffen wird, weshalb wir nicht ausschließlich auf Biopsien für diagnostische Tests zurückgreifen (siehe Abb. 4.13). Nachdem wir eine detaillierte Anamnese erstellt und eine körperliche Untersuchung durchgeführt haben, benötigen wir die richtige Kombination aus Blutunter-

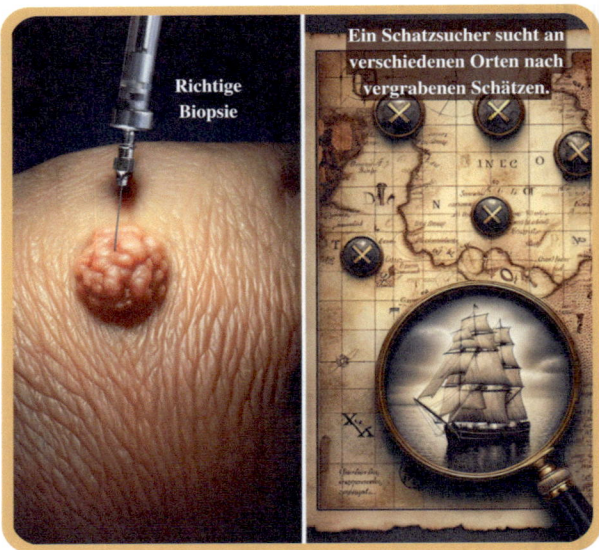

Abb. 4.13 Das Ziel verfehlt. Manchmal ist bei einem gutartigen Befund eine erneute Biopsie erforderlich, um auszuschließen, dass eine Punktion übersehen wurde. Eine Wiederholungsbiopsie kann mit einem Schatzsucher verglichen werden, der an mehreren Stellen graben muss, bevor er schließlich einen vergrabenen Schatz findet. Krebs ist zwar kein Schatz, aber die Vermeidung von falsch-negativen Befunden ist sehr wichtig

suchungen und bildgebenden Verfahren, um die entscheidenden Informationen für eine Biopsie zu sammeln: Wo befindet sich die Masse, die untersucht werden muss?

Sobald wir die genaue Lokalisation des Krebses kennen, müssen wir lediglich eine Probe entnehmen, die groß genug ist, um sie unter dem Mikroskop zu untersuchen. Die Methode zur Gewinnung einer verwertbaren Probe hängt jedoch von der Lokalisation des Krebses ab. In den meisten Fällen dauert eine Biopsie etwa eine Stunde, und die Ergebnisse können innerhalb weniger Tage bis zu 2 Wochen vorliegen. Die Färbung der Zellen, die Vorbereitung für Gentests und die endgültige Diagnose können sogar zwischen 2 und 4 Wochen in Anspruch nehmen. Um diesen Prozess zu beschleunigen, nutzen Krebsforscher nun künstliche Intelligenz. Sie digitalisieren pathologische Objektträger, konvertieren sie in Bilder und wenden darauf Algorithmen an, um Krebszellen eines Tages automatisch identifizieren zu können. Gelingt dies, könnte Krebs schneller diagnostiziert werden. Allerdings sind dies derzeit noch Zukunftsvisionen [9].

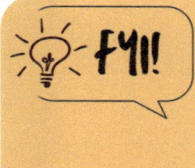

> Sie fragen sich vielleicht, warum so viele Tests durchgeführt werden. Wir haben gelernt, dass Krebs eine komplexe Krankheit mit über 200 Krebsarten ist. Wir wollen die genauen Merkmale und Eigenschaften Ihrer Krebsart kennen.
>
> Außerdem möchten die Ärzte wissen, ob Sie den Belastungen der geplanten Therapien, wie Operation, Chemotherapie oder Bestrahlung, gewachsen sind. Bei einer anstehenden Operation muss geprüft werden, ob Sie die Narkose vertragen und ob es Gründe wie z. B. eine Herz- oder Lungenschwäche gibt, die gegen die geplante Operation sprechen.
>
> Die Abklärung kann einen oder mehrere Tage dauern. Sie müssen nicht befürchten, dass sich das Krankheitsstadium innerhalb weniger Tage ändert und dass die notwendigen Untersuchungen Ihre Prognose verschlechtern. Auch wenn der Beginn einer Krebstherapie nicht lange hinausgezögert werden sollte, geht es in der Regel nicht um Stunden oder ein paar Tage.

Nadelbiopsie
Bei Massen in unmittelbarer Nähe zur Haut besteht eine vielversprechende Chance, das Zielgewebe direkt zu treffen. Tatsächlich können Proben von der Masse gewonnen werden, indem der Knoten ertastet, eine Spritzennadel hineingestochen und einige Zellen entnommen werden (siehe Abb. 4.14). Nadelbiopsien sind schnell und verursachen weniger Narben als andere Methoden. Bei Schwellungen der Schilddrüse, Brustknoten, Hautknoten oder geschwollenen Lymphknoten kann eine Nadelbiopsie bei den meisten dieser oberflächlichen Tumoren das gewünschte Ergebnis liefern. Allerdings ist manchmal die Probengröße nicht ausreichend, um ein angemessenes Bild für die Analyse zu erhalten. Um größere Proben zu bekommen, muss unter Umständen eine chirurgische Biopsie durchgeführt werden.

Chirurgische Biopsie
Chirurgische Biopsien sind verschiedene operative Verfahren, die wir anwenden, um eine Probe von einer vermuteten Tumormasse zu gewinnen. Dabei entfernen wir chirurgisch ein Stück der Masse, das groß genug ist, um ausreichend Objektträger für eine histologische Untersuchung herzustellen.

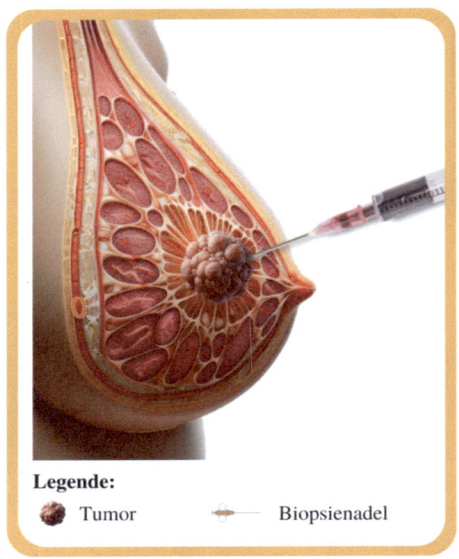

Abb. 4.14 Nadelbiopsie. Bei diesem Verfahren kann der zu biopsierende Bereich durch ein Anästhetikum betäubt werden. Ein Arzt führt eine Nadel durch die Haut zu einem Gewebe, das von Interesse ist. Wenn die Nadel zurückgezogen wird, entnimmt der Arzt eine Zellprobe. Dieser Vorgang kann wiederholt werden, bis genügend Zellen entnommen wurden. Die Patienten können einen Druck und ein Unbehagen in dem betroffenen Bereich verspüren

Mit chirurgischen Biopsien können wir eine größere Probe der Masse entnehmen als bei Nadelbiopsien, und die Ärzte können tiefer in den Körper vordringen, um eine Probe zu entnehmen, als dies mit einer Spritzennadel möglich wäre.

Blutausstrich und Zytometrie
Nicht alle Krebsarten sind solide; Blutkrebs kann allein durch Bluttests vermutet werden. Dennoch ist eine Biopsie notwendig, um zu bestätigen, dass eine erhöhte Anzahl weißer Blutkörperchen nicht auf eine Infektion, sondern auf Leukämie zurückzuführen ist. Bei einem Blutausstrich und einer Zytometrie wird eine Blutprobe entnommen und mit speziellen Färbemitteln vorbereitet, um sie mikroskopisch zu untersuchen. Aufgrund der Art und des Erscheinungsbildes der fraglichen Zellen kann das medizinische Personal die verschiedenen Arten von Blutkrebs klassifizieren und differenzieren. Für den Test sind in der Regel nur etwa 20 ml Blut erforderlich. Eine stark erhöhte Anzahl weißer Blutkörperchen kann etwa auf eine Form von Leukämie hin-

deuten, die chronische myeloische Leukämie (CML). Durch die Untersuchung des Aussehens und der Reife der weißen Blutkörperchen in der Histologie kann bestimmt werden, welche der sechs CML-Arten vorliegen. Dieses Vorgehen ist vergleichbar mit einer Bodensonde, die eine Bodenprobe entnimmt und deren Bestandteile analysiert. Anhand des Ergebnisses kann festgestellt werden, ob der Boden für den geplanten Zweck, wie etwa den Bau eines Gebäudes, geeignet ist.

Flüssigbiopsie
Die Flüssigbiopsie ist ein innovatives Untersuchungsverfahren, welches das Potenzial hat, die Krebsdiagnostik und -behandlung zu revolutionieren. Im Gegensatz zu traditionellen Biopsien, die das Entnehmen von Gewebeproben erfordern, sucht die Flüssigbiopsie nach festen Zellen oder DNS, die im Blut zirkulieren. Dieses Verfahren wird zunehmend eingesetzt, um zirkulierende Tumorzellen (CTCs), zellfreie DNS (cfDNS) und zirkulierende Tumor-DNS (ctDNS) in Blutproben zu identifizieren.

Die Analyse der ctDNS ist besonders vielversprechend, da sie Einblicke in das Fortschreiten von Tumoren geben kann. Eine Erhöhung der ctDNS-Werte kann daher darauf hindeuten, dass sich der Krebs verschlechtert. Obwohl diese Methode in der täglichen Praxis bisher nicht routinemäßig eingesetzt wird, wird sie in Studien intensiv erforscht und könnte in naher Zukunft eine wichtige Rolle in der Krebsversorgung spielen (Abb. 4.15). In zwei aktuellen Beispielen versuchen wir, Ihnen die Flüssigbiopsie näherzubringen.

Eine Untersuchung in Kingston ergab, dass das frühzeitige Verschwinden der zirkulierenden Tumor-DNS (ctDNS) im Blut bei Patienten mit fortgeschrittenem Lungenkrebs mit einer längeren Überlebenszeit in Verbindung steht. Daher könnte das rasche Verschwinden der ctDNS eine gute Prognose für diese Patienten darstellen. Die Studie untersucht, ob das Verschwinden der ctDNS prognostische Bedeutung hat und zu welchem Zeitpunkt der Test am besten durchgeführt werden sollte. Die Ergebnisse der Flüssigbiopsie stimmten mit den Röntgenuntersuchungen überein. Sie zeigten molekulare Remissionen schon nach 2,1 Monaten, weit früher als bei Röntgenaufnahmen.

Eine weitere Studie in Shanghai zeigt, dass die Analyse von ctDNS-Methylierung im Blut von Darmkrebspatienten Rückfälle früh erkennen könnte, was die postoperative Behandlung verbessern könnte. Wird bei einem Patienten mit fortgeschrittenem Darmkrebs eine onkogene Veränderung des Epidermal-Growth-Factor(EGF)-Rezeptors diagnostiziert, resultiert dies in einer anhaltenden Aktivierung und abnormalem Zellwachstum, was die Basis

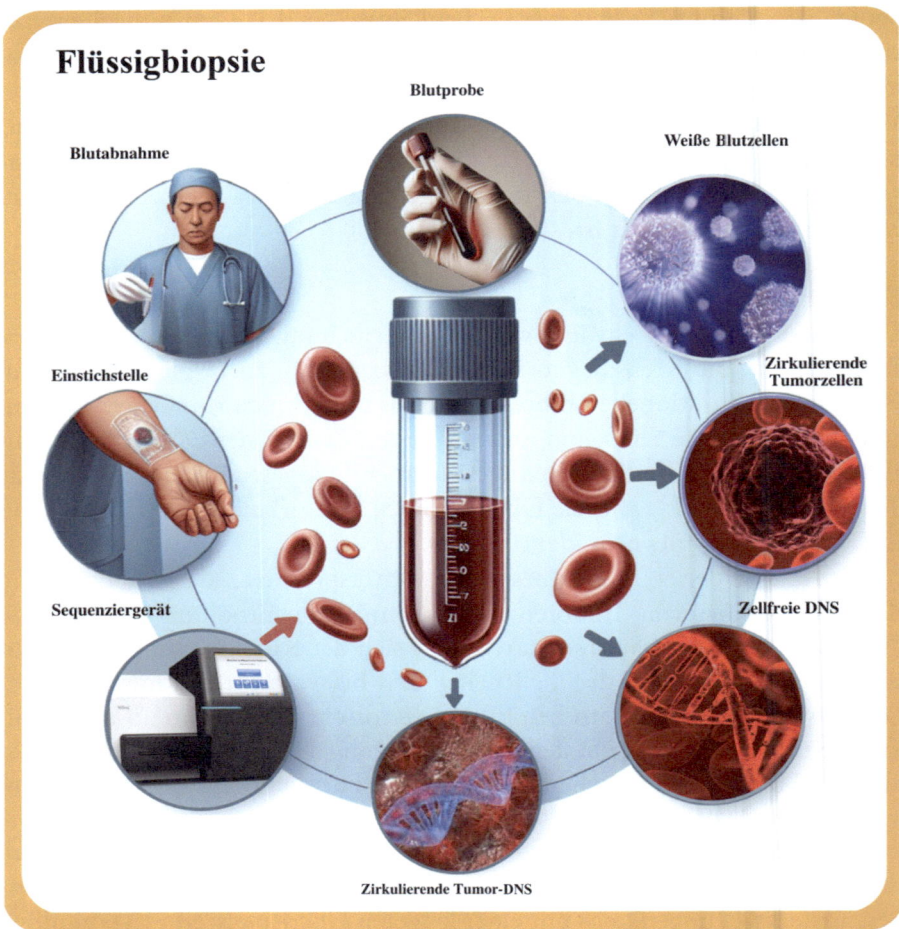

Abb. 4.15 Flüssigbiopsie. Verschiedene Komponenten aus einer Blutprobe werden gemessen, um den Gesundheitszustand zu bestimmen und mögliche Krebserkrankungen zu diagnostizieren

der Erkrankung darstellt. Der Antikörper Cetuximab hat die Fähigkeit, an diesen Rezeptor zu binden, die Überaktivität zu unterdrücken und das Tumorwachstum zu verlangsamen [10]. Auf diese Weise zielt Cetuximab gezielt auf die genetische Veränderung des Patienten ab [10].

Das Carcino-embryonale Antigen (CEA) ist ein Tumormarker, der bei einer Nachsorge im Blut untersucht wird. Dabei informiert er Ärzte über die Entwicklung einer Tumorkrankheit. In den neuen Studien wurde der Zusammenhang zwischen ctDNS-Methylierung und Darmkrebsrückfällen untersucht. Die Kombination von ctDNS-Status und CEA-Test verbesserte die

Risikoeinschätzung. Nach einer Chemotherapie hatten Patienten mit ctDNS ein kürzeres rückfallfreies Überleben, besonders wenn der ctDNS-Status langfristig positiv blieb.

4.7 App-Diagnostik

Die moderne Diagnostik nutzt zunehmend digitale Technologien, Algorithmen und künstliche Intelligenz (KI), um Krankheiten wie Krebs zu erkennen und zu behandeln. Im nächsten Beispiel wollen wir Ihnen zeigen, wie neuerdings auch Apps zur Diagnostik von Hautkrebs eingesetzt werden können. In Australien haben Forscher KI-basierte Smartphone-Apps entwickelt, die Hautkrebs mit ähnlicher Genauigkeit wie Hautärzte diagnostizieren können (Abb. 4.16). Obwohl die Ärzte bei der Bestimmung der Behandlungsmethoden überlegen sind, zeigt diese Entwicklung das Potenzial von KI in der medizinischen Diagnostik. In der Studie wurden zwei KI-Algorithmen in Hautkrebszentren getestet und mit den Diagnosen von Ärzten verschiedener

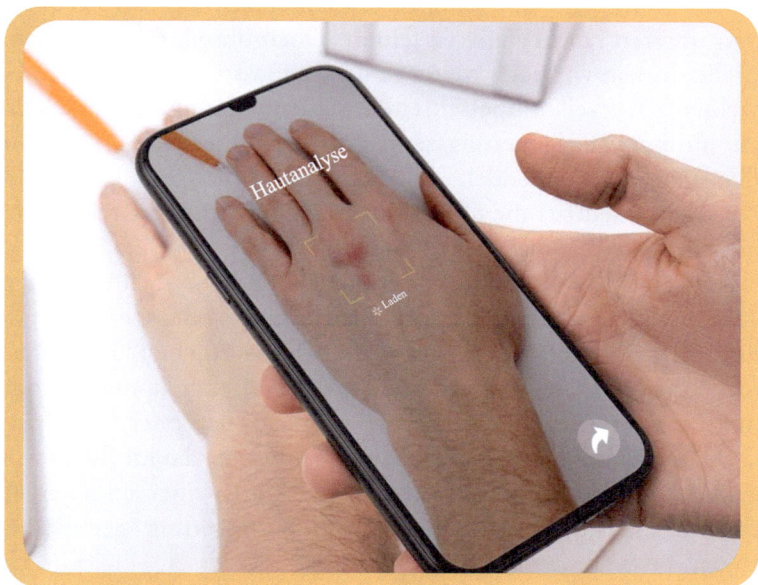

Abb. 4.16 Das Bild zeigt eine Person, die ein Smartphone benutzt, um einen Hautzustand an ihrer Hand zu analysieren. Der Bildschirm des Telefons zeigt eine App-Benutzeroberfläche mit dem Fokus auf einen roten Bereich, möglicherweise einen Ausschlag oder eine Reizung, während eine Nachricht anzeigt, dass die Haut analysiert wird. In Zukunft wird man mit solchen Apps auch Hautkrebs diagnostizieren können

Erfahrungsebenen verglichen. Einer der Algorithmen konnte mit sehr erfahrenen Ärzten mithalten, während er weniger erfahrene Ärzte übertraf. Der zweite Algorithmus war zwar nicht so leistungsstark wie die Experten, aber trotzdem besser als Anfänger. Dennoch sind Ärzte bei der Behandlung von Hautkrebs der KI überlegen. Die Wissenschaftler betonen, dass KI-Apps zwar nützlich für die Diagnose sind, aber die Integration von KI in die Behandlungsplanung noch verbessert werden muss. Sie empfehlen auch, jede KI-Anwendung in der Praxis zu testen, um ihre tatsächliche Wirksamkeit zu gewährleisten. Diese Fortschritte in der KI-gestützten Diagnostik könnten die Früherkennung und Behandlung von Krebs verbessern und letztlich dazu beitragen, Leben zu retten.

4.8 Genetische Tests

Unsere Reise zur Diagnose von Krebs nahm ihren Anfang, indem wir von außen nach innen blickten und uns dem Kern des Problems näherten. Wir haben uns Schritt für Schritt in die Materie vertieft, angefangen bei den Symptomen bis hin zur mikroskopischen Untersuchung von Krebszellen. So haben wir unseren Fokus stetig verfeinert. Doch unsere Reise endet nicht an dieser Stelle. Indem wir noch weiter in die Tiefe vordringen und die Grenzen der einzelnen Krebszellen überschreiten, stehen wir zu guter Letzt der DNS, unserem ultimativen Steuerungszentrum, gegenüber. Die DNS birgt die Grundbausteine aller lebenden Zellen, einschließlich der Krebszellen. Für viele Menschen offenbart die DNS, ob sie einem erhöhten Krebsrisiko ausgesetzt sind oder nicht.

Die Vielfalt der Krebsarten macht es oft erforderlich, noch tiefer zu graben. Eine detaillierte Analyse kann entscheidend sein, um eine spezifische Krebsart zu identifizieren, insbesondere wenn keine offensichtlichen klinischen Symptome vorliegen. Wenn wir uns auf diese Weise vertiefen, können wir genomische Anomalien und Mutationen wie Translokationen oder Inversionen aufdecken. Jede entdeckte Mutation kann Hinweise darauf liefern, ob ein Wiederauftreten von Krebs oder die Entwicklung einer anderen Krebsart wahrscheinlicher ist. Zudem kann die Identifizierung genetischer Veränderungen die Wahl der Krebsbehandlung beeinflussen [11]. Die Untersuchung von DNS-Abschnitten auf Mutationen ist der Höhepunkt einer Krebsdiagnose. Sobald wir den fehlerhaften Code gefunden haben, können wir ermitteln, was genau vor sich geht und wie der weitere Weg aussehen sollte. Wenn wir verstehen, was unsere DNS preisgibt und was dies für Krebszellen bedeutet, sind wir in der Lage, die nächste logische Frage zu beantworten: Warum ist dies Krebs?

Karyotypisierung
Einige genetische Anomalien sind nicht auf ein einzelnes Gen wie das *BRCA*-Gen beschränkt. Vielmehr kann eine Aberration auf einem ganzen Chromosom auftreten. Das Down-Syndrom beispielsweise ist ein genetischer Zustand, bei dem eine Person drei Kopien von Chromosom 21 statt zwei hat. Die Karyotypisierung kann helfen, solche Aberrationen zu finden. Sie ist nach wie vor der Goldstandard in der Krebszytogenetik, bei der das gesamte Genom einer Krebszelle untersucht wird, um festzustellen, warum sie sich so verhält. Die Karyotypisierung von Chromosomen in Krebszellen hilft uns, genomweite Defekte festzustellen. Außerdem lässt sich damit vorhersagen, wie der Patient auf verschiedene Behandlungen ansprechen wird. Diese Methode wird üblicherweise bei Myelomen, einigen Lymphomen und Leukämien angewandt. Die Karyotypisierung ist wie ein Mikado-Spiel. Um die Stäbchen aus dem Wirrwarr zu befreien, muss jedes Stäbchen in einer bestimmten Reihenfolge aufgenommen werden, ohne dass es sich bewegt oder andere berührt. Um den richtigen Karyotyp in der Genetik zu bestimmen, muss der Laborant alle Chromosomen in eine bestimmte Reihenfolge bringen, von Chromosom 1 bis Chromosom 23. Dann kann er nach Anomalien wie Trisomien oder Translokationen suchen (Abb. 4.17).

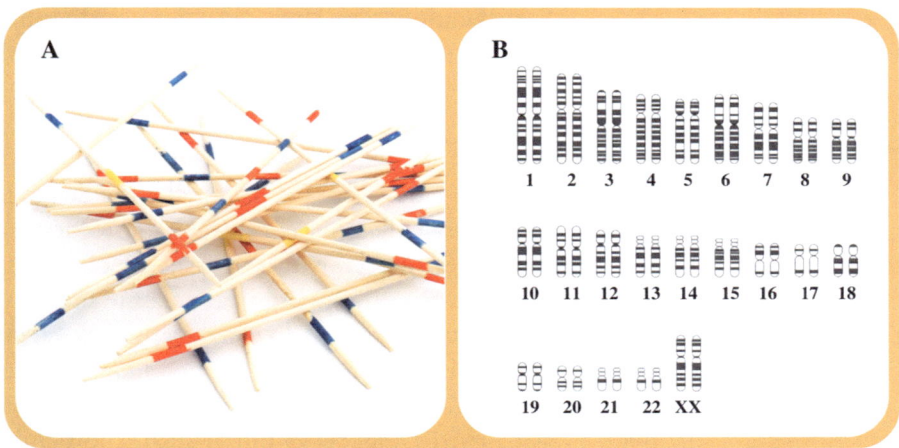

Abb. 4.17 Mikado und Karyotypen. Bei beiden Tätigkeiten muss jedes Stäbchen oder Chromosom in einer bestimmten Reihenfolge entnommen werden, um es zu entwirren und Anomalien zu erkennen

Fluoreszenz-in-situ-Hybridisierung (FISH)
FISH-Scans ermöglichen die Identifizierung mutierter Gene. In der Zytogenetik erleichtert FISH die Erkennung solcher Gene, indem es die Farbe verstärkt. Diese Scans zielen auf spezifische Gene ab, deren Sequenzen bereits bekannt sind. Die Technik, die in den 1980er-Jahren entwickelt wurde, begann mit der Entnahme von Proben aus Blut oder Tumorgewebe. Anschließend werden fluoreszierende Farbstoffe an DNS-Sonden gebunden, um bestimmte Stellen auf den Chromosomen im Zellkern zu markieren. Die resultierenden farbigen Signale werden dann von Fluoreszenzmikroskopen erfasst, was die Anwesenheit eines mutierten Gens bestätigt [12]. Dieses Verfahren lässt sich mit dem Angeln vergleichen, bei dem wir einen spezifischen Köder verwenden, um eine bestimmte Fischart zu fangen.

Der Vorteil von FISH liegt in der direkten Identifizierung mutierter Gene und Chromosomen. Allerdings ist FISH dadurch eingeschränkt, dass nur eine begrenzte Anzahl von bekannten mutierten Genen existiert. Zudem ist die kurze Lebensdauer des Fluoreszenzsignals selbst eine weitere Einschränkung. Deswegen wird FISH oft als Ergänzung zu anderen Tests und nicht als alleinige Diagnosemethode eingesetzt. Andererseits ist es vorteilhaft, dass FISH zur Feststellung von Brustkrebs und spezifischen Lymphomformen eingesetzt werden kann [13, 14]. So entsteht etwa das chronische myeloische Lymphom durch eine Translokation, bei der Teile der Chromosomen 22 und 9 ihre Positionen tauschen. Dieser Austausch führt zur Bildung des Onkogens *BCR-ABL*. Diese Translokation ist auch als das sogenannte Philadelphia-Chromosom bekannt, das 1959 von David Hungerford entdeckt wurde [15].

Genomische Sequenzierung
Das Humangenomprojekt startete im Jahr 1990. Damals stellte die Sequenzierung des kompletten Genoms einer Zelle eine enorme Herausforderung dar. Als das Projekt im Jahr 2003 abgeschlossen wurde, waren jedoch bereits etwa 90 % unserer DNS entschlüsselt. Bis 2006 wurde das gesamte menschliche Genom sequenziert. Alle Geheimnisse der Krebszellen – ihre Ursachen, ihr Verhalten und ihre endgültigen Lösungen – sind in der Doppelhelixstruktur unserer DNS verborgen. Mit der zunehmenden Geschwindigkeit und Kosteneffizienz der DNS-Sequenzierung, sei es durch staatliche Bemühungen oder private Unternehmen wie 23andMe, wird sich die Erkennung von Krebs anhand von DNS-Sequenzen in Zukunft weiter verbessern.

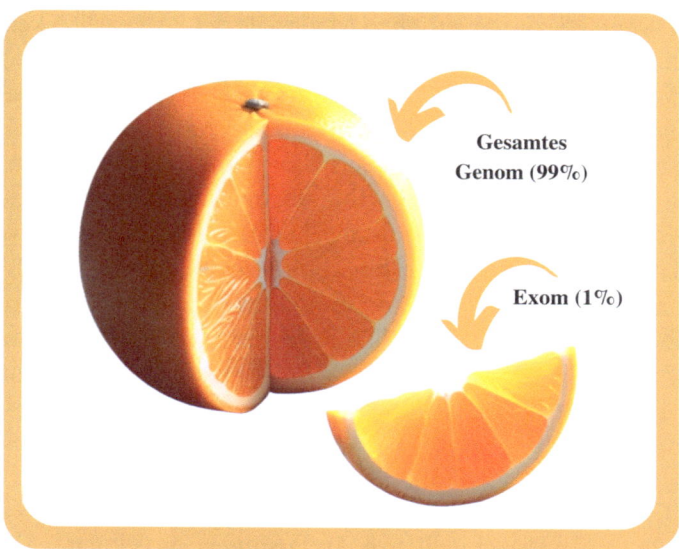

Abb. 4.18 Exom in einem Genom. Exome sind wichtige Abschnitte des Genoms. Sie machen jedoch nur 1 % des gesamten Genoms aus

Für die Sequenzierung von Genomen stehen verschiedene Methoden zur Verfügung. Bei der Tumorgenomsequenzierung kann das gesamte genetische Material sequenziert werden. Bei der Exom-Sequenzierung werden nur die Abschnitte gelesen, die in Proteine übersetzt werden (siehe Abb. 4.18). Bei der Gen-Panel-Sequenzierung werden ausschließlich die Abschnitte des genetischen Materials sequenziert, die mit Krebs in Verbindung stehen. Alternativ kann auch ein einzelner Gentest durchgeführt werden [16].

Präzisionstechniken
Die Präzisionsonkologie hat sich als Zukunftstrend in der Krebsdiagnostik etabliert, indem sie eine höhere Genauigkeit bei der Identifizierung von Krebs-DNS und Mutationen bietet. Dieses Ziel ist von entscheidender Bedeutung, da es die Entwicklung von effektiveren Behandlungsmethoden ermöglicht. Fortgeschrittene Techniken, darunter spezielle Verfahren zur Erstellung eines individuellen genetischen Profils eines Patienten, unterstützen Ärzte dabei, maßgeschneiderte Behandlungspläne zu erstellen. Diese Art der personalisierten Medizin verändert grundlegend die Art und Weise, wie wir nach Krebs suchen und wie wir ihn behandeln. Medikamente können nun so entwickelt werden, dass sie nur Krebszellen angreifen, ohne gesunde Zellen zu

schädigen. Wenn wir die genetischen Merkmale der Krebszellen kennen, können wir die Behandlung auf den Einzelnen zuschneiden. Neue Techniken werden erforscht, um die Profilerstellung des Erbguts jedes Krebspatienten zu beschleunigen und zu verbessern. Die Sequenzierung des menschlichen Genoms, die einst 16 Jahre in Anspruch nahm, kann heute in einem Bruchteil dieser Zeit durchgeführt werden. Die Technologie der Next-Generation-Sequenzierung ermöglicht die schnelle Identifizierung aller relevanten Tumor-DNS-Varianten, mit inbegriffen komplexer Biomarker. Präzisionsonkologie wird als Ergänzung zu etablierten Therapien in klinischen Studien und als Off-Label-Therapie eingesetzt. Die Ergebnisse werden in molekularen Tumorboards (MTBs) diskutiert, die als Schnittstelle zwischen Diagnostik und klinischer Praxis dienen. Trotz der Vorteile der Präzisionsonkologie erhalten bis heute nur etwa ein Drittel der Patienten die empfohlene Therapie, da es an klinischen Studien mangelt und Krankenkassen die Kosten für nicht zugelassene Therapien oft nicht übernehmen. Die Ablehnung der Kostenübernahme basiert auf unterschiedlichen Auffassungen molekularer Evidenz, die nicht den Anforderungen der evidenzbasierten Medizin entsprechen. Die Präzisionsonkologie ist ein vielversprechender Ansatz, der die Krebsbehandlung revolutionieren könnte, dabei ist die Behandlung auf die genetischen Merkmale des individuellen Patienten abgestimmt. Durch die Kombination von Next-Generation-Sequenzierung und personalisierten Therapien können Ärzte und Wissenschaftler darauf hinarbeiten, die Effektivität der Krebsbehandlung zu steigern und die Lebensqualität der Patienten zu verbessern. Dennoch müssen noch viele Herausforderungen überwunden werden, bevor die Präzisionsonkologie für alle Patienten zugänglich und finanziell tragbar wird.

Next-Generation-Sequenzierung
Die Einführung von Next-Generation-Sequencing (NGS) hat die Art und Weise, wie wir DNS und RNA sequenzieren, grundlegend verändert. NGS hat nicht nur die Geschwindigkeit, sondern auch die Skalierbarkeit der Sequenzierung verbessert. Ob es darum geht, das gesamte Genom zu sequenzieren oder nur bestimmte Regionen zu untersuchen, NGS ermöglicht es uns, mehrere Genveränderungen in einer einzigen Analyse zu betrachten. Dies macht NGS zu einem unverzichtbaren Werkzeug für Genforscher und Labors auf der ganzen Welt. In der Krebsdiagnose spielt NGS eine entscheidende Rolle. Es ermöglicht die schnelle und tiefe Sequenzierung des Genoms und seiner Regionen, einschließlich der Krebs-DNS. Ein Beispiel für den Einsatz von NGS ist die Analyse von Melanomen, um eine *BRAF-V600E*-Mutation

in Melanozyten zu identifizieren. NGS kann mehrere DNS-Sequenzen gleichzeitig quantifizieren und sequenzieren, was die Identifizierung zahlreicher Gene ermöglicht, die für eine Präzisionstherapie relevant sind. Diese personalisierte Diagnostik ist besonders wichtig, da Tumore eine natürliche Vielfalt aufweisen. Im Vergleich zu früheren Sequenzierungsmethoden ist NGS wie das iPhone 15 im Vergleich zum iPhone 5, da es deutlich mehr Funktionen bietet (Abb. 4.19).

Ein konkretes Beispiel für NGS ist die regelmäßige Durchführung der Vollgenomsequenzierung (WGS) [17, 18], die das Potenzial hat, die Krebsbehandlung zu revolutionieren. Indem das gesamte Genom eines Patienten analysiert wird, können Ärzte tiefere Einblicke in die molekularen Mechanismen des Krebses gewinnen und so eine bessere Therapie gewährleisten. Durch die Sammlung von langfristigen klinischen und genomischen Daten können Kliniken die Wirksamkeit von Behandlungen überwachen und bei Bedarf anpas-

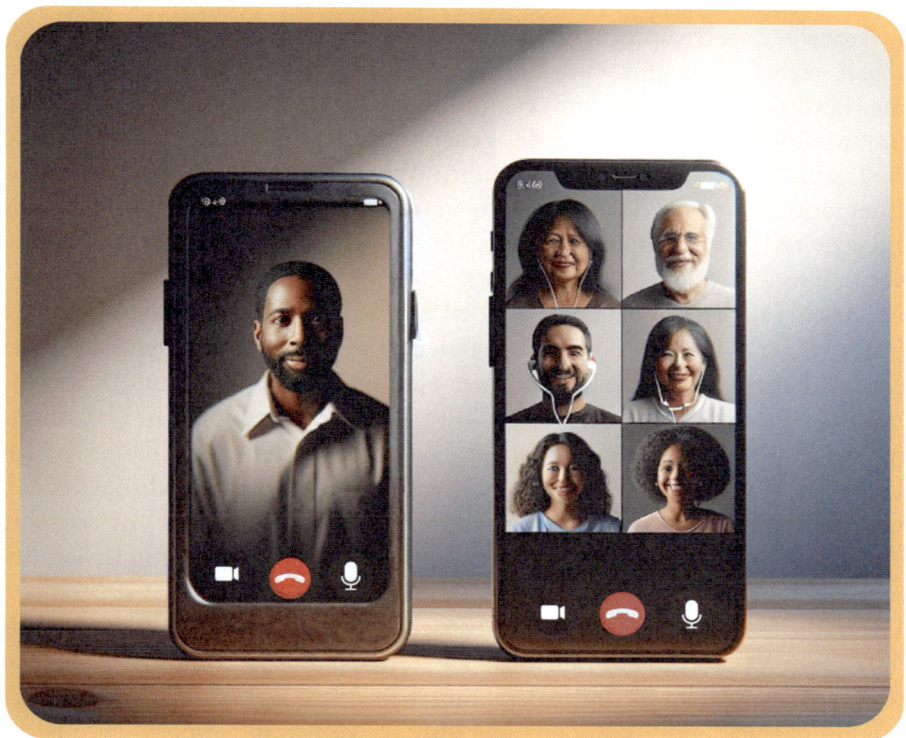

Abb. 4.19 iPhone 4 vs. iPhone 14. Der Vergleich von Next-Generation Sequencing (NGS) mit der ersten Generation von Sequenzierungsmethoden ist wie der Vergleich zwischen dem iPhone 5 und dem iPhone 15

sen. Dies kann zu einer verbesserten Prognose und zu personalisierten Behandlungsplänen führen. Das „The 100,000 Genomes Cancer Project" ist ein Beispiel für ein umfassend angelegtes Projekt, das die WGS in der Krebsbehandlung vorantreibt. Die Sequenzierung von 13.880 Teilnehmern mit soliden Tumoren hat viele genetische Varianten identifiziert, die möglicherweise die Entwicklung von Hirntumoren, Eierstockkrebs und anderen Krebsarten beeinflussen könnten. Die Kombination von WGS-Ergebnissen mit klinischen Daten hat dazu beigetragen, die Behandlungsstrategien zu optimieren und die Überlebensraten zu verbessern. Die Auswertung der 5-Jahres-Ergebnisse hat gezeigt, dass die Berücksichtigung von WGS-Daten zu besseren Patientenergebnissen führen kann, insbesondere bei Hirntumoren, Dickdarm- und Lungentumoren, Brustkrebs und Eierstockkrebs. Die genetischen Analysen haben auch Muster bei verschiedenen Krebsarten identifiziert, die das Ansprechen auf eine Therapie und mögliche Patientenergebnisse vorhersagen könnten.

Trotz der vielversprechenden Ergebnisse stehen wir jedoch vor logistischen, technischen und wirtschaftlichen Herausforderungen bei der Implementierung von WGS in den Versorgungsalltag. Dennoch bietet WGS einen umfassenden Überblick über die genetische Landschaft eines Tumors und stellt somit wertvolle Informationen für Therapieentscheidungen bereit. Die Integration von NGS und WGS in die Krebsbehandlung könnte die Effektivität der Therapien steigern und die Lebensqualität der Patienten verbessern.

Forscher haben ein neues KI-Modell entwickelt, das genetische Biomarker [19] (*MSI, BRAF, KRAS*) bei kolorektalem Karzinom vorhersagen kann. Das Modell basiert auf einem Transformer-Neuronalen-Netzwerk und zeigt eine hohe Genauigkeit, vergleichbar mit klinischen Tests an Biopsien. Der Ansatz nutzt Deep Learning, um Gewebeproben zu analysieren, was besonders für Länder mit begrenzten Ressourcen vorteilhaft ist. Trainiert wurde das Modell mit über 13.000 Patientenproben aus verschiedenen Ländern. Es erreichte eine Sensitivität von 99 % bei der Vorhersage von *MSI* an chirurgischen Resektionsroben und zeigte auch bei Biopsiegewebe eine hohe Genauigkeit. Diese Technologie kann den diagnostischen Prozess beschleunigen und die Testbelastung reduzieren, indem sie als Vorscreening für Biopsien eingesetzt wird. Die Anwendung könnte den klinischen Alltag verbessern und den Nutzen für die Patienten erhöhen. Der Einsatz von Transformer-Neuronalen-Netzwerken stellt eine Weiterentwicklung gegenüber den bisher genutzten Convolutional Neural Networks dar und bietet bessere Leistung und Robustheit.

4.9 Krebseinstufung und Staging

Das medizinische Personal klassifiziert Krebs in Grade und Stadien, um dessen Schweregrad und Behandlungsmöglichkeiten zu bestimmen. „Grading" beschreibt das Aussehen der Krebszellen, während „Staging" die Ausbreitung des Tumors misst. Die Stadien reichen von I (wenig bedrohlich) bis IV (sehr aggressiv). Das TNM-System hilft bei der Einstufung, wobei „T" für Tumorgröße, „N" für Lymphknotenbefall und „M" für Metastasen steht. Je höher die Werte, desto schwerer der Krebs. Metastasen (M1) kennzeichnen in der Regel ein Stadium IV. Die Kenntnis des Krebsstadiums ist entscheidend für die Wahl der Behandlung und die Prognose.

Patienten mit Krebs im Stadium IV haben deutlich geringere Überlebenschancen als solche im Stadium I. Bei fortgeschrittenen Krebserkrankungen im Stadium IV kann eine palliative Therapie angemessener sein als eine kurative Behandlung.

4.10 Neuheiten

AlphaMissense – Revolutionäre KI in der Biotechnologie
Die Biotechnologie steht vor einer bahnbrechenden Veränderung dank einer neuen künstlichen Intelligenz (KI) namens AlphaMissense [20], entwickelt von DeepMind. Diese fortschrittliche Technologie nutzt umfangreiche genetische Datenbanken und Deep Learning, um Missense-Mutationen im menschlichen Genom mit einer beispiellosen Genauigkeit und Skalierbarkeit zu klassifizieren. Missense-Varianten sind spezifische DNS-Fehlstellen, die zu veränderten Proteinen führen können und potenziell Krankheiten wie Krebs verursachen.

AlphaMissense hat eine beeindruckende Leistung in der Analyse des menschlichen Genoms erbracht. Von den über 216 Mio. möglichen Punktmutationen hat AlphaMissense 71 Mio. als Missense-Mutationen [21] identifiziert. Diese Mutationen können zu veränderten Proteinen führen und sind potenziell krankheitsverursachend. AlphaMissense hat festgestellt, dass 32 % dieser Mutationen möglicherweise krankheitsauslösend sind, während 57 % wahrscheinlich harmlos sind. Diese genaue Klassifizierung ist für die Diagnose seltener Krankheiten und für biotechnologische Anwendungen wie das Design von Proteinen von entscheidender Bedeutung. Die KI verwendet drei lernfähige Untersysteme: einen Erkennungsmechanismus für

Mutationsmuster, ein Sprachmodell für die DNS-Basenpaare und eine Variante von AlphaFold, die die Faltung von Proteinen auf der Grundlage von Aminosäuresequenzen vorhersagt. Diese Kombination ermöglicht es AlphaMissense, mit hoher Genauigkeit vorherzusagen, ob eine Missense-Mutation schädlich oder harmlos ist. Dies ist ein großer Schritt vorwärts in der Biotechnologie und könnte die Entwicklung von personalisierten Gentherapien vorantreiben.

Beeindruckende Leistung und weitreichende Auswirkungen
AlphaMissense übertrifft bisherige Methoden bei der Klassifizierung von Varianten erheblich. Es kann 92,9 % der Varianten mit einer Genauigkeit von 90 % als gutartig oder bösartig einordnen, im Vergleich zu 67 % bei früheren Methoden. Dank dieser präzisen und ganzheitlichen computergestützten Variantenbewertung können Biotech-Startups riskante genetische Experimente vermeiden und vielversprechende Kandidaten für Labortests gezielt identifizieren. Dies beschleunigt die Entwicklung von personalisierten Gentherapien, optimierten Enzymen und Biopestiziden erheblich.

Die Beschleunigung der synthetischen Biologie-Revolution
Die Industrialisierung der Biologie benötigt zuverlässige Vorhersagen darüber, wie sich genetische Veränderungen auf die sichtbaren Merkmale auswirken, bevor teure Tests durchgeführt werden. AlphaMissense löst dieses Problem weitgehend, indem es die Proteinfunktion durch Programmierung optimiert. Dadurch werden die Hauptziele der synthetischen Biologie vorangetrieben, wie eine höhere Effizienz in den Design-Build-Test-Zyklen und das Management von Komplexität. Start-ups könnten Cloud-Plattformen entwickeln, die den AlphaMissense-Service für Biotechnologieunternehmen anbieten. Dies eröffnet neuen Start-ups, die Genomik und maschinelles Lernen nutzen, erhebliche Möglichkeiten zur Weiterentwicklung.

Die Zukunft der Biotechnologie
AlphaMissense markiert den Beginn einer aufregenden Ära in der Biotechnologie. Start-ups können ohne genetische Unsicherheiten bahnbrechende Anwendungen schneller und kostengünstiger entwickeln. Diese Technologie könnte eine Welle von Unternehmertum an der Schnittstelle von KI und Biologie auslösen und die Industrialisierung der Biologie vorantreiben. Während Innovationen wie AlphaFold den Zugang zu Proteinstrukturwissen demokratisierten, macht AlphaMissense das zuvor als genomische „dunkle Mate-

rie" betrachtete Gebiet zugänglich und ermöglicht Erkundungen in unbekannte Territorien. Die industrielle Revolution des 21. Jahrhunderts könnte somit im Herzen des Bioengineering stehen.

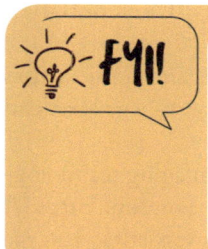

Der französische Dermatologe Ernes Besnier prägte das Wort Biopsie erstmals 1879. Es leitet sich vom griechischen Wort "bios" ab, was "Leben" bedeutet, und "opsis", was so viel wie "sehen" bedeutet. Biopsien wurden jedoch schon durchgeführt, bevor der Begriff geprägt wurde. Im 11 Jahrhundert führte Abulcasis, ein arabischer Arzt, eine der ältesten diagnostischen Biopsien durch.

Zusammenfassung
In diesem Kapitel haben wir einen tiefgreifenden Einblick in die Methoden der Krebsdiagnose gewonnen. Wir haben erfahren, wie Mediziner durch verschiedene Techniken und Untersuchungen wie Anamnese, körperliche Untersuchungen, Bluttests, bildgebende Verfahren, Gewebeproben und genetische Analysen eine Krebsdiagnose stellen. Besonderes Gewicht hat die Einbindung von künstlicher Intelligenz in die medizinische Diagnostik. Zudem werden die Relevanz genetischer Tests und die Weiterentwicklung von Flüssigbiopsien sowie die Nutzung von KI in der medizinischen Diagnostik hervorgehoben. Dieses Kapitel bietet einen umfassenden Überblick über die vielfältigen Methoden und Technologien, die für die Krebsdiagnose verwendet werden. Wir haben auch die Bedeutung von künstlicher Intelligenz und von digitalen Technologien für die Verbesserung der Früherkennung und Behandlung von Krebs besprochen.

Literatur

1. Kalantar-Zadeh, K., et al. A human pilot trial of ingestible electronic capsules sensing different gases in the gut. Nat. Electron. 2018, 1(1), 79–87. https://doi.org/10.1038/s41928-017-0004-x
2. Winn Army Community Hospital > Health Services > Lab Tests & Radiology > Radiology. https://winn.tricare.mil/Health-Services/Lab-Tests-Radiology/Radiology (accessed 2024-07-05).

3. mdr.de. Früher Tumore entdecken mit KI-Assistenten beim Ultraschall | MDR. DE. https://www.mdr.de/wissen/ki-assistenz-ultraschall-mammographie-100.html (accessed 2024-07-04).
4. Leberkrebs besonders gefährlich – Forscher wollen ihn mit Ultraschall besiegen – FOCUS online. https://www.focus.de/wissen/natur/wissenschaft-leberkrebs-ist-besonders-gefaehrlich-forscher-wollen-ihn-mit-ultraschall-besiegen_id_236182024.html (accessed 2024-07-04).
5. Forschende testen weltweit neue Strahlentherapie gegen Krebs. https://www.forschung-und-lehre.de/forschung/forschende-testen-weltweit-neue-strahlentherapie-gegen-krebs-6158 (accessed 2024-07-04).
6. ReporterFollow |Contact, B. B. N. L. First in Canada imaging technology means less stress, less radiation for patients at St. Joseph's. London. https://london.ctvnews.ca/first-in-canada-imaging-technology-means-less-stress-less-radiation-for-patients-at-st-joseph-s-1.6908964 (accessed 2024-07-04).
7. Faster, more precise, less radiation: State-of-the-art whole-body PET-CT officially inaugurated at UKL. https://www.uniklinikum-leipzig.de/presse/Seiten/Pressemitteilung_7706.aspx (accessed 2024-07-04).
8. Tests and procedures used to diagnose cancer – NCI. https://www.cancer.gov/about-cancer/diagnosis-staging/diagnosis (accessed 2024-07-05).
9. Artificial intelligence gives cancer research a boost. 2019 https://www.youtube.com/watch?v=vhUu5vwYUak (accessed 2024-07-05).
10. Heikenwälder, H.; Heikenwälder, M. Der moderne Krebs – Lifestyle und Umweltfaktoren als Risiko; Springer Berlin Heidelberg: Berlin, Heidelberg, 2023. https://doi.org/10.1007/978-3-662-66576-3.
11. Genomic vs. genetic testing for cancer. https://www.cancercenter.com/diagnosing-cancer/genetic-and-genomic-testing (accessed 2024-07-05).
12. Hu, L., et al. Fluorescence in situ hybridization (FISH): an increasingly demanded tool for biomarker research and personalized medicine. Biomark. Res. 2014, 2(1), 3. https://doi.org/10.1186/2050-7771-2-3
13. Vela, V. et al. High specificity of TNFAIP3 mutations in ocular adnexal marginal zone B-cell lymphomas. Hematol. Oncol. 2020, 38(3), 284–292.
14. Vela, V. et al. Deciphering the genetic landscape of pulmonary lymphomas. Mod. Pathol. 2021, 34(2), 371–379.
15. Risk factors for chronic myeloid leukemia. https://www.cancer.org/cancer/types/chronic-myeloid-leukemia/causes-risks-prevention/risk-factors.html (accessed 2024-07-05).
16. Molekularbiologische Methoden. https://www.krebsinformationsdienst.de/untersuchungen-bei-krebs/molekulare-diagnostik/methoden (accessed 2024-07-05).
17. Ärzteblatt, D. Ä. G., Redaktion Deutsches. Das Pankreaskarzinom auf dem Weg zur Präzisionsmedizin. Deutsches Ärzteblatt. https://www.aerzteblatt.de/nachrichten/149525/Das-Pankreaskarzinom-auf-dem-Weg-zur-Praezisionsmedizin (accessed 2024-07-15).

18. Sosinsky, A., et al. Insights for precision oncology from the integration of genomic and clinical data of 13,880 tumors from the 100,000 Genomes Cancer Programme. Nat. Med. 2024, 30(1), 279–289. https://doi.org/10.1038/s41591-023-02682-0.
19. Wagner, S. J., et al. „Transformer-based biomarker prediction from colorectal cancer histology: a large-scale multicentric study." Cancer Cell, vol. 41, no. 9, 2023, pp. 1650–1661.e4, https://doi.org/10.1016/j.ccell.2023.08.002.
20. Podbregar, N. KI entschlüsselt unsere Mutationen. scinexx | Das Wissensmagazin. https://www.scinexx.de/news/technik/ki-entschluesselt-unsere-mutationen/ (accessed 2024-07-04).
21. Shibil. AlphaMissense: How this AI breakthrough will revolutionize biotech ventures. Medium. https://medium.com/@profshibil/alphamissense-how-this-ai-breakthrough-will-revolutionize-biotech-ventures-fe8e02017c8f (accessed 2024-07-04)

5

Die psychologischen Auswirkungen von Krebs

Inhaltsverzeichnis

5.1	Ängste	146
5.2	Stress	147
5.3	Depression	149
5.4	Familie und Freunde	151
5.5	Glaube	151
5.6	Selbsthilfegruppen	152
5.7	Einen Mentor finden	152
Literatur		153

Zusammenfassung Eine Krebsdiagnose verändert alles. Von einem Moment auf den anderen steht das Leben still. Viele Betroffene erleben einen Schock – Angst, Ohnmacht und Unsicherheit sind häufige erste Reaktionen. Doch neben den körperlichen Herausforderungen bringt Krebs auch große seelische Belastungen mit sich. In diesem Kapitel gehen wir deshalb der Frage nach, wie man emotional mit einer Krebserkrankung umgehen kann – sei es als Patient oder als Angehöriger. Wir beleuchten typische psychische Reaktionen auf die Diagnose, wie etwa Angst, Wut, Verzweiflung oder auch das Gefühl von Kontrollverlust. Ausserdem werfen wir einen Blick auf die Zeit zwischen Verdacht und Diagnose, die für viele besonders belastend ist. Sie erfahren, welche Unterstützungsmöglichkeiten es gibt – von Gesprächen mit vertrauten Menschen über professionelle psychologische Hilfe bis hin zu Selbsthilfegruppen. Auch die Rolle von verständlicher Information und Kommunikation mit dem medizinischen Team wird thematisiert. Ziel dieses Kapitels ist es, Mut zu machen, Orientierung zu geben und Wege aufzuzeigen, wie man in einer sehr herausfordernden Lebensphase wieder Boden unter den Füßen gewinnen kann.

Krebs ist eine schwere Krankheit, die uns körperlich und seelisch verändert. Eine Krebsdiagnose kann sehr schockierend sein und Gefühle von Angst, Stress und Traurigkeit auslösen. Dennoch gibt es heute Grund zur Hoffnung: Die Prognose für Krebserkrankungen hat sich in den letzten Jahren deutlich verbessert. Modernste Diagnostik und Therapien ermöglichen es, dass manche Krebsarten heute heilbar und viele andere behandelbar und kontrollierbar sind. In diesem Kapitel werden wir uns mit den emotionalen und praktischen Herausforderungen beschäftigen, die Krebspatienten und ihre Angehörigen durchleben, und wie die Betroffenen mit Unterstützung von Familie, Freunden und Selbsthilfegruppen diese schwierige Zeit meistern können.

Krebs unterscheidet sich von anderen Krankheiten, denn er verändert den Menschen oft sowohl körperlich als auch seelisch. Wenn wir das Wort *Krebs* hören, erleben viele von uns einen Schockzustand. Wir werden von Angst und Panik gelähmt. Bevor dieser lebensverändernde Moment eintrat, dachten wir, dass wir noch unendlich viel Zeit zu leben hätten, doch plötzlich könnte das nicht mehr der Fall sein. Krebs zeigt eine Grenze auf. Dieses Szenario ist verständlicherweise sehr belastend.

Dann gibt es eine Zeit der Ungewissheit, in der wir auf eine endgültige Diagnose warten. Diese Zeit kann einige Tage bis mehrere Wochen dauern. Wenn wir erfahren, dass wir Krebs haben, ändert sich unser Blickwinkel und wir spüren die Dringlichkeit. Jeder, bei dem gerade Krebs diagnostiziert wurde, weiß, dass sein Leben bedroht ist. Je mehr wir über die Krankheit erfahren, desto besser verstehen wir, welche weiteren Untersuchungen durchgeführt werden können und welche Therapien es gibt. Diese Informationen können uns die Angst nehmen und uns helfen, der Krankheit mit mehr Zuversicht zu begegnen. Das Gute ist jedoch, dass wir nicht allein sind. In dieser Zeit ist es hilfreich, sich mit vertrauten Freunden, Familienmitgliedern, medizinischem Personal und sogar Patientenverbänden bzw. auszutauschen, um mit den körperlichen und emotionalen Symptomen besser fertig zu werden.

5.1 Ängste

Während der Behandlung kann es zu Angstzuständen kommen. Auch wenn die Krebstherapie lange dauert, ist Angst eine Art, wie wir auf emotional belastende Situationen reagieren. Unser Gefühl von **Sorge und Unbehagen** kann Angst auslösen [1]. Eine Krebsdiagnose kann dazu führen, dass wir Angst vor „Veränderungen" oder „Kontrollverlust" haben. Plötzlich stehen wir der Ungewissheit, dem Unbekannten und möglicherweise dem Tod gegenüber. Wir beginnen uns zu fragen, was als Nächstes passieren wird. Werde ich meinen Urlaub streichen müssen? Aufhören zu arbeiten? Meinen Job verlieren? Meine Freunde verlieren? Mich älter fühlen? Eine gefährliche Operation durchmachen? Gefahr laufen zu sterben? Es ist normal, sich diese Fragen zu stellen. In einigen Fällen können Angstzustände auch plötzliche und akute Panikattacken verursachen, die plötzlich und ohne Vorwarnung auftreten und oft innerhalb von 10 Minuten ihren Höhepunkt erreichen. Wenn wir die meiste Zeit des Tages oder fast jeden Tag Angstsymptome verspüren und diese unser tägliches Leben beeinträchtigen, sollten wir uns an einen Arzt wenden.

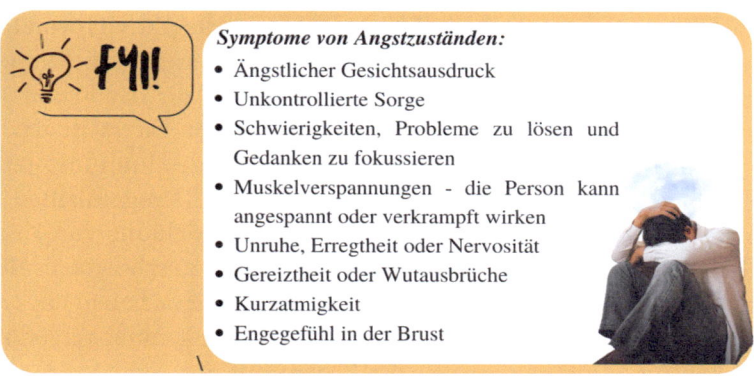

Symptome von Angstzuständen:
- Ängstlicher Gesichtsausdruck
- Unkontrollierte Sorge
- Schwierigkeiten, Probleme zu lösen und Gedanken zu fokussieren
- Muskelverspannungen - die Person kann angespannt oder verkrampft wirken
- Unruhe, Erregtheit oder Nervosität
- Gereiztheit oder Wutausbrüche
- Kurzatmigkeit
- Engegefühl in der Brust

5.2 Stress

Stress ist ein natürlicher Bestandteil unseres Daseins, der entsteht, wenn wir uns bedroht oder überfordert fühlen. Zu solchen Zeitpunkten setzt unser Organismus Stresshormone wie Adrenalin und Cortisol frei, die es uns ermöglichen, schneller zu reagieren – eine Reaktion, die als „Kampf- oder Fluchtmodus" bekannt ist. Normalerweise erholt sich der Körper wieder, sobald die Bedrohung vorüber ist, und der Hormonspiegel sinkt. Allerdings wird dieser Stress in Zeiten von Krankheiten wie Krebs oft chronisch.

Die Erschütterung, die durch eine Krebsdiagnose hervorgerufen wird, verursacht eine intensive emotionale Belastung, die den Körper stark belastet. Krebs verursacht nicht nur kurzfristigen Stress, sondern auch langfristigen, da die Betroffenen lernen müssen, mit der Krankheit im Alltag umzugehen. Chronischer Stress ist besonders schädlich, da er den Hormonspiegel im Körper dauerhaft erhöht und somit das Immunsystem schwächt [2]. Ein geschwächtes Immunsystem ist weniger effektiv im Kampf gegen Krebszellen, was sich negativ auf den Verlauf der Krankheit auswirken kann. Ständiger Stress wirkt sich auf die Funktionsweise des Immunsystems aus, beschleunigt den biologischen Alterungsprozess und kann die Lebensdauer verkürzen. Untersuchungen zeigen, dass verschiedene stressige Lebensereignisse, wie der Verlust eines geliebten Menschen oder des Arbeitsplatzes, das Risiko für bestimmte Krebsarten erhöhen können. So besteht zum Beispiel bei Männern, die ihren Arbeitsplatz als stressig empfinden, ein deutlich höheres Risiko an Prostatakrebs zu erkranken. [2]. Die Stresshormone Cortisol, Adrenalin und Noradrenalin sind bei all diesen Vorgängen von großer Bedeutung. Sie versetzen den Körper in einen Alarmzustand und steigern die Leistungsfähigkeit von Muskeln, Herz und Lunge. Insbesondere Cortisol hat eine lang anhaltende Wirkung und kann bei anhaltendem Stress die Aktivität von Immunzellen hemmen, was zu einer gesteigerten Anfälligkeit für Infektionen und Entzündungen führen kann – beides sind Faktoren, die das Krebsrisiko erhöhen können [3]. Eine zusätzliche Konsequenz von Stress ist der soziale Stress, der zu einer pathologischen Überaktivierung des Immunsystems und zu lang anhaltenden Entzündungen führen kann [2]. Lang anhaltende Entzündungen stellen ein bekanntes Risiko für die Entwicklung von Krebs dar. In der Psychologie wird die Fähigkeit, sich von Stress zu erholen, als Resilienz bezeichnet. Personen mit einer niedrigen Stress-Resilienz haben ein erhöhtes Risiko, an spezifischen Krebsarten wie Leber- und Lungenkrebs zu erkranken.

Tabakkonsum, eine unausgewogene Ernährung und Schlafstörungen tragen zur Verschlimmerung des Problems bei. Schlafmangel, der häufig durch Stress hervorgerufen wird, stellt zudem einen signifikanten Risikofaktor für Krebserkrankungen dar. Studien haben gezeigt, dass Schlafstörungen das Risiko für Brust-, Prostata- und Darmkrebs erhöhen können, insbesondere bei Personen, die nachts arbeiten oder im Schichtdienst tätig sind.

Experten gehen davon aus, dass die gestörte Produktion von Melatonin aufgrund von nächtlichem Licht die Ursache für das erhöhte Krebsrisiko bei Schlafmangel sein könnte. Melatonin ist ein Hormon, das nicht nur den Schlaf-Wach-Rhythmus steuert, sondern auch das Wachstum von Tumorzellen hemmt [2]. Ein Defizit an Melatonin könnte somit das Risiko für hormonabhängige Krebsarten wie Brust- und Prostatakrebs steigern. Zusammenfassend lässt sich festhalten, dass Stress einen bedeutenden Einfluss auf die Gesundheit und das Krebsrisiko hat. Lang anhaltender Stress, ungesunde Lebensgewohnheiten und Schlafmangel können das Immunsystem schwächen, Entzündungen fördern und letztlich das Risiko für Krebs erhöhen. Daher ist es von großer Bedeutung, Stress zu identifizieren und gezielte Maßnahmen zu ergreifen, um dessen negative Folgen zu reduzieren. Ein gesunder Lebensstil, der ausreichend Schlaf, eine ausgewogene Ernährung und regelmäßige körperliche Aktivität beinhaltet, kann dazu beitragen, das Krebsrisiko zu mindern und das allgemeine Wohlbefinden zu steigern.

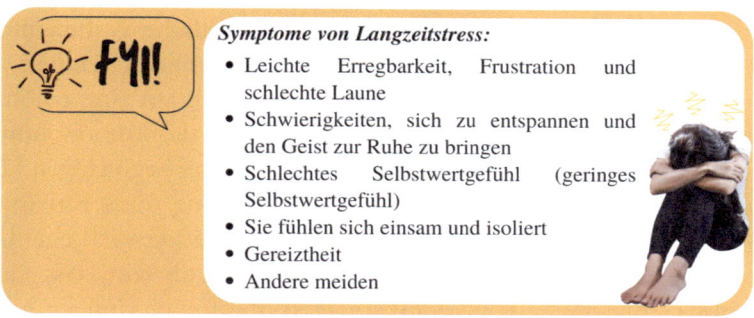

Symptome von Langzeitstress:
- Leichte Erregbarkeit, Frustration und schlechte Laune
- Schwierigkeiten, sich zu entspannen und den Geist zur Ruhe zu bringen
- Schlechtes Selbstwertgefühl (geringes Selbstwertgefühl)
- Sie fühlen sich einsam und isoliert
- Gereiztheit
- Andere meiden

5.3 Depression

Es ist üblich, dass Menschen Traurigkeit empfinden, wenn sie mit einer Krebserkrankung konfrontiert werden. Dieses Gefühl ist oft mit dem Verlust von etwas, wie der Gesundheit oder der Freiheit, bestimmte Aktivitäten wie Reisen oder Sport auszuüben, verbunden. Es kann auch auftreten, wenn man gezwungen ist, bestimmte Projekte oder Ziele aufzugeben. Traurigkeit unterscheidet sich jedoch von Depression, die ein tieferes Gefühl der Hoffnungslosigkeit beinhaltet und dazu führen kann, dass Betroffene sich „gelähmt" fühlen und dass es ihnen schwerfällt, die Motivation zu finden, etwas zu unternehmen oder aus diesem Zustand herauszukommen. Depressionen können Entscheidungsfindungen, wie beispielsweise in Bezug auf eine Behandlung, erschweren oder die Einhaltung eines vorgeschriebenen Behandlungsplans beeinträchtigen.

Depressionen können mit einer Empfindung von Erschöpfung einhergehen, was die bereits vorhandene Müdigkeit durch die Therapie verstärken kann. Des Weiteren können sie das Essverhalten beeinflussen, was zu einer weiteren Verringerung des allgemeinen Wohlbefindens führen kann.

Bei Individuen, die ansonsten gesund sind, jedoch an Depressionen leiden oder ein hohes Aggressionspotenzial aufweisen, wurden gesteigerte Werte von Entzündungsmarkern wie Interleukin-6, C-reaktives Protein (CRP) und Tumornekrosefaktor (TNF) im Blut festgestellt. Obwohl Depressionen und Aggressionen unterschiedliche Verhaltensmuster aufweisen, sind sie beide bekanntlich durch Stress begünstigt. Die erhöhte Produktion von Entzündungsmediatoren unter stressigen Bedingungen könnte daher zur Entstehung dieser beiden Zustände beitragen [3]. Es könnte sein, dass Stress, Depressionen und Entzündungen sich bei chronischen Krankheiten gegenseitig verstärken. Nach der Krebsdiagnose leiden viele Patienten unter Depressionen, die mit einer ungünstigen Prognose in Verbindung gebracht werden [4]. Diese depressiven Zustände könnten nicht allein durch die Krebsdiagnose verursacht werden, sondern auch durch Entzündungsprozesse, die fast alle Krebsarten begleiten [5]. Entzündungsmediatoren könnten das seelische Wohlbefinden auf eine Weise beeinträchtigen, die an klinische Depressionen erinnert. Daher könnten depressive Zustände bei Krebspatienten auch auf eine erhöhte Produktion von Entzündungsstoffen in der Umgebung des Tumors hinweisen, was wiederum das Voranschreiten der Krebserkrankung begünstigen könnte.

Es gibt Hinweise aus wissenschaftlicher Forschung, dass Entzündungsreaktionen, die durch Stress verursacht werden, möglicherweise eine Ursache für depressive Störungen sind. Es könnte in der Zukunft sein, dass einige Patienten mit Depressionen von Medikamenten, die Entzündungen hemmen, profitieren, vor allem wenn herkömmliche Behandlungen nicht erfolgreich sind und erhöhte Entzündungswerte im Blut festgestellt werden.

Es wird interessanterweise angenommen, dass bestimmte Virusinfektionen, wie Infektionen mit Herpes-Viren, Windpockenviren (Varizella-Zoster), Herpes-simplex-Virus Typ 2 und Grippeviren, als Risikofaktoren für Depressionen gelten [6]. In solchen Situationen könnten Entzündungsmediatoren, die zur Abwehr der Viren gebildet werden, direkt depressive Zustände hervorrufen oder bereits bestehende Depressionen verschlimmern.

Vom Immunsystem erzeugte Entzündungsmediatoren sind auch für die postinfektiöse Depression verantwortlich, die Wochen bis Monate nach einer Grippeinfektion auftreten kann und Depressionssymptome verursacht. Trotz der Häufigkeit dieser Art von Depression ist sie vielen Menschen unbekannt.

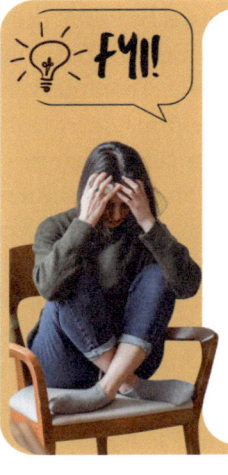

Symptome einer klinischen Depression:
- Anhaltend traurige, hoffnungslose oder leere Stimmung für die meiste Zeit des Tages
- Verlust von Interesse oder Freude an fast allen Aktivitäten
- Gefühl vom Unruhe und Erregung an fast jedem Tag, sodass andere dies bemerken können
- Extreme Müdigkeit, Erschöpfung oder Energieverlust
- Schlafprobleme mit frühem Aufwachen, zu viel Schlaf oder Unfähigkeit zu schlafen
- Schwierigkeiten, Gedanken zu fokussieren, sich zu erinnern oder Entscheidungen zu treffen
- Sich schuldig, wertlos oder hilflos fühlen

5.4 Familie und Freunde

Die Entscheidung, anderen von unserer Krebserkrankung zu erzählen, liegt allein bei uns. Wir bestimmen, wann und wie wir diese Nachricht übermitteln, sei es an Personen, die uns durch den Diagnoseprozess begleitet haben, oder an Familienmitglieder und Freunde, die wir informieren müssen. Wir sollten uns bewusst sein, dass wir die Kontrolle darüber haben, wem wir was und wann mitteilen. Es ist wichtig, uns die Zeit zu nehmen, um diese Mitteilung sorgfältig zu planen.

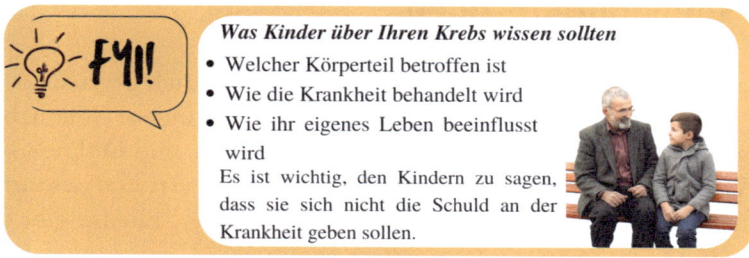

Was Kinder über Ihren Krebs wissen sollten
- Welcher Körperteil betroffen ist
- Wie die Krankheit behandelt wird
- Wie ihr eigenes Leben beeinflusst wird

Es ist wichtig, den Kindern zu sagen, dass sie sich nicht die Schuld an der Krankheit geben sollen.

Besonders herausfordernd kann es sein, unseren Eltern von der Erkrankung zu erzählen. Doch sie sind unsere Familie und werden uns in dieser schwierigen Zeit beistehen und unterstützen. Es ist schon schwer genug, seinen Familienangehörigen von der Krebserkrankung zu erzählen, aber für Eltern kleiner Kinder kann dies noch schwieriger sein. Kinder sind sehr empfindsam und nehmen oft mehr wahr, als wir denken. Sie können zu falschen Schlüssen kommen, wenn sie nicht mit ehrlichen und klaren Informationen versorgt werden. Es ist besonders wichtig, Kindern zu versichern, dass sie nicht für die Krankheit verantwortlich sind. Bei Gesprächen mit jüngeren Kindern im Alter von 8 bis 12 Jahren ist es nicht notwendig, ins Detail zu gehen. Teenager und ältere Kinder benötigen jedoch mehr Informationen. Glücklicherweise bieten einige Krankenhäuser und Krebszentren Selbsthilfegruppen für Kinder an, deren Eltern an Krebs erkrankt sind. Diese können eine wertvolle Ressource für die Kinder sein, um ihre Gefühle zu verarbeiten und mit der Situation besser umzugehen.

5.5 Glaube

Auch wenn Glaube und Medizin nicht immer Hand in Hand gehen, können wir nicht leugnen, welchen Einfluss der Glaube auf das Leben von Krebsüberlebenden hat. Der Glaube hat Krebspatienten geholfen, mit der Ungewissheit umzugehen, mit der wir aufgrund der Krankheit konfrontiert sind. Das **Gebet** wird oft als ein wirksamer Bewältigungsmechanismus angesehen. Allein die Bitte um die Gegenwart Gottes auf unserem Weg kann uns helfen, uns zu stärken und unseren Stress zu verringern. Wer regelmäßig betet, leidet seltener unter Depressionen und Angstzuständen. Auch eine größere Lebenszufriedenheit kann Schmerzen lindern. **Meditation** kann diese Wirkungen auch bei Menschen erzielen, die nicht an eine Gottheit glauben.

5.6 Selbsthilfegruppen

In letzter Zeit ist das Netz der Selbsthilfegruppen deutlich gewachsen. Heute gibt es viele Möglichkeiten, Selbsthilfegruppen zu finden. Wir haben die Wahl zwischen Gruppen, die wir **persönlich besuchen**, und Online-Gruppen in **moderierten Chatrooms** [1]. Es gibt Gruppen von **Krebsorganisationen**, die Unterstützung für praktisch jede Krebsart anbieten. Ebenso gibt es auch Gruppen für Krebsüberlebende. Kurzum, es gibt viele Organisationen. Einige bieten Fortbildungen an, andere konzentrieren sich eher auf Freizeitgestaltung und Geselligkeit, wieder andere sind für pflegende Angehörige gedacht. Viele Menschen berichten, dass sie in solchen Gruppen eine enorme emotionale Unterstützung finden, während andere weniger begeistert sind. Die Entscheidung liegt jedoch bei uns. Wenn wir uns in solchen Gruppen oder sozialen Einrichtungen nicht wohl fühlen, sollten wir uns nach anderen Möglichkeiten umsehen. Wenn wir jedoch eine Gruppe besuchen möchten, kann sich die Erkundung als lohnend erweisen.

5.7 Einen Mentor finden

Wir können auch Unterstützung durch einen Mentor finden. Wenn bei uns Krebs diagnostiziert wird, ist es normal, dass wir uns eine Person wünschen, die uns versteht und unterstützt. Freunde sind eine der besten Quellen der Unterstützung, aber sie wissen vielleicht nicht viel über Krebs [1]. Heutzutage bringen Organisationen wie „Mentor Angels" Krebspatienten mit Überlebenden zusammen, je nach Alter, Geschlecht und Art der Krebserkrankung. Eine Organisation schreibt: „Ein Mentor Angel ist ein lebender, sprechender Beweis und eine Inspiration dafür, dass Krebs besiegt werden kann". Viele Krebsüberlebende finden auch, dass die ehrenamtliche Arbeit für eine solche Organisation uns unermesslich hilft. Wie dieses Kapitel zeigt, sollte sich ein Krebspatient niemals allein fühlen und jemanden haben, mit dem er reden oder dem er helfen kann.

Zusammenfassung

In diesem Kapitel haben wir die emotionale und psychische Herausforderung, die eine Krebsdiagnose mit sich bringt, beleuchtet. Dieses Kapitel betont, dass Krebs nicht mehr zwangsläufig ein Todesurteil ist, sondern dass moderne Therapien die Prognose für viele Krebsarten verbessert haben und in vielen Fällen auch ein Langzeitüberleben ermöglichen. Dennoch verursacht die Diagnose oft Angst, Stress und Depression, da wir mit der Ungewissheit und den Veränderungen in unserem Leben konfrontiert werden. In diesem Kapitel haben wir gelernt, wie wichtig die Unterstützung durch unsere Familie, Freunde, medizinisches Personal und Selbsthilfegruppen ist. Ferner spielt der Glaube eine wichtige Rolle, und einen Mentor zu finden, der aufgrund seiner eigenen Erfahrungen mit Krebs eine Quelle der Inspiration und des Trostes sein kann, ist ebenfalls von Bedeutung. Die Botschaft ist, dass wir als Krebspatienten nicht allein sind und verschiedene Ressourcen nutzen können, um unsere körperlichen und emotionalen Symptome zu bewältigen.

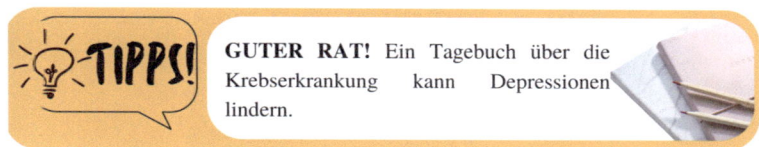

GUTER RAT! Ein Tagebuch über die Krebserkrankung kann Depressionen lindern.

Literatur

1. Libov, C. (2016). Cancer survival guide: How to conquer this disease and live a good life (1st ed.). Humanix Books.
2. Heikenwälder, H.; Heikenwälder, M. Der moderne Krebs – Lifestyle und Umweltfaktoren als Risiko; Springer Berlin Heidelberg: Berlin, Heidelberg, 2023. https://doi.org/10.1007/978-3-662-66576-3.
3. Takahashi, A.; Flanigan, M. E.; McEwen, B. S.; Russo, S. J. Aggression, social stress, and the immune system in humans and animal models. Front. Behav. Neurosci. 2018, 12, 56. https://doi.org/10.3389/fnbeh.2018.00056.
4. Sotelo, J. L.; Musselman, D.; Nemeroff, C. The biology of depression in cancer and the relationship between depression and cancer progression. Int. Rev. Psychiatry Abingdon Engl. 2014, 26 (1), 16–30. https://doi.org/10.3109/09540261.2013.875891.
5. Grivennikov, S. I.; Greten, F. R.; Karin, M. Immunity, inflammation, and cancer. Cell 2010, 140 (6), 883–899. https://doi.org/10.1016/j.cell.2010.01.025.
6. Gale, S. D.; Berrett, A. N.; Erickson, L. D.; Brown, B. L.; Hedges, D. W. Association between virus exposure and depression in US adults. Psychiatry Res. 2018, 261, 73–79. https://doi.org/10.1016/j.psychres.2017.12.037

6

Krebstherapien

Inhaltsverzeichnis

6.1	Lokale Behandlungen	159
6.2	Chirurgie	159
6.3	Strahlentherapie	165
6.4	Systemische Behandlungen	168
6.5	Chemotherapie	169
6.6	Hormonelle Therapien	178
6.7	Immuntherapie	181
6.8	Neue Hoffnung	193
6.9	Exkurs: CAR-T-Zelltherapie und CRISPR-CAS9	196
6.10	Klinische Studien	202
6.11	Was ist, wenn der Krebs zurückkommt?	206
6.12	Was ist bei Hoffnungslosigkeit und Therapiemüdigkeit zu tun?	209
Literatur		210

Zusammenfassung Dieses Kapitel befasst sich mit den unterschiedlichen Krebstherapien und unterstreicht die Notwendigkeit einer personalisierten Behandlung. Es befasst sich mit lokalen Behandlungen wie Chirurgie und Strahlentherapie, systemischen Ansätzen wie Chemotherapie und Hormontherapie sowie innovativen Therapien wie CAR-T- und CRISPR-CAS9-Therapien. Um die richtige Behandlung zu finden, beruhen wir und auf Faktoren wie der Krebsart, dem Alter des Patienten und dem Rückfallrisiko, wobei multidisziplinäre Teams im Rahmen von Tumorboards zusammenarbeiten, um eine maßgeschneiderte Therapie zu finden. Einige Patienten könnten von einer Strategie des Abwartens bei langsam fortschreitenden Krebserkrankungen profitieren, während andere möglicherweise von einem frühzeitigen therapieintensiven Vorgehen profitieren. Die Fortschritte in der modernen Technologie und gezielte Therapien bieten den Patienten präzisere und wirksamere Behandlungsmöglichkeiten und stärken das Vertrauen in ihre Behandlung.

Nach einer Krebsdiagnose steht die Suche nach der optimalen Behandlung im Vordergrund. Um die beste Therapie zu finden, beraten sich Ärzte verschiedener Fachrichtungen in multidisziplinären Teams, den sogenannten Tumorboards. Jedes Teammitglied trägt seine Expertise bei, um gemeinsam auf Basis von Diagnosetests, wissenschaftlichen Daten, Erfahrungen und verfügbaren klinischen Studien eine Entscheidung zu treffen. Dabei wird diskutiert, ob eine Operation Sinn macht, welche Art von Therapie am effektivsten ist und ob der Patient mögliche Nebenwirkungen verkraften kann. Es ist jedoch auch möglich, dass sich ein Patient aus persönlichen Gründen gegen eine aktive Behandlung seiner Krebserkrankung entscheidet und stattdessen den Weg einer palliativen Betreuung in Anspruch nimmt.

Nach den Beratungen im Tumorboard wird der Patient über die vorgeschlagene Behandlung informiert. Der behandelnde Arzt erklärt die Empfehlung in verständlicher Sprache und gibt die nötigen Informationen, damit der Patient die Vorschläge der Spezialisten bestätigen oder ablehnen kann. Die Entscheidung des Patienten ist letztlich ausschlaggebend, selbst bei schweren Erkrankungen. Solange der Patient die Situation vollständig versteht, hat er das Recht zu entscheiden, ob er sich behandeln lassen oder den natürlichen Verlauf akzeptieren möchte. Suchen Sie sich einen Arzt Ihres Vertrauens und geben Sie sich die Zeit dafür. Die Hauptaufgabe des Arztes ist es, den Patienten mit allen relevanten Informationen zu versorgen, um eine fundierte Entscheidung treffen zu können und ihn bei seiner Wahl zu unterstützen. Denken Sie daran: Sie sind für Ihre Gesundheit verantwortlich, und Ihr Arzt ist da, um Ihnen dabei zu helfen, die besten Entscheidungen zu treffen.

Wenn sich ein Patient für eine Behandlung entscheidet, ist das Ziel, die wirksamste Therapiemethode zu finden und gleichzeitig die Belastung für den Patienten zu minimieren. Durch die Zusammenarbeit der Ärzte wird sichergestellt, dass jeder Patient die individuelle Behandlung erhält, die er benötigt. Eine der größten Herausforderungen im Kampf gegen Krebs ist die Vielfalt der Erkrankung, die dazu führt, dass Patienten unterschiedlich auf die

Behandlung reagieren. Daher müssen Onkologen jeden Fall sorgfältig prüfen und gemeinsam mit dem Tumorboard entscheiden, welche Behandlung am besten geeignet ist. In manchen Fällen können lokale Therapien wie Operationen oder Strahlentherapie ausreichend sein, während in anderen Fällen Maßnahmen wie Chemotherapie oder andere Therapien erforderlich sind. Entscheidend ist, die Behandlung auf die Bedürfnisse des einzelnen Patienten abzustimmen, um das bestmögliche Ergebnis zu erzielen (Abb. 6.1).

Das Alter und der allgemeine Gesundheitszustand eines Patienten spielen eine wichtige Rolle bei der Entscheidung für eine Krebsbehandlung Bei jüngeren Patienten, deren Fruchtbarkeit durch die Behandlung beeinträchtigt werden könnte, werden immer Maßnahmen zur Erhaltung der Fruchtbarkeit in Betracht gezogen Die persönliche Situation des Patienten, wie die Unter-

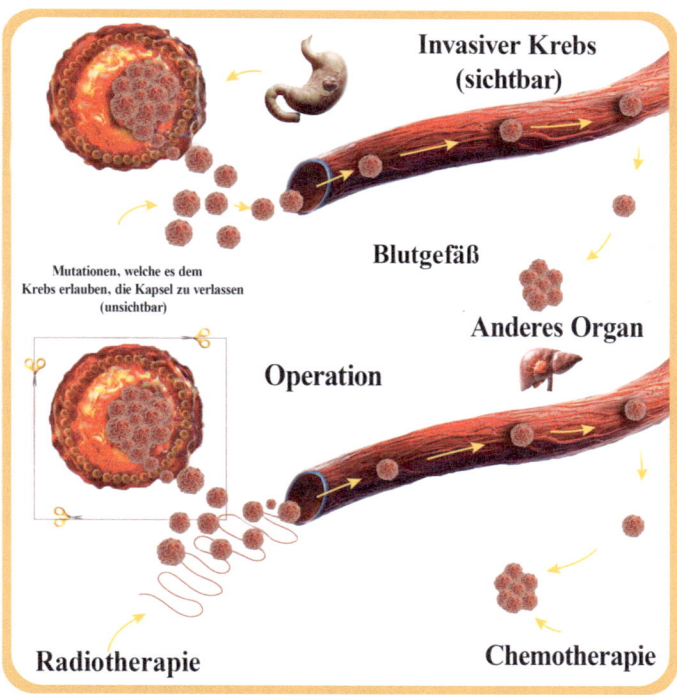

Abb. 6.1 Wahl der Behandlungsart. Wenn der Tumor lokal invasiv ist und noch keine Metastasen gebildet hat, sind lokale Behandlungen wie Operation oder Strahlentherapie möglich. Ist der Krebs metastasiert, kann eine Chemotherapie erforderlich sein, um die Krebszellen abzutöten, die auf dem Weg sind, in andere Organe einzudringen

stützung durch Familie und Freunde, müssen ebenfalls bei der Behandlungsentscheidung berücksichtigt werden.

Es ist wichtig, die Vor- und Nachteile einer Therapie abzuwägen, bevor sich Betroffene entscheiden. Patienten sollten alle Optionen mit ihrem Arzt besprechen, einschließlich der Ziele, Dauer und möglichen Nebenwirkungen der Behandlung. Auch die Bequemlichkeit der Behandlung, also logistische Aspekte wie die Entfernung der medizinischen Einrichtung vom Wohnort, sollte berücksichtigt werden. Wenn die Unannehmlichkeiten den möglichen Nutzen überwiegen, haben Patienten das Recht, die vorgeschlagene Therapie abzulehnen. Wenn wir alle Aspekte der Situation verstehen, können wir fundierte Entscheidungen über unsere medizinische Versorgung treffen.

Eine Pause vor Beginn einer Therapie kann sinnvoll sein. Sie gibt Patienten Zeit, wichtige Dinge oder laufende Projekte zu erledigen, bevor eine möglicherweise lange Behandlung beginnt. Bei bestimmten langsam wachsenden Krebsarten, wie niedriggradigen Lymphomen oder bestimmten Formen von Prostatakrebs, kann ein abwartendes Vorgehen von Vorteil sein. Durch die Überwachung des Tumorwachstums können unnötige Behandlungen und Nebenwirkungen, welche die Lebensqualität beeinträchtigen, vermieden werden. Statt eine Behandlung zu überstürzen, können Ärzte abwarten, bis der Krebs ein Stadium erreicht hat, in dem eine Behandlung notwendig wird, die mehrere Jahre dauern kann. So können Patienten den Stress eines überstürzten Behandlungsplans vermeiden und sich auf ihre persönlichen Ziele konzentrieren, bevor sie sich auf eine therapeutische Reise begeben.

Manche Ärzte und Patienten wenden auch eine abwartende Strategie an, wenn sich die Nebenwirkungen stärker auswirken als der Krebs selbst. Die Ärzte warten, bis der Krebs den Patienten tatsächlich beeinträchtigt, bevor sie mit der Therapie beginnen, was Jahre dauern kann. In einigen Fällen kommt es sogar zu einer Teilremission während der Wartezeit. Es ist jedoch wichtig, regelmäßige Kontrollen durchzuführen Sobald eine Behandlung notwendig wird, sollten Patienten möglichst unverzüglich beginnen.

In der Regel sind die wirksamsten Therapien diejenigen, die zuerst durchgeführt werden. Eine „zweite Wahl" wird normalerweise nur bei einem Rückfall angewandt. Falls diese nicht hilft, kann es eine „dritte Wahl" geben. Ärzte könnten Patienten dann auch fragen, ob sie an einer klinischen Studie teilnehmen möchten, in der ein neues vielversprechendes, aber noch nicht bewährtes Verfahren getestet wird. Der Teilnahme an einer klinischen Studie gehen immer intensive Beratungsgespräche voraus, bei denen Patienten am besten auch eine Vertrauensperson an ihrer Seite haben.

6.1 Lokale Behandlungen

Bei der lokalen Behandlung wird der Krebs durch eine Operation oder Bestrahlung direkt angegangen, ohne das gesunde Gewebe um ihn herum zu schädigen. Onkologen wenden sie oft an, wenn der Krebs nur an einer Stelle ist und sich nicht weiter im Körper ausgebreitet hat. Mit diesem Verfahren kann man den Krebs gut bekämpfen und die Lebensqualität steigern. Manchmal ist mit einer lokalen Behandlung eine Heilung möglich. Aber es gibt auch Situationen, in denen dieses Verfahren nicht die beste Wahl ist. Das ist gegebenenfalls bei Krebsarten der Fall, die schnell in andere Körperteile wandern können. Dort ist eine Chemotherapie ratsamer. Deshalb ist es wichtig, mit dem Arzt zu reden, bevor Sie sich entscheiden. Der Patient kann alle Fragen besprechen, wie z. B. was die beste Behandlung ist, ob eine Operation in Betracht gezogen werden sollte, ob Bestrahlung eine Option ist und was sonst noch möglich ist.

6.2 Chirurgie

Für viele Menschen ist eine Operation die letzte Option. Aber oft ist es die beste Chance, Krebs zu heilen, besonders wenn er bis jetzt nicht in andere Organe gestreut hat. Operationen sind besonders gut für feste Tumore geeignet. Blutkrebsarten wie Lymphome, Leukämien und Myelome werden normalerweise nicht operiert. Stattdessen kombinieren Spezialisten verschiedene Behandlungen. Sie setzen unter anderem Bestrahlung ein, um Krebszellen an einer Stelle zu bekämpfen, und verwenden gleichzeitig Medikamente, die die im Blutkreislauf wandernden Krebszellen an einer anderen Stelle bekämpfen. Krebsarten, die schnell in Blutgefäße wandern und Metastasen bilden können, werden normalerweise nicht mit einfachen Operationen behandelt, selbst wenn sie an einer Stelle lokalisiert sind. Eine Operation am Hauptkrebs hat nämlich keinen Einfluss auf die wandernden Krebszellen, die später sichtbare Metastasen bilden. Es sind diese wandernden Zellen, die letztlich das Schicksal des Patienten bestimmen. Stellen Sie sich ein Wespennest in Ihrem Haus vor: Wenn Sie es entfernen und die meisten Wespen weg sind, wird die Entfernung des Nestes die Wespen (die weggegangen sind) nicht daran hindern, an einer anderen Stelle Ihres Hauses ein neues zu bauen. Ähnlich ist es mit Krebs: Die Zerstörung des Hauptkrebses durch eine Operation oder Bestrahlung reicht nicht aus, wenn sich die Krebszellen bereits in anderen Organen ausgebreitet haben.

Es gibt aber auch Fälle, bei denen trotz vorhandener weniger Metastasen eine seltenen Metastase Operation möglich ist. Wenn es nicht viele Metastasen sind, sie langsam wachsen oder dem Patienten starke Beschwerden bereiten, kann ein Eingriff sinnvoll sein. Außerdem kann in Notfällen, wenn der Krebs bereits Metastasen gebildet hat, eine Operation nötig sein, um den Zustand des Patienten zu verbessern. Eine Operation ist ebenfalls notwendig, wenn ein Tumor und metastasierende Zellen den Verdauungstrakt blockieren, da die Blockade lebensgefährlich ist.

Obwohl die Chirurgie nicht alle Krebsarten heilen kann, spielt sie dennoch eine wichtige Rolle in der Behandlung. Die Krebschirurgie hat in jüngerer Zeit dank neuester Technologien enorme Fortschritte gemacht. Bei Brustkrebs ist es durch die sogenannte konservative Chirurgie nicht mehr immer erforderlich, die Brust vollständig zu entfernen, besonders wenn die Operation mit einer Strahlentherapie kombiniert wird. Patienten können sich durch minimalinvasive Eingriffe schneller erholen, und die robotergestützte Chirurgie bietet eine höhere Präzision, um wie bei Prostataoperationen die Schädigung von Nerven zu minimieren.

Es gibt jedoch Fälle, in denen diese Techniken nicht optimal sind. In Situationen mit einem hohen erblichen Risiko kann es erforderlich sein, die Brust komplett zu entfernen, anstatt nur den Krebs, um das Risiko eines Rückfalls oder neuer Tumore zu verringern. Diese Fortschritte ermöglichen es Krebspatienten nun, von maßgeschneiderten und weniger invasiven chirurgischen Optionen zu profitieren, was zu einer verbesserten Lebensqualität führt.

Eine Krebsoperation zielt darauf ab, den Tumor vollständig zu entfernen, samt des umliegenden Gewebes und der Lymphknoten, die möglicherweise auch von Krebszellen befallen sind.

Bei einer Krebsoperation kann es vorkommen, dass der Chirurg den Tumor aufgrund seiner Lage oder Größe nicht vollständig entfernen kann. In solchen Fällen können weitere Behandlungen - vor oder nach einer Operation - eingesetzt werden, um den Tumor zu verkleinern, was eine Operation erleichtert, oder um nach einem Eingriff verbleibende Krebszellen zu zerstören. Diese Behandlungen, bekannt als „neoadjuvant" und „adjuvant", haben in solchen Fällen vielversprechende Ergebnisse gezeigt. Daher ist es wichtig, diese Behandlungen in Erwägung zu ziehen, um das bestmögliche Ergebnis für den Patienten zu erreichen.

Der Rand des entfernten Gewebes ist wichtig. Der Pathologe untersucht ihn unter dem Mikroskop, um zu sehen, ob der Krebs vollständig entfernt ist. Wenn es am Rand keine Krebszellen gibt, spricht man von einem negativen Rand. Das bedeutet, dass der Krebs wahrscheinlich vollständig entfernt wurde. Wenn aber Krebszellen am Rand sichtbar sind, ist es ein positiver Rand, und es könnte sein, dass der Krebs nicht vollständig entfernt wurde. Manchmal ist es nicht möglich, jede Zelle operativ zu entfernen, weshalb eine weitere Operation notwendig ist. Es kommt aber auch vor, dass trotz eines positiven Randes nach nur einer Operation kein Krebs zurückkommt (Abb. 6.2).

Bei einem positiven Tumorrand wird der Chirurg möglicherweise empfehlen, noch einmal zu operieren, um sicherzustellen, dass keine Krebszellen übrig bleiben, die wieder wachsen könnten. Wenn eine zweite Operation nicht möglich ist, wird die Bestrahlung eingesetzt, um die Behandlung abzuschließen. Krebs taucht oft als Masse mit kleinen Ausläufern auf, die der Chi-

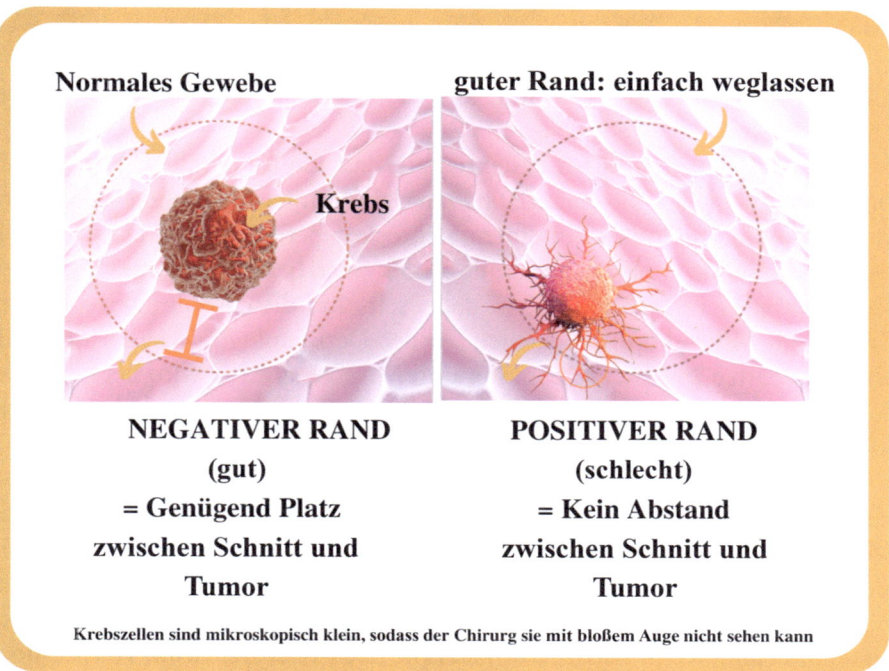

Abb. 6.2 Chirurgische Ränder. Bei der Operation können die Tumorränder als negativ klassifiziert werden, das heißt, der gesamte Tumor wurde entfernt, oder als positiv, das heißt, es sind Tumorreste vorhanden und damit möglicherweise ein neuer Eingriff erforderlich

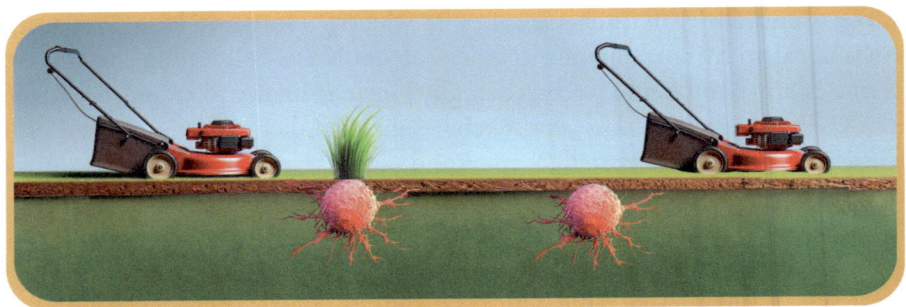

Abb. 6.3 Das Bild ist eine Illustration, die zwei Rasenmäher auf einer Grasfläche mit zwei Tumoren darstellt. Die Rasenmäher stehen für Behandlungen, mit denen das Gras, oder hier der Tumor gemäht wird. Die Krebszellen unter der Oberfläche stellen das verborgene oder zugrunde liegende Problem dar, das mit den Rasenmähern (Behandlungen) angegangen werden soll. Diese visuelle Metapher suggeriert das Konzept, Krebs sowohl an der Oberfläche als auch an der Wurzel zu bekämpfen, und verdeutlicht, wie schwierig es ist, einen Tumor vollständig auszurotten

rurg nicht sehen kann und die nur unter dem Mikroskop entdeckt werden können. Wenn der Rand diese Wurzeln durchschneidet, ist er „positiv". Welche Art von Operation gemacht wird, hängt von vielen Faktoren ab, wie dem allgemeinen Gesundheitszustand und der Größe und Lage des Tumors (Abb. 6.3).

Onkologen erklären ihren Patienten oft, dass Chirurgen die Zellen, die sie operieren, nicht sehen können. Die Zellen sind für das menschliche Auge unsichtbar und können nur mit einem Mikroskop betrachtet werden. Der Chirurg operiert nicht unter dem Mikroskop, aber bei bestimmten Eingriffen kann ein Spezialist, ein Pathologe, dabei sein und die entnommenen Proben unter dem Mikroskop untersuchen. In der Dermatologie wechselt der Chirurg manchmal zwischen Operation und Mikroskopie. So wird bei Gesichtstumoren eine Operation namens MOHS durchgeführt, um die Narben so klein wie möglich zu halten.

Die Betrachtung eines Tumors ist wie die Betrachtung einer Stadt aus einem Flugzeug: Die Stadt als Ganzes ist leicht ersichtlich, aber nicht einzelne Menschen (Abb. 6.4). Um einzelne Zellen zu sehen, ist es nötig, näher an den Boden heranzufliegen. Mit einem Mikroskop ist es möglich, die Zellen einzeln in einer 100-fachen Vergrößerung zu betrachten und ihre Ränder genau zu analysieren. Wenn nach der Operation noch Krebszellen im Körper sind, können sie leider manchmal wachsen und neue Tumore bilden. Deshalb ist auch nach der Operation eine Nachsorge notwendig.

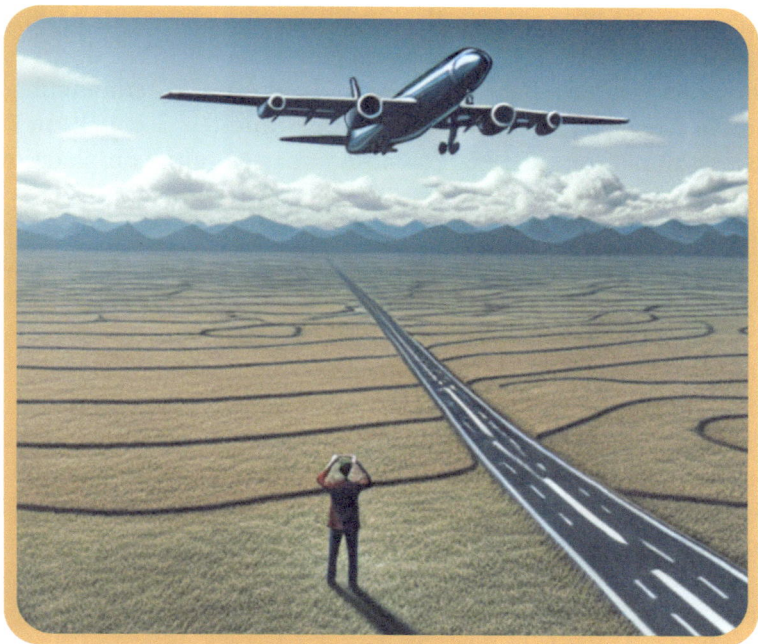

Abb. 6.4 Menschen am Boden werden hier mit unsichtbaren Krebszellen in Analogie gestellt. Das finde ich nicht glücklich. Ich würde das Bild gänzlich streichen und das Rasenmäher-Bild belassen, das reicht aus meiner Sicht aus. **GS** Blick aus einem Flugzeug. Krebszellen sind mit dem bloßen Auge nicht sichtbar, so wie Menschen am Boden von einem fliegenden Flugzeug aus nicht gesehen werden können

Obwohl Operationen immer noch die häufigste Krebsbehandlung sind, gibt es Krebsarten, die inoperabel sind. Das liegt oft daran, dass der Krebs an einer schwierigen Stelle ist oder schon Metastasen gebildet hat. Selbst wenn alle Metastasen operativ entfernt werden könnten, ist es möglich, dass noch unsichtbare Krebszellen in den Blutgefäßen oder im umliegenden Gewebe sind. Demzufolge sind Operationen bei „flüssigen Krebsarten" wie Leukämie oder Lymphomen nicht wirksam. Stattdessen behandeln Onkologen diese Krebsarten mit Medikamenten und manchmal mit Bestrahlung.

Es ist wichtig, die Risiken und Vorteile einer Operation sorgfältig abzuwägen, besonders bei Tumoren. Die Risiken hängen von verschiedenen Dingen ab, wie Größe und Lage des Tumors, die der Chirurg beurteilt. Wenn bei der Entfernung eines großen Lebertumors nicht ausreichend „gesunde" Leber übrig bleibt, um danach richtig zu funktionieren, sind andere Optionen in Betracht zu ziehen. Genauso sind Operationen keine Option, wenn die Entfernung eines Tumors, der am Herzen oder in der Nähe lebenswichtiger Gehirnstrukturen sitzt, lebensgefährliche Risiken oder schwere Komplikationen mit sich bringt. Neben den Tumorrisiken gibt es auch Risiken durch die Narkose, die der Anästhesist beurteilt, basierend auf Alter, Vorerkrankungen und bestimmten Medikamenten. Mithilfe von bestimmten Scores kann er diese Risiken bestimmen und die Narkosedosis anpassen, um Komplikationen zu minimieren.

In einigen Fällen sind die Risiken so hoch, dass eine Operation nicht empfohlen wird, z. B. bei Patienten mit Herzproblemen oder starker Blutungsneigung. der letzte und der hier folgende Satz widersprechen sich : Obwohl es wichtig ist, alle Optionen mit dem Chirurgen zu besprechen, überwiegen oft die möglichen Vorteile einer Operation das Risiko [1].

Nach einer Krebsoperation ist Kraft und Ausdauer, manchmal auch einfach Geduldnotwendig, um wieder gesund zu werden. Die Operation ist zwar der Abschluss der Krebsbehandlung, aber die Genesung fängt erst an. Danach kommt eine Zeit, die essenziell für die Erholung und das Wohlbefinden ist. Im Aufwachraum wird der Patient genau im Auge behalten, um sicherzustellen, dass alles gut geht und keine Probleme durch die Narkose auftreten. Bei schwierigen Operationen oder wenn der Patient schwach ist, kann es sein, dass eine Betreuung auf der Intensivstation oder auf einer speziellen Pflegestation notwendig ist. Die Ärzte beobachten, ob der Patient Schmerzmittel braucht, wie die Narbe aussieht und ob das operierte Organ wieder normal arbeitet und keine Blutungen oder Infektionen da sind. Diese Zeit ist sehr wichtig, damit Patienten schnell wieder gesund werden und so bald wie möglich wieder ein normales Leben führen können. Später wird dann nochmal nach der Narbe und den umliegenden Organen gesehen, und die Ärzte stellen sicher, dass alles gut heilt. Oft schliesst sich eine Rehabilitationsphase an. Diese kann ambulant vor Ort oder in einer stationären Einrichtung erfolgen. Es ist ein Prozess, der viel Mut und Durchhaltevermögen braucht, aber mit guter Pflege und Unterstützung durch verschiedene Fachgruppen (u.a. aus der Psychoonkologie, der Physiotherapie, der Ernährungsberatung) kann diese Herausforderung gemeistert werden. Auch die Unterstützung durch Angehörige und eventuell auch durch den Arbeitgeber, mit dem die Wiedereingliederung geplant wird, spielt eine wichtige Rolle.

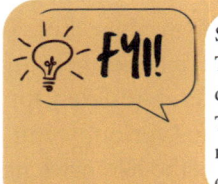
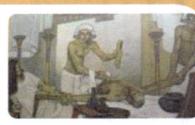

Schon in der Antike wurden Tumore, wie z. B. bei Brustkrebs, durch eine Operation entfernt. Tiefer liegende Tumore wurden nicht operiert, weil die Patienten solche Eingriffe wegen der schlechten Hygiene kaum überlebten.

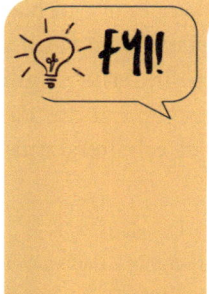

- In Chicago bemerkte der Medizinstudent Emil Grubbe, dass Röntgenstrahlen Hautreizungen auf seiner Hand verursachten. Daraufhin kam er auf die Idee, sie zur Behandlung von Krebstumoren einzusetzen.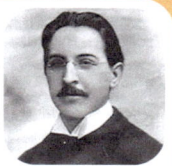
So konnte bereits zwei Monate nach der Entdeckung der Röntgentherapie die erste Strahlentherapie bei einer an Brustkrebs erkrankten Frau beginnen.
- Marie Curie wiederum zeigte, dass radioaktive Elemente wie Radium eine wie Radium eine Strahlung aussenden, die Krebszellen zerstören kann. Im Gegensatz zu Röntgenstrahlen erfolgt die Bestrahlung von innen durch radioaktives Material.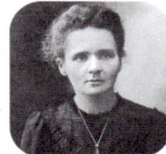

6.3 Strahlentherapie

Die Strahlentherapie ist eine Behandlung, bei der Krebszellen mit starken Strahlen beschossen werden, die ihre Vermehrung stoppen. Krebszellen teilen sich schneller als normale Zellen, deshalb sind sie empfindlicher gegen Strahlung. Die Strahlentherapie tötet Krebszellen, was hilft, dass Patienten geheilt werden können, dabei ist ein Rückfall weniger wahrscheinlich. Obwohl auch gesunde Zellen von der Strahlung getroffen werden, haben sie bessere Reparaturmechanismen als Krebszellen. Deshalb ist Strahlentherapie eine gute Methode, um Krebszellen zu zerstören, ohne die gesunden Zellen zu sehr zu schädigen. Wenn wir das Wort „Strahlung" hören, denken wir gleich an Atomunfälle oder Science-Fiction-Filme. Aber in der Krebsbehandlung ist Strahlung ein Werkzeug, das Ärzte benutzen, um Krebszellen zu töten. Dabei werden hochenergetische Strahlen wie Röntgen- oder Gammastrahlen verwendet. Es ist wichtig, dass die Strahlung, die das gesunde Gewebe um den Krebs herum trifft, so gering wie möglich gehalten wird.

Strahlentherapeuten und Physiker, die sich auf Strahlentherapie spezialisiert haben, erstellen einen Behandlungsplan, der die Größe, Lage und Art des Tumors berücksichtigt. Sie stellen die Strahlengeräte so ein, dass sie den Krebs genau treffen. Die Behandlung dauert meist mehrere Wochen und hängt von der Art und dem Stadium der Tumorerkrankung ab. Manchmal kann sie kürzer sein, wenn sie nur dazu dient, Krebsschmerzen zu lindern. Es gibt auch andere Arten der Strahlentherapie, wie die Radiochirurgie, bei der Patienten eine sehr hohe Strahlendosis auf einem kleinen Gebiet erhalten, was fast so wirkt wie eine Operation.

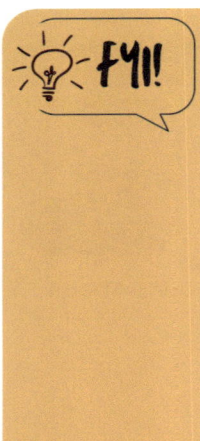

Im Dezember 1943 ereignete sich im Hafen von Bari eine verheerende Explosion, als ein mit giftigem Senfgas beladenes Schiff nach einem Bombenangriff detonierte, wobei Tausende von Menschen ihr Leben verloren. Nach der Untersuchung der Opfer stellte man fest, dass das Senfgas besonders schnell teilende Zellen wie Lymphozyten zerstörte. Diese Entdeckung inspirierte amerikanische Wissenschaftler dazu, Senfgas als eine Art systemische Waffe gegen Tumorzellen im gesamten Körper zu betrachten. Der erste Patient, der an einem Lymphom erkrankt war, wurde behandelt, und so wurde die Wirksamkeit der ersten Chemotherapie nachgewiesen. In mehr als achtzig Jahren Forschung wurden inzwischen viel gezielter und sanfter wirkende Therapien in der Krebsheilkunde entwickelt.

Die Strahlentherapie ist oft ein wichtiger Teil der Behandlung, entweder allein oder in Kombination mit anderen Therapien. Eine häufige Kombination ist die Bestrahlung vor oder nach einer Operation, um Tumore zu verkleinern oder restliche Krebszellen zu töten. In einigen Fällen wird die Strahlentherapie sogar während einer Operation durchgeführt. Sie zielt darauf ab, die DNS der Krebszellen zu beschädigen, damit sie nicht wachsen oder sich teilen können. Eine andere Kombination ist die „adjuvante" Strahlentherapie nach der Entfernung eines Brusttumors. Diese Therapie hilft, Krebszellen zu zerstören, die sich in der Nähe des operierten Tumors befinden, so dass eine vollständige Entfernung der Brust bei oft besserem Behandlungsergebnis vermieden werden kann. Je nach Behandlungsziel können Patientinnen bis zu fünf Bestrahlungen pro Woche benötigen. Jede Behandlung dauert normalerweise 5–10 Sekunden, aber der Prozess kann insgesamt mehrere Stunden in Anspruch nehmen, manchmal sogar länger, wenn spezielle Vorbereitungen nötig sind, wie bei der Behandlung von Hirnmetastasen, die die Platzierung einer Schutzmaske für den Kopf und eine spezielle Lagerung erfordert

Trotz des Zeitaufwands ist die Strahlentherapie eine wirksame Krebsbehandlung und ein wichtiger Teil vieler Behandlungspläne.

Bei Patienten, die in jungen Jahren eine Strahlentherapie erhalten haben, sollte der behandelte Bereich regelmäßig überwacht werden, weil dort später selten neue Tumore auftreten können. So sollte eine junge Frau, die als Kind wegen eines Lymphoms im Brustbereich bestrahlt wurde, ihre Brüste früher als üblich untersuchen lassen. Es ist wichtig zu wissen, dass eine Strahlentherapie zwar manchmal Risiken für die Zukunft birgt, aber auch eine Krankheit heilen kann, die kurzfristig tödlich sein könnte. Die Risiken müssen immer gegen den Nutzen abgewogen werden, und die Entscheidung sollte in einer Sitzung mit verschiedenen Fachleuten besprochen werden, bevor die Behandlung begonnen wird.

Da die Strahlentherapie auch gesunde Zellen schädigen kann, gibt es leider Nebenwirkungen. Dazu gehören Müdigkeit, Hautirritationen, Übelkeit, Haarausfall und Schluckbeschwerden. Die Zellen, die am empfindlichsten für Nebenwirkungen sind, teilen sich schnell, wie Haut-, Haar- und Schleimhautzellen. Meist treten die Nebenwirkungen nur an der bestrahlten Stelle auf. Wenn jemand wegen einer Hirnmetastase behandelt wird, kann es zu Haarausfall kommen, oder bei der Behandlung einer Brust kann die Haut gerötet sein wie bei einem Sonnenbrand. Schluckbeschwerden können auftreten, wenn eine Läsion in der Nähe der Speiseröhre behandelt wird. Die Strahlung schädigt die Hautzellen und kann zu Schwellungen, Juckreiz, Rötungen oder Trockenheit führen. Der Strahlentherapeut kann bei Hautproblemen während der Behandlung Pflegeprodukte und Salben verschreiben.

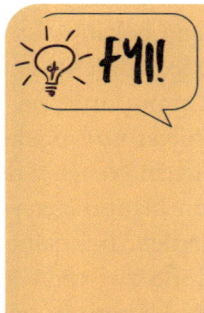

Personalisierte Krebstherapie zielt darauf ab, jedem Patienten eine maßgeschneiderte Behandlung zu bieten, die genau auf die Eigenschaften seines Krebses abgestimmt ist. Die Auswahl der Medikamente oder ihrer Kombinationen erfolgt anhand der spezifischen genetischen Mutationen im Tumor des Patienten, welche sich in klinischen Studien als therapeutisch wirksam erwiesen haben. Um die Behandlungserfolge und genetischen Erkenntnisse allen Krebspatienten möglichst schnell zugänglich zu machen, ist es wichtig, diese Daten zwischen verschiedenen Einrichtungen und Nationen auszutauschen.

Obwohl die Strahlentherapie einige unangenehme Nebenwirkungen haben kann, ist sie weiterhin eine wirksame Krebsbehandlung. Zum Glück sind die meisten Nebenwirkungen vorübergehend und verschwinden mit der Zeit. Wenn Ihr Arzt Ihnen eine Strahlentherapie empfiehlt, sollten Sie nicht zögern, Fragen zu stellen, um mehr über das zu erfahren, was Sie an Wirkung und Nebenwirkung erwarten wird. Langfristige Nebenwirkungen sind selten, aber es ist wichtig, den behandelten Bereich regelmäßig zu überwachen, besonders bei jungen Patienten, die eine Strahlentherapie erhalten haben.

6.4 Systemische Behandlungen

Systemische Behandlungen zielen darauf ab, **Krebszellen im gesamten Körper zu bekämpfen**. Bei diesen Behandlungen werden in der Regel Medikamente eingesetzt, die über den Blutkreislauf zirkulieren. Der Vorteil der systemischen Therapie besteht darin, dass sie Krebszellen erreichen kann, die Metastasen gebildet oder sich in andere Teile des Körpers ausgebreitet haben. Allerdings ist es für die Medikamente schwierig, bestimmte Bereiche wie das Gehirn, das über ein schützendes Barrieresystem verfügt, und Körperregionen mit wenigen Blutgefäßen zu erreichen, da die Medikamente über die Blutgefäße transportiert werden.

Der Nachteil dieses Ansatzes ist, dass dabei auch gesunde Zellen geschädigt werden können. Darüber hinaus können systemische Behandlungen Nebenwirkungen haben, die sich auf den gesamten Körper auswirken. So kann eine Chemotherapie beispielsweise zu Müdigkeit, Haarausfall und Übelkeit führen. Daher ist es von entscheidender Bedeutung, die potenziellen Vorteile und Risiken systemischer Behandlungen abzuwägen, bevor eine Therapie begonnen wird.

Damit eine systemische Behandlung gegen Krebs wirksam ist, sollte sie gezielt gesunde Zellen von Krebszellen unterscheiden und nur die Letzteren angreifen. Um diese Art der Ausrichtung im Körper zu erreichen, gibt es einen Forschungsbereich, der als Medikamentenverabreichung bekannt ist und in dem Formulierungstechniken erforscht werden, um Medikamente auf kontrollierte und sichere Weise zu bestimmten Zellen zu transportieren. Neben den klassischen Darreichungsformen wie Tabletten, Pulver und Injektionen, die aufgrund der schlechten Zielgenauigkeit zu zahlreichen Nebenwirkungen führen, können diese Nachteile durch den Einsatz von Nanoträgersystemen zur Verabreichung von Arzneimitteln überwunden werden. Bei Nanoträgersystemen handelt es sich um Partikel mit einer Größe zwischen 10 und 1000 Nanometer, die synthetischen oder biologischen Ursprungs sein können und in der Lage sind, verschiedene Arten von Arzneimitteln aufzunehmen und das Arzneimittel während des Transports zu den Zielzellen stabil und sicher zu halten. Bislang wurden verschiedene synthetische Nanowirkstoffsysteme entwickelt, darunter Liposomen, Mizellen, Dendrimere und Nanopartikel auf Polymerbasis. Liposomen werden ausgiebig erforscht und haben beachtliche klinische Erfolge erzielt, so wurden beispielsweise Liposomen für die Behandlung von Brust-, Eierstock- und Sarkomerkrankungen eingesetzt [2, 3]. Biologische Nanovehikel, einschließlich extrazellulärer Vesikel, sind synthetischen Nanovehikeln aufgrund ihrer Herkunft überlegen. Extrazelluläre Vesikel werden von jeder Art von Zelle in unserem Körper freigesetzt und können sehr effizient biologische Informationen zwischen Zellen austauschen[3]. Ihre natürliche Eigenschaft, verschiedene Arten von Informationen zu transportieren, könnte in Zukunft für die Verabreichung von Medikamenten genutzt werden. Da es sich bei extrazellulären Vesikeln um körpereigene Produkte handelt, werden sie vom Immunsystem weniger schnell abgebaut und können biologische Barrieren überwinden und beispielsweise das Gehirn erreichen, was ihr Potenzial für die Behandlung von Hirntumoren erhöht. Um Krebszellen gezielt behandeln zu können, muss das Nanoträgersystem zunächst deren Inhalt erkennen und zustellen. So wie man ein Paket an einen Freund schickt, muss man es mit einer Adresse versehen, damit die Post es an das richtige Haus liefern kann, ohne es an den falschen Ort zu bringen. Wissenschaftler haben verschiedene Strategien entwickelt, um eine gezielte Medikamentenabgabe zu erreichen, indem sie z. B. Antikörper, Liganden oder Proteine auf die Oberfläche von Nanoträgern aufbringen, die die Erkennung und Behandlung von Krebszellen erleichtern [4, 5].

6.5 Chemotherapie

Bei der Chemotherapie handelt es sich um eine medikamentöse Behandlung, die sich schnell teilende Krebszellen daran hindert, sich zu teilen, und so ihren Tod verursacht. Das zugrunde liegende Prinzip ist also, dass Krebszellen empfindlicher auf Medikamente reagieren als gesunde Zellen, weil sich Krebszellen schneller teilen. Einige **gesunde Zellen teilen sich** jedoch ähnlich **schnell wie Krebszellen**, wie etwa die Zellen in unserem Immunsystem und die Zellen, die unsere innere und äußere Umgebung voneinander trennen, wie unsere Hautzellen. Diese Barrieren müssen sich durchgehend selbst reparieren, um effektiv zu funktionieren, und ihre Zellen **teilen sich schnell**, um dies zu erreichen.

Das bedeutet, dass Chemotherapeutika, die in den Körper eingebracht werden, bevorzugt **Krebszellen** angreifen und **abtöten, während gesunde Zellen relativ unversehrt bleiben**. Die Chemotherapie ist im Allgemeinen wirksam bei der Abtötung von Krebszellen, aber *sie kann auch schnell wachsende gesunde Zellen wie Haarzellen, Blutzellen und Schleimhautzellen schädigen*. Dies kann zu Nebenwirkungen wie Haarausfall, Hauttrockenheit, verminderter Immunität, Mundgeschwüren und Verdauungsstörungen führen. Obwohl die meisten dieser Nebenwirkungen vorübergehend sind und nach Abschluss der Behandlung wieder verschwinden, können bei einigen Patienten besondere oder späte Nebenwirkungen auftreten, die eine engmaschige medizinische Überwachung erfordern. Eine Chemotherapie wird in der Regel in drei Situationen eingesetzt:

1. *Sie kann Tumore schrumpfen oder beseitigen* und bei bestimmten Krebsarten sogar zu einer vollständigen Heilung führen. Bei einem teilweisen Ansprechen kann der Tumor so klein werden, dass eine Operation möglich ist oder die Beschwerden durch lästige Metastasen verringert werden. Eine stabile Erkrankung ist ein weiteres Ergebnis, bei dem der Krebs aufhört zu wachsen, was ein bedeutender Erfolg ist. Das ultimative Ziel ist es, das Wachstum und die Ausbreitung des Tumors oder der Metastasen zu verhindern, damit der Patient ein längeres und gesünderes Leben führen kann.
2. *Sie kann verwendet werden, um unsichtbare Krebszellen abzutöten.* Die Chemotherapie kann auch Krebszellen abtöten, die zu klein sind, um mit dem bloßen Auge gesehen zu werden. Dies ist von entscheidender Bedeutung, wenn der Krebs aggressiv ist und ein hohes Risiko der Ausbreitung oder des Rückfalls nach einer Operation aufweisen kann.
3. *Sie kann eingesetzt werden, um die Wirksamkeit der Strahlentherapie zu erhöhen*, ein Prozess, der als radiosensibilisierende Chemotherapie bekannt ist. Vor Beginn einer Chemotherapie ist eine gründliche ärztliche Untersuchung unerlässlich, um festzustellen, ob Gegenanzeigen vorliegen, insbesondere wenn ein Risiko für kardiale Nebenwirkungen besteht. Während und nach der Behandlung ist eine engmaschige ärztliche Überwachung erforderlich, um potenzielle Nebenwirkungen zu erkennen. Bei Auftreten anhaltend beeinträchtigender Nebenwirkungen muss die Behandlungsdosis möglicherweise reduziert oder abgesetzt werden.

Wann brauche ich eine Chemotherapie?
In Fällen, in denen sich Krebszellen unkontrolliert im Körper vermehren, kann eine Chemotherapie erforderlich sein, um die Krebszellen abzutöten und ihre Ausbreitung zu verhindern. Sie kann *vor einer Operation* verabreicht werden, um große Tumore zu verkleinern und so die Operation zu erleichtern. Sollte das Medikament venenreizend sein, kommen verschiedene Kathetersysteme in Einsatz, die vorübergehend oder auch für mehrere Monate unter die Haut im Rahmen eines kleinchirurgishcen Eingriffs eingesetzt werden.

Wie die Strahlentherapie kann sie auch **nach einer lokalen Therapie** verabreicht werden, um verbleibende Krebszellen abzutöten und zu verhindern, dass der Krebs zurückkehrt. Außerdem wird sie manchmal als vorbeugende Maßnahme verabreicht, um das Risiko eines Rückfalls zu minimieren, indem im Körper isoliert verbliebene Tumorzellen abgetötet werden. Eine Chemotherapie kann auch in der Palliativmedizin eingesetzt werden. Auch wenn der Krebs nicht geheilt werden kann, ist es oft möglich, das Fortschreiten der Krebserkrankung aufzuhalten und den Patienten ein längeres Leben ermöglichen. Kurz gesagt, in den meisten Fällen wird sie verabreicht, **um die Krankheit zu heilen oder aufzuhalten**. Allerdings kann eine Chemotherapie Nebenwirkungen wie Müdigkeit oder anhaltende Nervenschäden wie eine Polyneuropathie verursachen. Bevor Sie mit einer Chemotherapie beginnen, sollten Sie unbedingt die Vor- und Nachteile mit Ihrem Arzt besprechen.

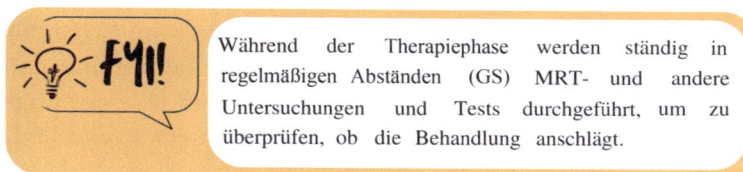

Während der Therapiephase werden ständig in regelmäßigen Abständen (GS) MRT- und andere Untersuchungen und Tests durchgeführt, um zu überprüfen, ob die Behandlung anschlägt.

Wie erhalte ich eine Chemotherapie?
Es gibt verschiedene Möglichkeiten, um eine Chemotherapie zu erhalten. Eine der gängigen Methoden ist die intravenöse (IV) Therapie. Bevor Sie diese Behandlung beginnen, sollten Sie sich mit einigen wichtigen Aspekten des Verfahrens vertraut machen. Die Chemotherapeutika. Die Behandlung erfolgt in wiederholten Abständen nach einem festgelegten Zeitplan, meist an einem oder mehreren aufeinanderfolgenden Tagen. Haben Sie Fragen oder Bedenken bezüglich der intravenösen Behandlung, dann sollten Sie nicht zögern, Ihren Arzt zu konsultieren.

Neben der intravenösen Verabreichung gibt es auch die Möglichkeit, Chemotherapie in Tablettenform einzunehmen. Diese Option ist für einige wachstumshemmende Substanzen verfügbar. Grundsätzlich kann eine orale Chemotherapie genauso wirksam sein wie eine intravenöse Behandlung. Der Vorteil von Chemotherapie-Tabletten ist, dass sie zu Hause eingenommen werden können, ohne dass Sie jedes Mal in eine onkologische Praxis oder eine spezialisierte Klinik müssen. Dies spart nicht nur Zeit und Geld, sondern reduziert auch das Risiko einer Infektion. Natürlich erfordert die Selbstverabreichung eine Einweisung und Überwachung durch medizinisches Personal. Viele Patienten finden diese Option jedoch sehr viel angenehmer und sie können mehr Zeit mit der Familie oder im Beruf verbringen.

Mit der zunehmenden Verfügbarkeit von Chemotherapeutika in Tablettenform besteht die Hoffnung, dass noch mehr Menschen von dieser bequemen und wirksamen Behandlung profitieren können.

Nebenwirkungen der Chemotherapie
Wie bereits angesprochen, kann eine Chemotherapie negative Auswirkungen auf schnell wachsende Zellen haben, insbesondere auf jene, die für die Barrierefunktionen des Körpers verantwortlich sind, wie Haut, Schleimhäute, Knochenmark und Immunzellen. Die Entscheidung, ob die Chemotherapie pausiert oder die Dosis angepasst werden sollte, hängt vom Behandlungsziel und der Intensität der Nebenwirkungen ab. Wenn die Behandlung darauf abzielt, den Krebs zu heilen, werden Ärzte den Patienten eher ermutigen, mit den Nebenwirkungen zu leben, sofern sie nicht zu schwerwiegend sind. Wenn das Ziel jedoch darin besteht, die Lebensqualität zu verbessern, könnte eine Unterbrechung der Behandlung notwendig sein.

Bei der Bewertung der Nebenwirkungen ist es wichtig zu verstehen, dass sie in unterschiedlichen Schweregraden auftreten können. Viele Nebenwirkungen sind mild und erfordern keine Dosisanpassung. Zum Beispiel sind leichte Rötungen an den Fußsohlen nach Einnahme von Capecitabin eine Nebenwirkung des Schweregrads 1, für den Patienten in der Regel nicht schädlich. Im Gegensatz dazu könnten Nebenwirkungen des Grads 3 eine vorübergehende Unterbrechung der Behandlung erfordern, bis sie nachlassen oder verschwinden. Wenn die Rötung an den Fußsohlen fortschreitet und Blasen entstehen, die das Gehen behindern, muss die Behandlung unterbrochen werden.

Die häufigsten Nebenwirkungen der Chemotherapie betreffen das Allgemeinbefinden, die Haut und Schleimhäute und das Immunsystem. Das Verständnis der erschiedenen Schweregrade von Nebenwirkungen kann Ihnen helfen, informierte Entscheidungen über Ihre Gesundheit zu treffen.

Hautzellen
Die Chemotherapie kann die Hautzellen stark beeinflussen, sodass sie empfindlicher werden und zu Trockenheit und Unbehagen führen. Patienten erleben oft Trockenheit, Juckreiz und Schuppenbildung, die durch tägliche Anwendung von Feuchtigkeitscremes gelindert werden können. Zudem reagiert die Haut stärker auf natürliche Reize wie Reibung oder Sonneneinstrahlung. Um weitere Reizungen zu vermeiden, sollten Patienten bequeme, lockere Kleidung tragen und sich so gut wie möglich vor der Sonne schützen.

Manche Chemotherapien können spezifische Erscheinungen hervorrufen (Abb. 6.5), wie Rötungen in Hautfalten, an Handflächen und Fußsohlen. In solchen Fällen könnte eine Unterbrechung der Behandlung und Anpassung der Dosis erforderlich sein.

Die Chemotherapie kann auch die Zellen angreifen, die für das Haarwachstum zuständig sind, was manchmal zu Haarausfall führt. Dieser kann

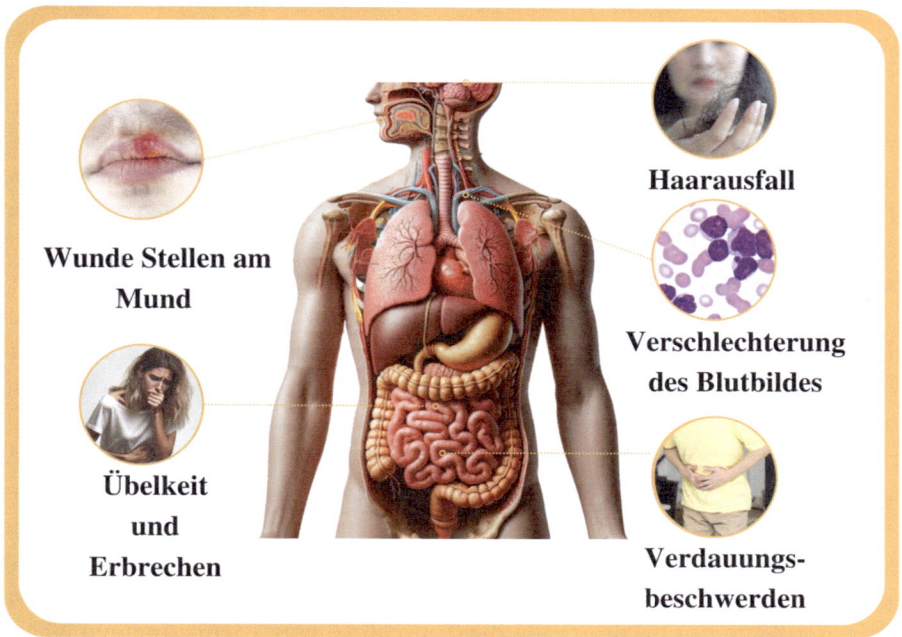

Abb. 6.5 Unerwünschte Wirkungen der Chemotherapie. Chemotherapie schädigt auch gesunde, sich schnell teilende Körperzellen und verursacht dadurch verschiedene unerwünschte Wirkungen

allmählich oder innerhalb weniger Wochen nach Behandlungsbeginn schnell eintreten. Patienten bemerken möglicherweise mehr Haare auf ihren Kissen, beim Kämmen oder in der Badewanne nach dem Haarewaschen. Der Haarausfall kann alle Körperhaare betreffen, einschließlich Augenbrauen, Wimpern, Barthaar und Schamhaar. Viele Patienten entscheiden sich dann aus praktischen und ästhetischen Gründen, ihre Haare zu rasieren.

Positiv ist, dass die Haare in der Regel 1 bis 4 Monate nach der Therapie nachwachsen, manchmal mit veränderter Farbe oder Dichte. Bei einigen wachsen weiße oder graue Haare nach, bei anderen ist das Haar lockiger als zuvor. Die Verwendung eines Kühlhelms während der Behandlung kann helfen, das Haarvolumen zu erhalten, indem die kalte Temperatur die Blutgefäße zu den Haarwurzelzellen verengt und so die Chemotherapie teilweise abhält. Allerdings kann es bei bestimmten Chemotherapien trotz Kühlhelm zu einem vollständigen Haarausfall kommen. In solchen Fällen informiert der Onkologe den Patienten über das zu erwartende Ergebnis und hilft ihm, sich vorzubereiten, wie durch den Kauf einer Perücke.

Es ist wichtig zu verstehen, dass es in der Regel keinen Zusammenhang zwischen Nebenwirkungen und der Wirksamkeit einer Krebsbehandlung gibt. Die Wahl der Chemotherapie hängt von der Art des Krebses ab. Die effektivsten zusätzlichen Behandlungen bei Brustkrebs führen fast immer zu Haarausfall, während eine Chemotherapie in Kombination mit Strahlentherapie bei Rektumkrebs nicht dazu führt. Daher ist es entscheidend, mit dem Onkologen über die Nebenwirkungen der Chemotherapie zu sprechen und die Risiken und Vorteile der verschiedenen Behandlungsoptionen zu kennen.

Schleimhautzellen – wir nennen sie die Haut im Inneren des Körpers
Die Chemotherapie kann Schleimhautzellen beschädigen, sodass sie anfälliger für Risse werden. Dies kann zu Magengeschwüren und Reizungen führen, die das Schlucken und Essen erschweren. Zudem kann es zu einer Überproduktion von Hefepilzen kommen, die einen weißen Belag im Mund bilden und den Geschmackssinn beeinträchtigen. Diese Symptome können durch Mundspülungen mit etwas Bikarbonat gelindert werden. Die empfindlich gewordene Magenschleimhaut kann zu Schmerzen, Brennen, Übelkeit und Appetitlosigkeit führen, besonders wenn der Magen Säure für die Verdauung produziert. Diese Symptome können durch eine vorübergehende Reduzierung der Säureproduktion und die Einnahme von Medikamenten gegen Übelkeit gemildert werden. Auch im Darm können Reizungen auftreten, was zu Verdauungsproblemen, Veränderungen der Stuhlkonsistenz und Krämp-

fen führen kann. Die Behandlung und Ernährungsempfehlungen für den Patienten richten sich nach den Nebenwirkungen und dem Ausmaß der Beschwerden.

Knochenmark und Immunzellen
Die Zellen in unserem Blut entstehen und vermehren sich im Knochenmark, einer fetthaltigen Substanz im Inneren unserer Knochen. Nicht zu verwechseln mit dem Rückenmark, das ein Nervenbündel ist, das vom Gehirn durch die Wirbelsäule verläuft. Die im Knochenmark liegenden Zellen sind essentiell für die Blutbildung. Um sicherzustellen, dass genügend rote Blutkörperchen vorhanden sind, die den Transport von Sauerstoff in unserem Körper steuern und als kleine Sauerstofftransporter wirken, teilen sich diese Zellen schnell. Auch weiße Blutkörperchen, die Infektionen bekämpfen, und Blutplättchen, zellkernlose Zellen, die bei der Wundheilung helfen, teilen sich rasch.

Ein Mangel an roten Blutkörperchen kann zu einer Blutarmut oder Anämie führen, was lebenswichtige Organe an Sauerstoffmangel leiden lässt. Zu wenige weiße Blutkörperchen können selbst harmlose Mikroben zu einer Bedrohung werden lassen, und ein Mangel an Blutplättchen kann selbst kleine Wunden stark bluten lassen. Genau wie rote und weiße Blutkörperchen sowie Blutplättchen sind auch die Zellen im Knochenmark anfällig für Chemotherapeutika, die die Produktion neuer Blutzellen während der Behandlung vorübergehend hemmen können. Daher ist es wichtig, die Anzahl der Blutzellen durch regelmäßige Blutabnahmen während der Chemotherapie zu überwachen, um gegebenenfalls die Dosis oder den Zeitraum zwischen den Behandlungen anzupassen. Die Chemotherapie wird so dosiert, dass die Anzahl dieser Zellen ausreichend bleibt. Die Pause zwischen den Behandlungen, ein sogenannter „Zyklus", dauert normalerweise einige Tage bis Wochen, damit sich das Knochenmark von den durch die Behandlung verursachten Schäden erholen kann. Ein Behandlungszyklus dauert im Allgemeinen 3 bis 4 Wochen (Abb. 6.6). In klinischen Studien wurden die optimale Dosis und die Pausen zwischen den Behandlungen ermittelt, um die besten Ergebnisse mit minimalen Nebenwirkungen zu erzielen. Es ist jedoch entscheidend, die Behandlung auf den einzelnen Patienten abzustimmen. Es ist nicht sinnvoll, die Chemotherapie fortzusetzen, wenn sie nicht wirkt, und es ist angebracht, die Dosis eines Medikaments zu reduzieren, wenn es für einen Patienten zu toxisch ist.

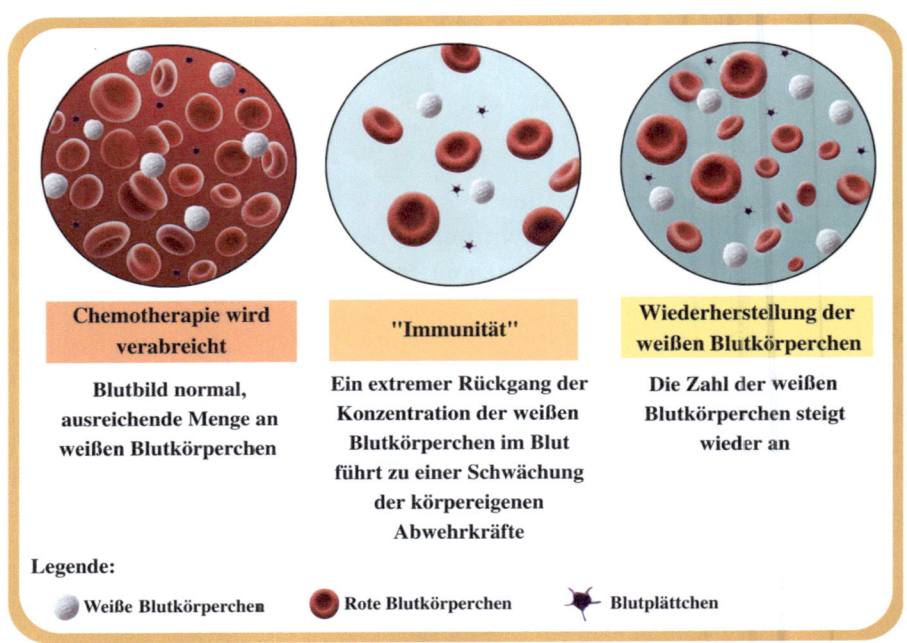

Abb. 6.6 Wirkung der Chemotherapie auf die weißen Blutkörperchen. Die Chemotherapie schwächt vorübergehend die körpereigenen Abwehrkräfte, da sie die Zahl der Immunzellen verringert

Die Chemotherapie schwächt vorübergehend das Immunsystem, indem sie die Anzahl der Immunzellen verringert. Trotzdem haben medizinische Fortschritte in den letzten Jahren dazu geführt, dass Nebenwirkungen der Chemotherapie besser kontrolliert werden können. Neue Medikamente werden regelmäßig entwickelt, um die Verträglichkeit der Chemotherapie zu verbessern. In den meisten Fällen kann die Chemotherapie ambulant durchgeführt werden, ohne dass eine stationäre Behandlung im Krankenhaus nötig ist.

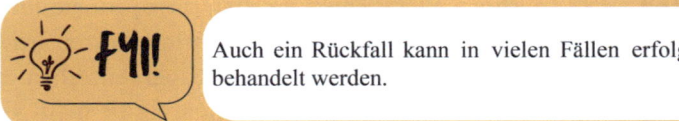

Auch ein Rückfall kann in vielen Fällen erfolgreich behandelt werden.

In einigen Fällen kann es erforderlich sein, einige Tage im Krankenhaus zu bleiben, um bestimmte Komplikationsrisiken zu vermeiden oder um die Behandlung kontinuierlich über mehrere Tage durchführen zu können. Dies kann nötig sein, um eine ausreichende Hydrierung der Patienten sicherzustellen oder das Risiko einer Nierenschädigung durch bestimmte Chemotherapeutika zu minimieren. Durch den Einsatz unterstützender Medikamente und von Pflegeprodukten vertragen die meisten Menschen eine Chemotherapie gut und haben nur geringe Nebenwirkungen. Für ältere Patienten gibt es spezielle Scores, mit denen das Risiko von Komplikationen berechnet werden kann, was die Abwägung der Vor- und Nachteile einer Behandlung erleichtert.

Dabei sollten wir nicht vergessen, dass die Chemotherapie bei vielen Krebsarten ein wichtiger Bestandteil der Behandlung ist. Hochdosierte Chemotherapien, die beispielsweise zur Vorbereitung auf eine Transplantation oder zur Behandlung bestimmter Leukämien eingesetzt werden, stellen eine besondere Herausforderung für das Behandlungsteam und den Patienten dar. Dank der jüngsten medizinischen Fortschritte ist die Behandlung von Nebenwirkungen der Chemotherapie leichter zu handhaben.

Eine vielversprechende Möglichkeit zur präziseren Behandlung von bösartigen Erkrankungen ist der Einsatz von Antikörper-Wirkstoff-Konjugaten (ADC), [6]. Eine der Schlüsseleigenschaften von Antikörpern ist ihre Fähigkeit, spezifische Antigene zu erkennen, wodurch sie Krebszellen präzise anvisieren können. Durch die Verknüpfung eines Antikörpers mit einem wirksamen Medikament, z. B. einem Chemotherapeutikum, kann eine effektive „Tötung" von Krebszellen erreicht werden. Derzeit sind elf ADCs von der Food and Drug Administration (FDA) zugelassen (Stand 2023) und über 100 befinden sich in verschiedenen Stadien der klinischen Forschung. Dieser zielgerichtete Therapieansatz hat sich im Vergleich zur konventionellen Chemotherapie in bestimmten Fällen als erfolgreicher in der Tumorbekämpfung erwiesen, insbesondere bei der Behandlung von Lymphomen, Brust-, Magen-, Lungen-, Urothel-, Gebärmutterhals- und Eierstockkrebs [7]. I Trotz der präziseren Behandlung können auch Antikörper-Wirkstoff-Konjugate Allgemeinsymptome und schwere Nebenwirkungen hervorrufen.

Warum eine Chemotherapie scheitern kann
Die Chemotherapie ist eine wichtige Behandlungsmethode im Kampf gegen Krebs. Allerdings kann es vorkommen, dass sie nicht die gewünschte Wirkung zeigt. Ein Grund dafür ist, dass Krebszellen eine Resistenz gegen die

Chemotherapie entwickeln können [8]. Sie lernen, das Medikament nicht in ihr Zellinneres hineinzulassen, es schneller auszuscheiden oder es unwirksam zu machen, sobald es ihre Oberfläche erreicht. Manchmal liegt es auch an der speziellen Lage des Tumors, beispielsweise im Gehirn, das schwer mit Chemotherapeutika zu erreichen ist. Oder die Krebszellen sind zu weit von Blutgefäßen entfernt, über die die Medikamente transportiert werden, sodass sie gar nicht erst in Kontakt mit der Chemotherapie kommen. Studien haben gezeigt, dass Tumore oft aus verschiedenen Zelltypen bestehen und es nur weniger resistenter Krebszellen bedarf, um die Chemotherapie scheitern zu lassen. Selbst wenn die meisten benachbarten Zellen zerstört wurden, können sich diese resistenten Zellen weiterentwickeln und vermehren. Wenn ein Großteil der Krebszellen anfällig für die Chemotherapie ist, aber einige wenige resistente Zellen vorhanden sind, kann es zunächst zu einer Verkleinerung des Tumors kommen, weil die anfälligen Zellen zerstört werden. Danach jedoch können sich die resistenten Zellen vermehren und den Platz der zerstörten Zellen einnehmen, was dazu führt, dass der Tumor wieder anfängt zu wachsen. Auf einem CT-Scan sieht es dann so aus, als hätte die Chemotherapie zunächst gewirkt, aber der Krebs nimmt später wieder zu. Wenn alle Krebszellen resistent sind, kommt es zu keiner Verkleinerung, und der Tumor wächst weiter, ungeachtet der Chemotherapie [9].

6.6 Hormonelle Therapien

Hormone sind natürliche Substanzen, die von Drüsen produziert und im Blut transportiert werden, um Nachrichten im gesamten Körper zu übermitteln. Die Art der Informationen, die ein Hormon sendet, hängt von dem Hormon und dem Organ ab, das diese Informationen erhält. Zellen können diese Signale nur empfangen, wenn sie die entsprechenden Rezeptoren besitzen, so wie wir nur etwas hören können, wenn unser Hörsinn funktioniert.

Die Vielschichtigkeit und Faszination der Zellreaktionen auf ein Hormon werden deutlich, wenn wir bedenken, dass verschiedene Organe auf das gleiche Hormon unterschiedlich reagieren können. So wie ein Bäcker und ein Gärtner den gleichen Befehl („Mach deine Arbeit!") auf unterschiedliche Weise ausführen, obwohl sie ihn mit den gleichen Ohren hören, zeigt dies die Komplexität und Faszination dieses Prozesses.

Dabei werden Rezeptoren oft als „Ohren" der Zellen bezeichnet. Sie sind entscheidend für die Reaktion der Hormone. Nehmen wir z. B. Tumorzellen, die auf ihrer Oberfläche Rezeptoren haben, welche auf die gesendeten Signale der Hormone ansprechen. „Signalhormone Wenn das Signal „Wachstum" lautet, ist es offensichtlich, warum es wichtig ist, die Produktion von Hormonsignalen auf Tumorzellen zu verhindern oder die Rezeptoren zu blockieren.

Eine Hormontherapie ist eine Behandlungsmethode für Krebs, die entweder die Hormone blockiert, die ein Tumor für sein Wachstum braucht, oder die Bildung dieser Hormone im Körper verhindert. Diese Therapieform wird auch als Hormonmodulation bezeichnet. Auf diese Weise kann die Hormontherapie dazu beitragen, die Ausbreitung von Krebs zu verhindern und die Überlebenschancen des Patienten zu erhöhen.

Manche Tumore sind auf bestimmte Hormone angewiesen, um wachsen zu können; Brustkrebs kann unter anderem durch Östrogen und Prostatakrebs durch Testosteron angeregt werden. Die richtige Hormontherapie kann die Konzentration dieser Hormone senken oder ihre Wirkung auf die Tumorzellen blockieren. Hormontherapie wird oft in Kombination mit anderen Behandlungen wie Operationen oder Chemotherapie eingesetzt, aber in einigen Fällen kann sie auch als alleinige Krebsbehandlung dienen.

Bei Brustkrebs wird das Gewebe, das durch eine Biopsie oder chirurgische Entnahme gewonnen wurde, vom Pathologen mikroskopisch untersucht, um festzustellen, um welchen Subtyp es sich handelt. Ein luminaler Subtyp ist in der Regel stark Hormonrezeptor-positiv. Hormonrezeptoren. Diese Rezeptoren fungieren wie Schlösser, in die Östrogen wie ein Schlüssel passt und so die Zellvermehrung auslösen kann (Abb. 6.7). Wenn diese Rezeptoren vorhanden sind, kann eine Anti-Hormon-Behandlung durchgeführt werden, die zwei Arten von Anti-Hormon-Medikamenten umfasst. Die eine Art blockiert die Rezeptoren und verhindert so den Zugang von wichtigen Hormonen, während die andere Art die Produktion dieser Hormone unterbindet. Sind jedoch keine Hormonrezeptoren auf den Tumorzellen vorhanden, ist eine Hormontherapie nicht sinnvoll, da die Tumorzellen unabhängig von Hormonen wachsen. Es ist auch möglich, dass luminale Tumore gegen Hormonmodulation resistent werden, was eine Anpassung des Behandlungsplans erforderlich macht.

Wenn Patientinnen verstehen, wie wichtig Hormonrezeptoren sind und wie effektiv eine antihormonelle Behandlung sein kann, können sie eine aktive Rolle im Kampf gegen ihren Brustkrebs übernehmen. Zusammen mit ihren medizinischen Betreuern können sie fundierte Entscheidungen über die beste Behandlungsmethode treffen.

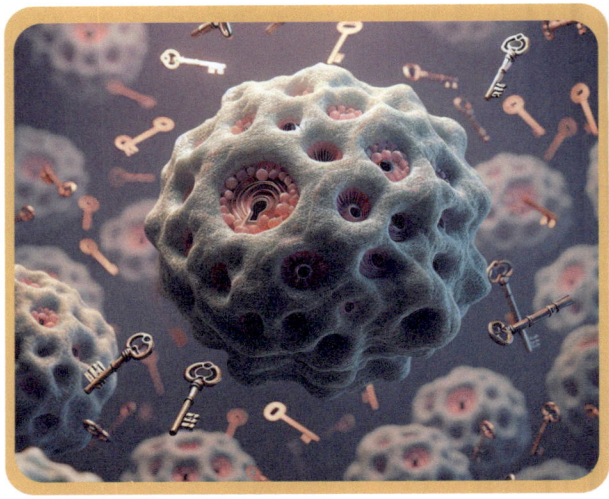

Abb. 6.7 Das Bild zeigt eine Illustration einer Zelle mit zahlreichen Schlüssellöchern auf der Oberfläche, die von schwebenden Schlüsseln umgeben sind. Diese visuelle Metapher deutet auf das Konzept des Schlüssel-Schloss-Prinzips hin, das häufig verwendet wird, um zu beschreiben, wie spezifische Moleküle wie Hormone und Rezeptoren in biologischen Systemen miteinander interagieren. Die Schlüssel stehen für die Hormone, die mit der Zelle interagieren können, indem sie in die Schlüssellöcher passen, die Rezeptoren symbolisieren. Dies verdeutlicht die Spezifität und Selektivität der Hormone, die für Prozesse wie zelluläre Kommunikation und Stoffwechselwege von entscheidender Bedeutung sind

Bei Prostatakrebs funktioniert die Hormontherapie nach dem gleichen Prinzip, aber es ist nicht nötig, nach Testosteronrezeptoren zu suchen, da fast alle Prostatakrebszellen diese Rezeptoren auf ihrer Oberfläche tragen. Hormontherapie ist bei den meisten luminalen Brust- und Prostatakrebsen wirksam, auch wenn die Wirkung manchmal nur vorübergehend ist. Die häufigsten Nebenwirkungen ähneln den Symptomen eines Hormonabfalls, wie bei Frauen in der Menopause oder bei Männern in der weniger bekannten Andropause, wenn der Testosteronspiegel sinkt.

Obwohl die Nebenwirkungen einer Hormontherapie nicht vollständig ausgeschaltet werden können, gibt es verschiedene Möglichkeiten, sie zu minimieren. Hitzewallungen und nächtliche Schweißausbrüche können durch den Verzicht auf scharfe Speisen und das Tragen von lockerer Kleidung reduziert werden. Akupunktur und weitere Methoden der integrativen Medizin können ebenfalls helfen, Symptome zu lindern.

Depressive Phasen und Stimmungsschwankungen können durch psychoonkologische Gespräche mit Fachkräften behandelt werden, in einigen Fällen kann auch die Einnahme von Medikamenten hilfreich sein. Es ist wichtig, den Arzt über alle belastenden Symptome zu informieren, damit sie angemessen behandelt werden können.

Die Lebensqualität kann sich durch einen Wechsel der Hormontherapie verbessern, da nicht alle Medikamente die gleichen Nebenwirkungen haben.

Was sollten Sie vor der Operation mit Ihrem Arzt besprechen?

- Was genau soll operiert werden und warum?
- Welche Art von Operation wird durchgeführt?
- Wie lange wird die Operation dauern?
- Gibt es andere Behandlungsmöglichkeiten?
- Was passiert, wenn ich mich nicht operieren lasse?
- Wie sollte ich mich auf den Eingriff vorbereiten?
- Erfolgt die Operation ambulant oder nicht ambulant?
- Wie sieht mein Genesungsplan aus?
- Mit welchen Folgen muss ich nach der Operation rechnen?
- Sind diese Folgen dauerhaft oder vorübergehend?
- Welche Hilfsmittel stehen mir zur Verfügung, falls es zu bleibenden Folgen kommt?

Was Sie beachten sollten:

- Legen Sie Ihre Vorerkrankungen und andere medizinische Probleme offen.
- Informieren Sie Ihren Arzt über Dinge wie Rauch- oder Trinkgewohnheiten und Medikamenteneinnahme.
- Zögern Sie nicht, alle Fragen zu klären, bevor Sie Ihre schriftliche Zustimmung zu allen Eingriffen geben.
- Wägen Sie immer die Vorteile, Risiken und gesundheitlichen Folgen ab, bevor Sie eine Entscheidung treffen. Sie können sich gegen bestimmte Verfahren entscheiden oder den Eingriff ablehnen.

6.7 Immuntherapie

Das Immunsystem und Krebs

Unser Immunsystem ist ein Wunderwerk der Natur. Es setzt sich aus verschiedenen Zellen, Proteinen, Geweben und Organen zusammen, die gemeinsam arbeiten, um uns vor Krankheiten zu schützen. Die weißen Blutkörperchen

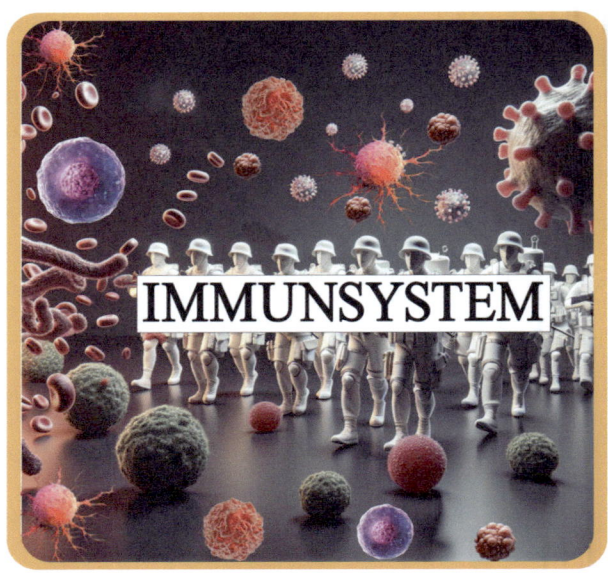

Abb. 6.8 Das Bild stellt das Immunsystem kreativ als ein Bataillon von Soldaten dar und symbolisiert damit seine Rolle bei der Verteidigung des Körpers gegen Krankheitserreger. Immunzellen: Die Soldaten stehen für verschiedene Immunzellen, wie z. B. T-Zellen und Makrophagen, die den Körper schützen. Krankheitserreger: Die Soldaten sind von Viren, Bakterien und anderen Krankheitserregern umgeben, die das Immunsystem bekämpft und neutralisieren. Diese Metapher verdeutlicht die Funktion des Immunsystems als Verteidigungsmechanismus des Körpers, der potenzielle Bedrohungen ständig überwacht und auf sie reagiert, um die Gesundheit zu erhalten und Infektionen zu verhindern

sind Schlüsselspieler in diesem System, da sie Infektionen durch Bakterien, Viren und Pilze bekämpfen (Abb. 6.8).

Das Immunsystem schützt uns, indem es unsere eigenen Zellen erkennt und fremde Eindringlinge angreift und zerstört. Es operiert vorsichtig, um das Gleichgewicht im Körper zu erhalten. Es ist bestrebt, dieses Gleichgewicht zu wahren und es wiederherzustellen, wenn es gestört wird. Ein starkes Immunsystem kann sogar Krebszellen erkennen und vernichten, bevor sie sich vermehren können.

Allerdings sind Krebszellen oft unseren gesunden Zellen sehr ähnlich. Sie tragen eine „Maske", die es ihnen ermöglicht, sich zu tarnen und dem Immunsystem zu entgehen. Dadurch fällt es dem Immunsystem schwer, sie als bedrohlich zu erkennen.

In der Tumorumgebung scheinen Immunzellen manchmal „ruhig" oder „erschöpft", als ob sie ihre Umgebung hemmen würden. Es ist, als würde der Tumor die Immunzellen „lähmen", was es schwierig macht, Krebszellen als Eindringlinge zu erkennen.

Wenn das Immunsystem getäuscht wird, kann sich Krebs unbemerkt ausbreiten. Zudem mutieren einige Krebszellen regelmäßig, was das Immunsystem vor weitere Herausforderungen stellt [10]. Trotzdem leistet unser Immunsystem in den meisten Fällen eine hervorragende Arbeit, um unsere Gesundheit zu erhalten.

Krebszellen wollen überleben und entwickeln Strategien, wie sie das Immunsystem umgehen können, um ihr unkontrolliertes Wachstum fortzusetzen. Da Krebs eine permanente Bedrohung darstellt, lernt unser Immunsystem kontinuierlich, wie es damit umgehen muss. In den meisten Fällen ist der Schutz erfolgreich, aber wir müssen uns um die seltenen Fälle sorgen, in denen das Immunsystem überrumpelt wird und eine einzelne Krebszelle zu einer Lebensgefahr werden kann.

Unser Immunsystem ist wie ein koordiniertes Netzwerk aus wachsamen Personen. Unsere Immunzellen arbeiten zusammen, um uns vor Krebs zu schützen. Wenn Krebszellen unkontrolliert wachsen, werden die Immunzellen aufmerksam und bewegen sich zum Ort des Geschehens, um nach dem Rechten zu sehen. Sobald sie Krebszellen entdecken, greifen z.B. natürliche Killerzellen, ein Teil der weißen Blutkörperchen, sofort an und töten die Krebszellen ab.

Danach geben weitere Verteidiger ein Signal ab, um die dendritischen Zellen in den Gefahrenmodus zu versetzen. Diese sammeln Proben von den toten Krebszellen ein und aktivieren die T-Zellen im Blut, in Lymphknoten und in gesundem Gewebe. Auch diese (zytotoxischen) T-Zellen greifen Tumorzellen an oder blockieren das Wachstum neuer Blutgefäße, um die Krebszellen auszuhungern, sodass Hunderte von ihnen abgetötet werden. Am Ende beseitigen die Makrophagen alle toten Krebszellen.

Die Immunzellen müssen präzise und effizient arbeiten, denn selbst eine überlebende Krebszelle kann sich wehren. Diese Zelle könnte weitere Mutationen entwickeln, schneller wachsen und sich vermehren, was sie noch unkontrollierbarer macht. Sie wird dann noch besser darin, sich vor dem Immunsystem zu verstecken.

Krebszellen können auch das Immunsystem lähmen, indem sie T-Killerzellen und natürliche Killerzellen inaktivieren, bevor sie ihre Angriffe starten können. So werden sie am Töten gehindert, und der Tumor kann Tausende von Klonen produzieren, die gegen die Krebszellen resistent sind und keine offensichtlichen Defekte aufweisen. Krebszellen können auch stumm ??? sein, indem sie das Immunsystem mit fehlerhaften Signalen ausschalten. Wenn der Krebs das Immunsystem überwältigt hat, kann der Tumor stark wachsen und zu einem zentralen Problem werden.

Die Fähigkeit von Tumorzellen, das Immunsystem zu lähmen, spielt eine entscheidende Rolle für das Wachstum und die Ausbreitung von Krebs. Tumore, die das Immunsystem stark lähmen können, wachsen ungehindert. Dagegen können Tumore, die diese Fähigkeit nicht haben, schnell erkannt und beseitigt werden.

Es stellt sich die grundlegende Frage, wie das Immunsystem, das von Tumorzellen blockiert ist, wieder aktiviert werden kann. In letzter Zeit wurden Behandlungen entwickelt, die darauf abzielen, ein blockiertes Immunsystem zu reaktivieren. Diese Behandlungen werden als Immuntherapie bezeichnet. Die Immuntherapie nutzt die körpereigenen Abwehrkräfte, um Krebszellen zu überwältigen und ihr Wachstum und ihre Ausbreitung zu verhindern. Ziel ist es, das Immunsystem dazu zu bringen, Krebszellen zu erkennen und anzugreifen, während gesunde Zellen unberührt bleiben.

Es gibt zwei Formen der Immuntherapie: aktiv und passiv. Die aktive Immuntherapie stimuliert das Immunsystem, mehr krebstötende Zellen zu produzieren. Bei der passiven Immuntherapie werden Antikörper in den Körper injiziert. Diese Antikörper sind wie Pfeile, die sich gezielt an die Oberfläche von Tumorzellen heften. Sie sind wie Magnete, die nur an den „Schlössern" der Zellen anhaften können (Abb. 6.9). Wenn eine Zelle nicht über das spezifische Oberflächenelement verfügt, das zum Antikörper passt, bindet er sich nicht an sie. Indem der Antikörper das Schloss der Zelle blockiert, kann er verhindern, dass Hormone, Wachstumsfaktoren und andere Moleküle das Tumorwachstum fördern. Außerdem kann ein Antikörper die Krebszellen markieren und weißen Blutkörperchen signalisieren, sie zu zerstören. Passive Immuntherapien nutzen identische Antikörper, die in der Medizin als „monoklonale" Antikörper oder MABs bekannt sind. Diese Antikörper sind darauf ausgerichtet, bestimmte Proteine anzugreifen, was sie bei der Behandlung verschiedener Krebsarten sehr effektiv macht. Beispiele für solche monoklonalen Antikörper sind Rituximab, Trastuzumab und Pertuzumab. Mit ihrer erfolgreichen Bilanz sind MABs eine potente Waffe im Kampf gegen Krebs und geben vielen Patienten und ihren Familien Hoffnung. Immuntherapien unterscheiden sich von traditionellen Krebsbehandlungen wie Operationen, Bestrahlung und Chemotherapie. Letztere richten sich gegen alle schnell wachsenden Zellen, einschließlich Krebszellen, können aber auch gesunde Zellen schädigen, was zu Nebenwirkungen wie Haarausfall, Übelkeit und

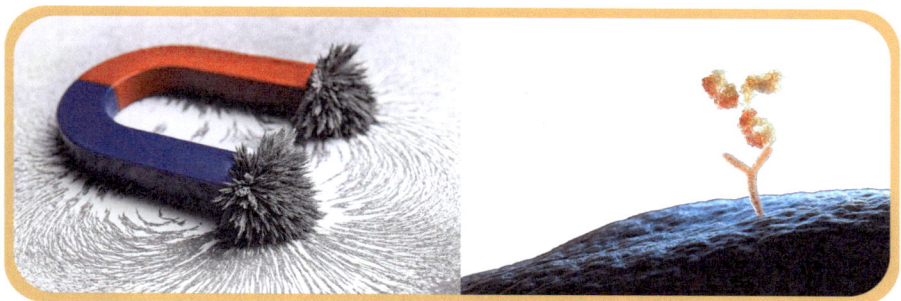

Abb. 6.9 Auf der linken Seite ist ein roter und blauer Hufeisenmagnet zu sehen, der Eisenspäne bindet. Die Späne sind in Mustern angeordnet, die die Magnetfeldlinien um den Magneten herum erkennen lassen. Auf der rechten Seite befindet sich eine Darstellung eines Antikörpers. Der Antikörper ist als Y-förmige Struktur auf einer zellulären Oberfläche abgebildet, was seine Rolle im Immunsystem verdeutlicht. Antikörper sind Proteine, die bestimmte Antigene erkennen und an sie binden und so dazu beitragen, Krankheitserreger wie Bakterien und Viren zu neutralisieren. Das Bild stellt in einer Analogie die Bindungskraft zwischen Antigenen und Antikörpern dar, die gleichzusetzen ist mit einem Magneten, der Eisenspäne anzieht. So wie Magnete eine Spezifität für Eisen vorweisen, hat ein Antikörper durch seine Oberflächenbeschaffenheit (Epitop) eine spezifische Bindung für ein einzelnes Antigen (Proteinstruktur), an dem es bindet

Müdigkeit führen kann. Immuntherapien hingegen aktivieren das Immunsystem, um Krebszellen zu bekämpfen. Es ist jedoch wichtig zu beachten, dass Immuntherapien nicht bei allen Krebsarten wirksam sind und bei einigen Patienten auch zu belastenden Nebenwirkungen führen können. Sie können Entzündungen an Gelenken und inneren Organen hervorrufen, die häufig den Einsatz von Cortison erforderlich machen oder ggf. auch den Abbruch der Therapie. Die Entscheidung für eine Immuntherapie als Behandlungsmethode wird individuell getroffen, basierend auf der Art des Krebses und der spezifischen Situation des Patienten. Die Rezeptoren auf der Oberfläche von Krebszellen spielen ebenfalls eine Rolle bei der Beurteilung der Wirksamkeit einer Immuntherapie.

Bislang hat die Immuntherapie vielen Krebspatienten geholfen, länger zu leben und sich besser zu fühlen. Sie ist ein vielversprechendes Instrument in der Krebsbehandlung, und Wissenschaftler arbeiten eifrig an der Entwicklung neuer und verbesserter Immuntherapien.

In Heidelberg hat ein Forschungsteam eine bahnbrechende Entwicklung in der Immuntherapie vorgestellt. Sie haben einen Algorithmus namens „predicTCR" entwickelt, der mithilfe von künstlicher Intelligenz T-Zell-Rezeptoren identifizieren kann, die wahrscheinlich auf Tumoreigenschaften reagieren. Dieser Ansatz könnte die Identifizierung von personalisierten tumorreaktiven T-Zell-Rezeptoren erheblich vereinfachen und beschleunigen. Das Team hat tumorinfiltrierende Lymphozyten aus einer Hirnmetastase eines Melanompatienten isoliert, einzeln sequenziert und ihre Rezeptoren getestet. Basierend auf diesen Daten konnten sie ein KI-Modell trainieren, das mit 90 % Genauigkeit tumorreaktive T-Zellen identifizieren kann. Die Entwicklung von „predicTCR" ist ein großer Schritt nach vorn in der Krebsbehandlung. Mit dieser Technologie können personalisierte zelluläre Immuntherapien effizienter hergestellt werden, was die Chancen für Krebspatienten verbessert. Die Kombination von Immuntherapie und KI bietet neue Hoffnung für die Krebsbehandlung. Indem wir das Immunsystem besser verstehen und nutzen, können wir effektivere Therapien entwickeln, die das Leben von Krebspatienten verbessern [11].

Immun-Checkpoint-Therapie
Das menschliche Immunsystem ist ein komplexes und faszinierendes Netzwerk, das uns vor Krankheitserregern schützt. Eine Schlüsselrolle spielen dabei die T-Zellen, die darauf spezialisiert sind, Infektionen zu bekämpfen. Bevor sie jedoch aktiv werden können, müssen sie verschiedene Kontrollpunkte passieren, die als Immun-Checkpoints bekannt sind. Diese Checkpoints sind essenziell, um sicherzustellen, dass T-Zellen nicht versehentlich gesunde Zellen angreifen.

Wenn es jedoch zu Fehlfunktionen kommt und diese Checkpoints (Abb. 6.10) von anderen Zellen stimuliert werden, können sie ein Signal an die T-Zellen senden, das sie davon abhält, ihre Aufgabe zu erfüllen. Dies kann zu verschiedenen Problemen führen, wie Durchfall, Lungenentzündung oder Hautausschlägen. Ohne die korrekte Funktion dieser Checkpoints wäre unser Körper ständig von unserem eigenen Immunsystem bedroht.

In der Krebsbehandlung hat sich die Immun-Checkpoint-Therapie als eine bahnbrechende Entwicklung erwiesen. Diese Therapieform nutzt spezielle Medikamente, die als Immun-Checkpoint-Inhibitoren bekannt sind, um zu verhindern, dass Krebszellen das Immunsystem unterdrücken. Indem sie die Blockade der Checkpoints aufheben, ermöglichen diese Inhibitoren es den T-Zellen, Krebszellen zu erkennen und zu zerstören. Immun-Checkpoint-Therapien werden in der Regel als Infusionen verabreicht, in Abständen von 2 bis 4 Wochen. Die genaue Vorgehensweise hängt von dem verwendeten Medikament und der Art des Krebses ab. Die Wirkung dieser Therapien kann lang anhaltend sein, da T-Zellen noch Monate oder sogar Jahre nach der Behandlung in der Lage sind, Krebszellen zu erkennen und zu bekämpfen. In

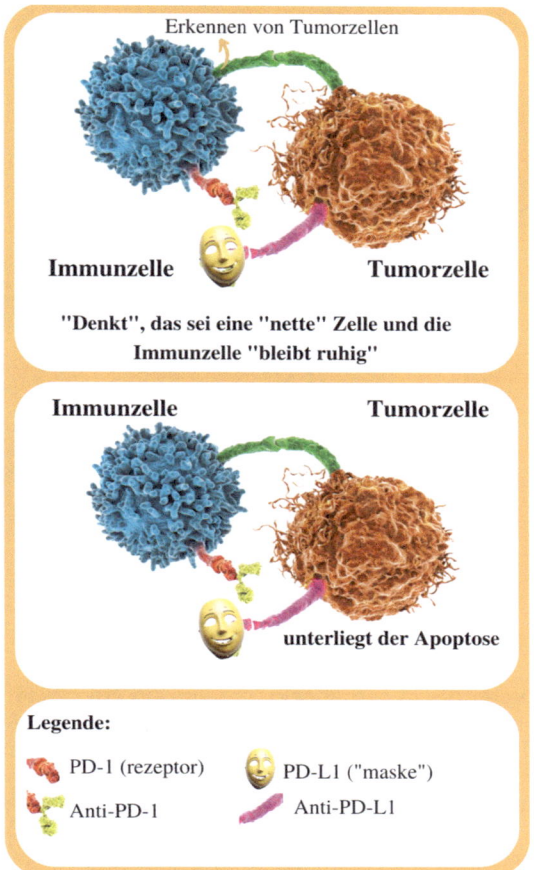

Abb. 6.10 Krebszellen entziehen sich der Erkennung durch das Immunsystem. Einige Krebszellen weisen keine bestimmten Merkmale auf, die als Antigene bekannt sind, oder sie mutieren sehr häufig. So können sie das Immunsystem täuschen oder für die Rezeptoren der Immunzellen unsichtbar sein und so schließlich entkommen

einigen Fällen werden mehrere Checkpoint-Inhibitoren kombiniert oder die Immun-Checkpoint-Therapie wird mit anderen Behandlungsmethoden wie Antikörpertherapie (Abb. 6.11), Strahlentherapie oder Chemotherapie kombiniert.

Diese innovative Krebsbehandlung hat das Leben vieler Menschen weltweit verändert und bietet Hoffnung für die Zukunft. Sie zeigt, wie die Wissenschaft dazu beitragen kann, die Art und Weise, wie wir Krebs behandeln, grundlegend zu verändern.

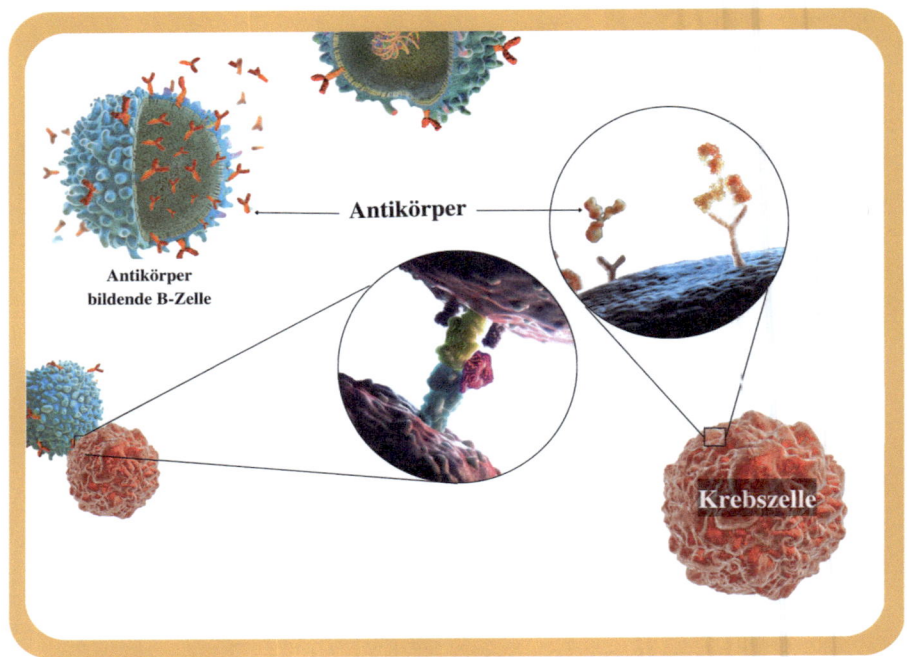

Abb. 6.11 Antikörper, die denen ähneln, die von unseren weißen Blutkörperchen natürlich produziert werden, können industriell hergestellt werden. Diese Antikörper sind wie kleine y-förmige Pfeile. Synthetische Antikörper binden sich selektiv an die Rezeptoren von Krebszellen, so wie ein Schlüssel sich an das entsprechende Vorhängeschloss bindet. Auf diese Weise können sie den Rezeptor blockieren (und damit unwirksam machen), Behandlungen direkt an die Tumorzelle abgeben oder beispielsweise den Zelltodprozess aktivieren

Nebenwirkungen der Immuntherapie

Das Immunsystem spielt eine entscheidende Rolle beim Schutz des Körpers vor Krankheiten und Infektionen. Allerdings kann es vorkommen, dass das Immunsystem auf einen Reiz übermäßig stark reagiert und dabei mehr Schaden anrichtet als Nutzen bringt. In solchen Fällen greifen Immunzellen nicht nur Krankheitserreger an, sondern auch gesundes Gewebe, weil sie es irrtümlich als bedrohlich einstufen.

Wenn dies während einer Immuntherapie geschieht, müssen Ärzte eventuell die Dosis der Therapie reduzieren oder sie sogar komplett aussetzen. In einigen Fällen ist es notwendig, zusätzliche Behandlungen durchzuführen, die die Aktivität der überschießend aggressiven Immunzellen dämpfen. Dazu können Medikamente wie Kortison eingesetzt werden.

Diese Maßnahmen dienen dazu, weitere Schäden am Körper zu verhindern und die innere Balance (Homöostase) wiederherzustellen. Auf diese Weise kann sichergestellt werden, dass das Immunsystem effektiv gegen Krankheiten kämpft, ohne dabei gesundes Gewebe zu schädigen.

Gezielte Therapien
Gezielte Therapien setzen Medikamente ein, um die Entwicklung von Krebszellen zu verhindern, indem sie Proteine beeinflussen, die für die Entstehung, das Fortschreiten und die Ausbreitung von Krebs verantwortlich sind. Es gibt verschiedene Arten von zielgerichteten Therapien, und die Forschung arbeitet stets an der Entwicklung neuer Ansätze. Diese Therapien zielen auf spezifische Veränderungen in Krebszellen ab, um die Ansprechbarkeit auf die Behandlung zu erhöhen, und konzentrieren sich auf Proteine, Enzyme und Rezeptoren, die das Wachstum und die Ausbreitung von Krebszellen fördern.

Eine neue Methode nutzt kleine Medikamentenmoleküle, die in Zellen eindringen und spezifische Moleküle angreifen, welche das Wachstum oder die Ausbreitung von Krebszellen beeinflussen. Wieder andere Therapien setzen Krebszellen direkt Strahlen aus (Abb. 6.12).

Diese Therapien werden auch als Präzisionsmedizin bezeichnet, da sie auf der Identifizierung spezifischer Veränderungen in Krebszellen basieren, die die Ansprechbarkeit auf eine Behandlung erhöhen. Sie zielen auf veränderte Proteine, Enzyme und Rezeptoren in Krebszellen ab, die das Wachstum, die Teilung und die Ausbreitung fördern. Einige Therapien konzentrieren sich auf Moleküle, die die Fähigkeit einer Zelle, zu wachsen und sich zu teilen, beeinträchtigen. Andere Therapien hindern Krebszellen daran, neue Blutgefäße zu bilden, die sie für ihr Überleben benötigen.

Leider haben nicht alle Krebsarten spezifische Mutationen, die gezielt behandelt werden können, und selbst wenn eine Mutation behandelbar ist, sprechen nicht alle Patienten auf die gezielte Therapie an. Da zielgerichtete Therapien bestimmte Proteine blockieren, passen sich Krebsarten häufig an, indem sie mutieren, um weiterzuwachsen. Selbst wenn diese Medikamente zunächst wirksam sind, finden die meisten Krebsarten letztendlich einen Weg, trotz der Medikamente zu wachsen und sich auszubreiten.

Daher ist es wichtig, neue zielgerichtete Therapien zu entwickeln und sie mit anderen Behandlungen zu kombinieren. Eine zielgerichtete Therapie allein heilt Krebs in der Regel nicht, obwohl es Ausnahmen gibt. Stattdessen kann sie den Krebs für eine lange Zeit kontrollieren. Zielgerichtete Therapien

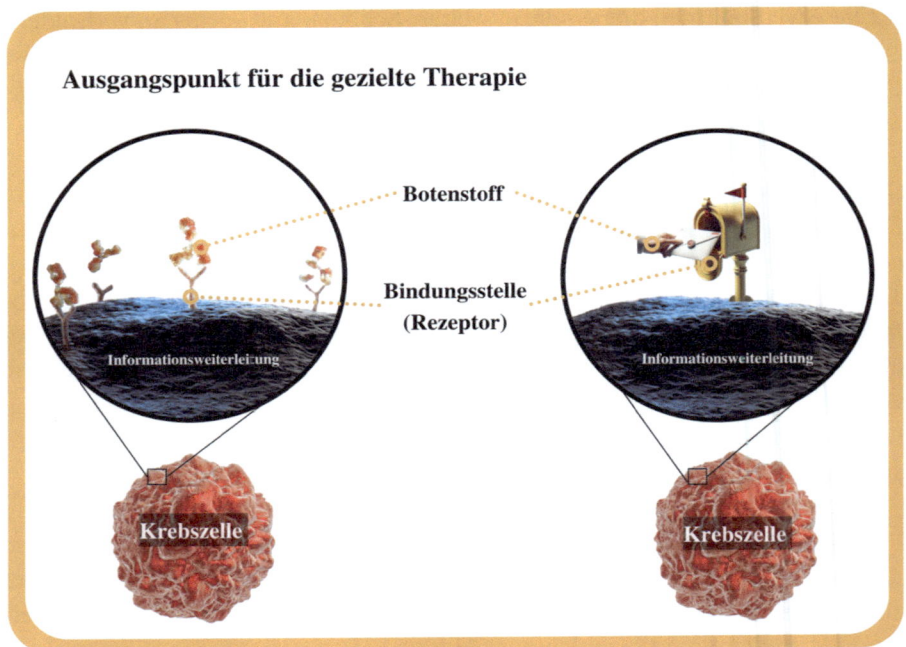

Abb. 6.12 Bei gezielten Therapien werden Medikamente eingesetzt, die auf spezifische Tumoreigenschaften abzielen. Zu diesen spezifischen Merkmalen gehören Rezeptoren auf der Zelloberfläche, Botenstoffe, die Signale an Krebszellen weiterleiten, und Signalwege

werden oft in Kombination mit anderen Behandlungen wie Chirurgie, Strahlentherapie und Chemotherapie eingesetzt, um die besten Ergebnisse zu erzielen.

So können bei Brustkrebs, der das *HER-2*-Ziel exprimiert, Anti-HER2-Antikörper erfolgreich sein. Bei Lymphomen, die den CD20-Rezeptor exprimieren, ist eine Therapie mit Anti-CD20-Antikörpern sinnvoll. Die Dauer und die Wahl der Behandlung hängen von der Art des Krebses, dem verwendeten Medikament und den Ergebnissen von Sequenzierungsmethoden wie der Next-Generation-Sequencing (NGS) ab [12].

Eine neue Studie deutet darauf hin, dass die vorbeugende Behandlung mit dem Aromatasehemmer [13] Anastrozol bei Frauen mit einem erhöhten Brustkrebsrisiko, besonders bei hohen Östrogenspiegeln, effektiv sein könnte. Die Ergebnisse stammen aus der Studie, welche kürzlich auf dem San Antonio Breast Cancer Symposium vorgestellt wurde. In Großbritannien wurde Anastrozol [14] bereits zur Brustkrebsprävention zugelassen. Die Studie schlägt vor, den Östrogen-Spiegel als einfacheres Kriterium für die Auswahl von Patientinnen zu verwenden.

Um eine zielgerichtete Therapie zu entwickeln, ist es notwendig, dass die Krebszellen bestimmte Proteinstrukturen besitzen, die als Angriffspunkte dienen können. Ärzte müssen daher zunächst testen, ob diese Strukturen vorhanden sind, was eine Gewebeprobe durch Biopsie, Operation oder Blutentnahme erfordert.

In letzter Zeit haben sich zielgerichtete Therapien als besonders vielversprechend herausgestellt. Sie haben das Potenzial, eine effektive Behandlungsmethode zu sein. Es ist ein weitverbreiteter Irrtum, dass Medikamente nur bei fortgeschrittenen Krankheitsstadien eingesetzt werden. Tatsächlich können viele Medikamente bereits in frühen Stadien verwendet werden, um das Fortschreiten der Krankheit zu verhindern und Symptome zu lindern. Diese Medikamente sind in verschiedenen Formen wie Infusionen, Tabletten oder Injektionen erhältlich und können sowohl allein als auch in Kombination mit anderen Therapien eingesetzt werden.

Signaltransduktionshemmer sind eine Klasse von Medikamenten, die das Wachstum von Krebszellen durch die Blockierung wichtiger Signalwege verhindern (Abb. 6.13). Sie stören die Kommunikation zwischen Zellen und verhindern so das Empfangen von Wachstumssignalen durch die Krebszellen. Diese Medikamente sind besonders wirksam bei bestimmten Krebsarten wie Leukämie, Lungen-, Brust-, Dickdarm-, Nieren-, Haut- und Leberkrebs. Nebenwirkungen können Müdigkeit, Blutungen, Infektionen, Myelosuppression und gastrointestinale Probleme sein.

Wachstumshemmer sind eine vielversprechende Behandlungsmöglichkeit, da sie das Wachstum von Krebszellen durch Blockierung der Rezeptoren auf der Zelloberfläche verhindern (Abb. 6.14). Dadurch können Krebszellen keine Wachstumssignale mehr empfangen, was zu einer Verkleinerung von Tumoren und Förderung von Zelltod führt. Obwohl weitere Forschung notwendig ist, haben Wachstumshemmer das Potenzial, eine neue Behandlungsmethode zu werden.

Angiogenesehemmer zielen darauf ab, die Bildung neuer Blutgefäße zu verhindern, ohne die Tumoren nicht wachsen können. Diese Medikamente können das Tumorwachstum wirksam stoppen. Es gibt verschiedene Arten von Angiogenesehemmern, die auf unterschiedliche Weise wirken, aber alle haben das gleiche Ziel: den Krebs zu bekämpfen.

Monoklonale Antikörper sind spezielle Medikamente, die das Immunsystem dabei unterstützen, Krebszellen zu erkennen und zu bekämpfen. Diese Antikörper binden sich an spezifische Antigene auf der Oberfläche

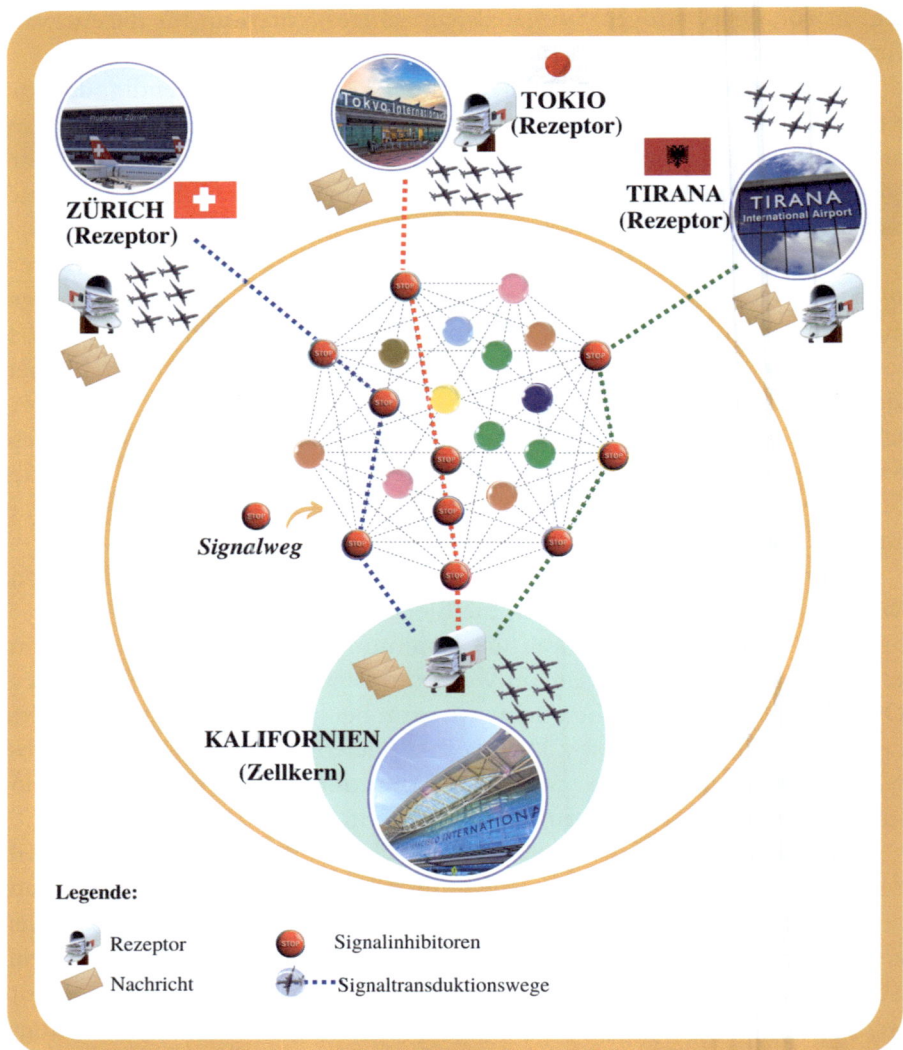

Abb. 6.13 Signaltransduktionsinhibitoren. Schlechtes Wetter kann dazu führen, dass Flugzeuge aus Sicherheitsgründen nicht mehr fliegen. In ähnlicher Weise blockieren Signaltransduktionsinhibitoren Signalwege, um das Tumorwachstum zu stoppen

von Tumorzellen und können auch Chemotherapiemoleküle an sich binden, um Krebszellen gezielt anzugreifen. Sie sind ein herausragendes Beispiel für die Fortschritte in der modernen Medizin und demonstrieren, wie die Wissenschaft kontinuierlich neue Strategien zur Bekämpfung von Krebs entwickelt.

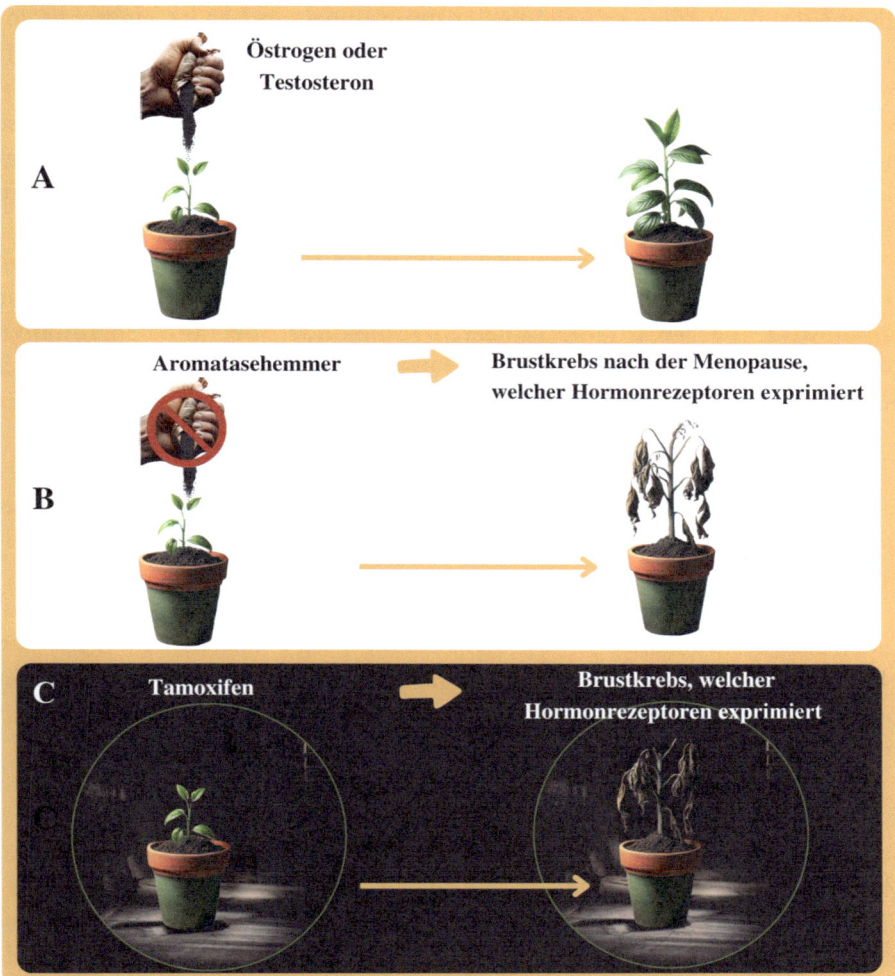

Abb. 6.14 Wachstumshemmer. (A) Wachstumsförderer sind wie Dünger, die den Samen wachsen lassen. Wenn die Düngemittel nicht hinzugefügt werden (B) oder die Düngemittel den Samen nicht erreichen können (C), kann dieser nicht wachsen. Ebenso kann die Krebszelle nicht wachsen, wenn die Wachstumsfaktoren sie nicht erreichen können

6.8 Neue Hoffnung

In der Krebsbehandlung eröffnen sich vielversprechende Perspektiven durch die Anwendung der mRNA-Technologie (zur Begriffsklärung siehe oben unter RNA) [15]. Diese neue Methode entwickelt personalisierte Impfstoffe, die auf einzelne patientenindividuelle Tumorezugeschnitten ist. Hautkrebs löschen ! Hautkrebs. Der Impfstoff wird für jeden Patienten maßgeschneidert hergestellt, basierend auf den spezifischen Antigenen, die im operativ entfernten Tumorgewebe identifiziert wurden. Erste Ergebnisse zeigen, dass diese personalisierte Therapie das rezidivfreie Überleben im Vergleich zu herkömmlichen Methoden verlängern kann, was Hoffnung auf weitere Fortschritte in der Krebsbehandlung weckt.

Ein weiterer vielversprechender Ansatz ist die intratumorale Injektion von mRNAs zur Produktion von Zytokinen [16]. Dies könnte das körpereigene Immunsystem gegen Tumore aktivieren, insbesondere bei tastbaren Tumoren wie malignen Melanomen und Kopf-Hals-Tumoren. Die Kombination dieser Injektion mit Checkpoint-Inhibitoren könnte die Immunantwort weiter verstärken.

Zudem bieten RNA-basierte Substanzen Potenzial in verschiedenen Bereichen außerhalb der Onkologie, wie der Behandlung von Wunden bei Diabetes-Patienten oder der Verbesserung der Herzfunktion bei Herzinsuffizienz [16].

Forschungen zeigen zudem, dass Mikro-RNAs in Krebszellen Hinweise auf individualisierte medikamentöse Behandlungsmöglichkeiten liefern können [15]. Die Untersuchung der Mikro-RNA könnte wichtige Erkenntnisse darüber geben, welche Gene das Zellwachstum fördern, was zu gezielteren Therapien und einer verbesserten Behandlung von Krebs führen könnte.

Die mRNA-Technologie und die Analyse von Mikro-RNAs bieten nicht nur vielversprechende Ansätze für die Weiterentwicklung der Krebstherapie, sondern könnten auch in anderen medizinischen Bereichen von Nutzen sein. Ein Beispiel hierfür ist der mRNA-Impfstoff autogene Cevumeran, der speziell gegen Bauchspeicheldrüsenkrebs entwickelt wurde. Dieser Impfstoff zeigt vielversprechende Ergebnisse und könnte eine neue Ära in der Behandlung dieser aggressiven Erkrankung einleiten [17].

Ein Beispiel am Pankreas

Das Pankreas, auch bekannt als Bauchspeicheldrüse, erzeugt Verdauungsenzyme, die bei Bedarf in den Zwölffingerdarm abgegeben werden, wo sie normalerweise aktiviert werden, um Proteine, Fette und Kohlenhydrate aus der Nahrung zu verdauen. Im Falle der erblichen Form der Bauchspeicheldrüsenentzündung ist jedoch das Enzym Trypsin bereits in der Bauchspeicheldrüse aktiv und verursacht eine Selbstverdauung des Gewebes. Diese anhaltende Gewebeschädigung löst Entzündungen und Heilungsprozesse aus, die bei 40 % der betroffenen Patienten zu einem bösartigen Pankreaskarzinom führen können [18]. Ursächlich sind oft exzessiver Alkoholkonsum, Gallensteine oder ein Anstieg der Blutfettwerte. Stellen Sie sich vor,

Sie haben einen sehr speziellen Schlüssel, der Ihnen sagt, wie ein bestimmter Tumor auf eine Behandlung reagieren wird. Dieser Schlüssel wird hergestellt, indem Forscher aus den Zellen des Tumors im Labor kleine „Organoide" (wie Mini-Organe) züchten [19]. Diese Organoide verhalten sich ähnlich wie der echte Tumor im Körper (Abb. 6.15). Forscher haben nun ein Modell entwickelt, das mithilfe dieser Organoide vorhersagen kann, ob eine Krebstherapie bei einem Patienten mit Bauchspeicheldrüsenkrebs (Pankreaskarzinom) wirken wird oder nicht. Dieses Modell ist wie ein Computer-

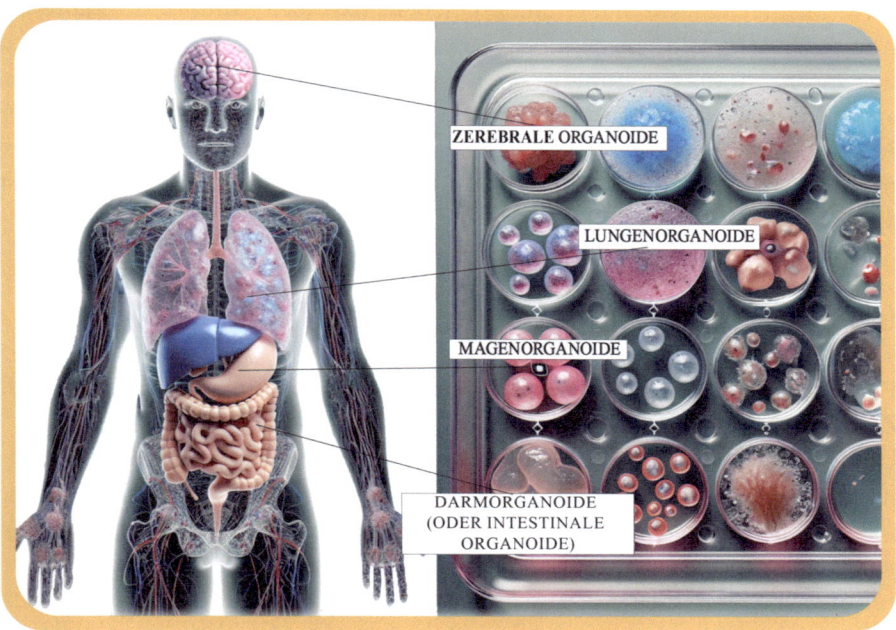

Abb. 6.15 Das Bild veranschaulicht das Konzept der Organoide und ihre Beziehung zu menschlichen Organen. Auf der linken Seite ist ein menschlicher Körper mit hervorgehobenen Organen zu sehen: Gehirn, Lunge, Magen und Darm. Rechts sind Petrischalen zu sehen, die Organoide enthalten, das heißt vereinfachte Miniaturversionen dieser Organe, die in vitro gezüchtet werden. Die beschrifteten Abschnitte zeigen: Zerebrale Organoide: Miniaturmodelle des Gehirns, die zur Untersuchung der neurologischen Entwicklung und von Störungen verwendet werden. Lungenorganoide: Vereinfachte Lungenstrukturen zur Erforschung von Atemwegserkrankungen und Arzneimittelreaktionen. Magenorganoide: Werden zur Untersuchung der Magenfunktion und von Krankheiten wie Geschwüren oder Krebs verwendet. Intestinale Organoide: Modelle zum Verständnis der Darmgesundheit, der Nährstoffaufnahme und von Darmerkrankungen. Dieses Bild verdeutlicht die Verwendung von Organoiden in der biomedizinischen Forschung, die Einblicke in die Biologie des Menschen bietet und Arzneimitteltests und Krankheitsmodellierung in einer kontrollierten Laborumgebung ermöglicht

programm, das Informationen aus den Organoiden verwendet, um eine Vorhersage zu treffen. Die Forscher haben ihr Modell an vielen Organoiden getestet, die von verschiedenen Patienten stammen, und haben festgestellt, dass es ziemlich gut funktioniert. Bei Patienten, die noch keine Behandlung hatten, konnte das Modell mit einer Genauigkeit von 82,3 % vorhersagen, ob die Therapie wirken würde. Bei Patienten, die schon eine Behandlung hatten, war das Modell weniger genau, aber immer noch recht gut. Außerdem haben die Forscher herausgefunden, dass sie durch das Untersuchen der Organoide verstehen können, warum manche Tumore auf eine Behandlung nicht ansprechen. Sie haben auch gesehen, dass sich Tumore im Laufe der Zeit verändern können, was bedeutet, dass die Behandlung angepasst werden muss. Diese Forschung ist wichtig, weil Bauchspeicheldrüsenkrebs sehr aggressiv ist und jeder Tumor anders reagiert. Mit diesem Modell können Ärzte besser entscheiden, welche Behandlung für welchen Patienten am besten geeignet ist, was dazu führen sollte, dass mehr Patienten von der Therapie profitieren.

6.9 Exkurs: CAR-T-Zelltherapie und CRISPR-CAS9

Fortschritte und Herausforderungen der Einführung der CAR-T-Zelltherapie
Die CAR-T-Zelltherapie, eine bahnbrechende Behandlungsmethode für bestimmte Krebserkrankungen, wurde erstmals 2018 in Europa zur Behandlung von Patienten mit B-Zell-Lymphomen [20] und B-Zell-Leukämien zugelassen. Bei dieser Therapie werden T-Zellen aus dem Blut der erkrankten Person entnommen und in einem Speziallabor gentechnisch verändert. Diese modifizierten Zellen, bekannt als CAR-T-Zellen, werden anschließend in den Körper zurückgeführt, wo sie in der Lage sind, spezifische Lymphomzellen zu erkennen und abzutöten (Abb. 6.16).

Innovative Konzepte und präklinische Studien Neben der herkömmlichen Anwendung bei Blut- und Lymphkrebserkrankungen gibt es auch innovative Ansätze zur Behandlung von soliden Tumoren. Forscher der Columbia-Universität haben ein Konzept entwickelt, das genetisch modifizierte Bakterien des Probiotika-Stamms [21] *E. coli Nissle 1917* nutzt. Diese Bakterien sollen in den nekrotischen Kern von Tumoren eindringen und CAR-T-Zellen anlocken, um eine ähnliche Therapie wie bei Leukämien zu ermöglichen. In

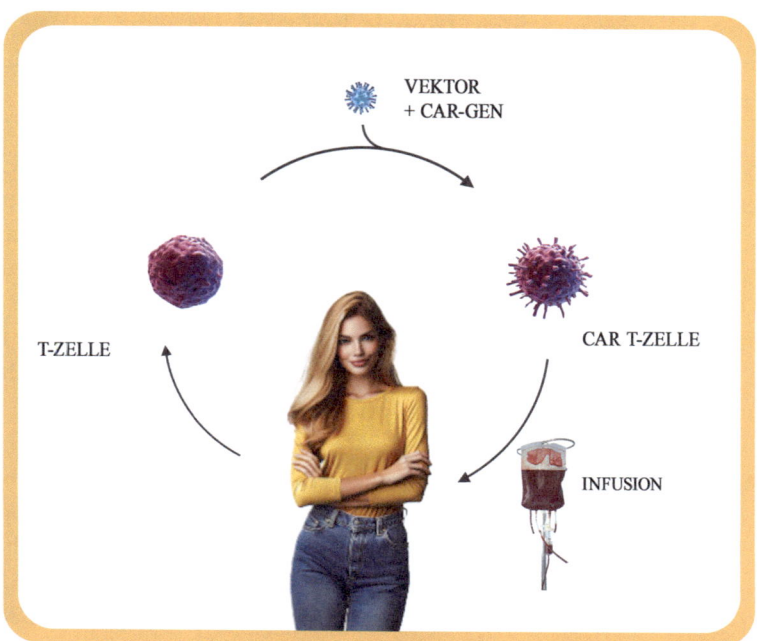

Abb. 6.16 Das Bild veranschaulicht den Prozess der CAR-T-Zell-Therapie, einer Art Immuntherapie, die zur Behandlung bestimmter Krebsarten eingesetzt wird. Hier eine Aufschlüsselung des dargestellten Prozesses: Extraktion der T-Zellen: Die T-Zellen werden von einem Patienten entnommen. Genetische Modifizierung: Die T-Zellen werden mit einem Vektor modifiziert, der ein CAR-Gen („Chimeric Antigen Receptor") trägt. Dieser Schritt wird durch die Kennzeichnung „Vektor + CAR-Gen" dargestellt. CAR-T-Zell-Produktion: Die veränderten T-Zellen, die nun CAR-T-Zellen genannt werden, sind so konstruiert, dass sie Krebszellen besser erkennen und angreifen. Infusion: Die CAR-T-Zellen werden dem Patienten wieder infundiert. Dies wird mit dem Infusionsbeutel gezeigt. Dieser Zyklus stellt einen personalisierten Behandlungsansatz dar, bei dem die eigenen Immunzellen des Patienten so verbessert werden, dass sie Krebszellen besser erkennen und zerstören können

präklinischen Studien mit Mäusen konnten die Forscher zeigen, dass diese modifizierten Bakterien Tumore besiedeln, ohne gesunde Organe anzugreifen, und somit die Tumorzellen für CAR-T-Zellen zugänglich machen.

Wirtschaftliche und logistische Herausforderungen Die CAR-T-Zelltherapie ist jedoch sehr kostspielig. Eine Kostenanalyse zeigt, dass die Produktion der Immunzellen bis zu 320 000 Euro bzw. CHF. pro Patient kosten kann [22]. Die Therapie wird daher meist nur als letzte Option eingesetzt, wenn andere Behandlungen versagt haben. Um die Kosten zu senken, arbeiten Wissenschaftler und internationale Partner daran, eine Anlage zu entwickeln, die eine individuelle und kostengünstige Krebstherapie mit CAR-T-Zellen direkt im Krankenhaus ermöglichen soll.

Real-World-Daten und klinische Studien Die Wirksamkeit der CAR-T-Zelltherapie wird durch Real-World-Daten aus Deutschland unterstützt, die zeigen, dass die Therapie bei bestimmten Krebspatienten eine dauerhafte Remission bewirken kann. Zum Beispiel befinden sich zwei der drei Patienten, die in 2010 [23] als Erste die CAR-T-Zelltherapie erhielten, nach 10 Jahren immer noch in Remission. Auch die Zahl der CAR-T-Zelltherapien in Europa nimmt stetig zu, wie die neuesten Daten der Europäischen Gesellschaft für Blut- und Knochenmarktransplantation (EBMT) zeigen.

Anwendung und zukünftige Perspektiven Die CAR-T-Zelltherapie wird derzeit hauptsächlich für Blut- und Lymphkrebserkrankungen [24] eingesetzt, jedoch gibt es bereits klinische Studien für andere Krebsarten wie Prostatakarzinom und Glioblastom. Neue Entwicklungen, wie das „MyCARe five Scoring"-Modell, sollen dabei helfen, den Erfolg der Therapie bei Patienten mit rezidiviertem/refraktärem multiplem Myelom [25] vorherzusagen und die Behandlung besser an die individuellen Bedürfnisse der Patienten anzupassen.

Fazit Die CAR-T-Zelltherapie stellt einen bedeutenden Fortschritt in der Onkologie dar, indem sie Patienten mit bestimmten Krebserkrankungen neue Hoffnung bietet. Trotz der Herausforderungen in Bezug auf Kosten und Logistik zeigen die bisherigen Ergebnisse, dass diese Therapieform eine wirksame und dauerhafte Behandlungsmöglichkeit sein kann. Mit weiteren Forschungsergebnissen und technologischen Fortschritten könnte die CAR-T-Zelltherapie in Zukunft noch breiter angewendet und zugänglicher gemacht werden (Abb. 6.17).

CRISPR-Cas9 und Krebsbehandlung - Dieses Kapitel ist aufgrund der ganzen Problematik (ethische Verstösse etc) nicht dienlich und verunsichert nur Patienten. Bitte streichen . GS
Die Genbearbeitungstechnologie CRISPR hat in den letzten Jahren erhebliche Fortschritte gemacht und könnte das Potenzial haben, die Krebsbehandlung grundlegend zu verändern. CRISPR ermöglicht es Wissenschaftlern, präzise Änderungen am Erbgut vorzunehmen, was zu neuen Therapieansätzen [26, 27] bei verschiedenen Krankheiten, einschließlich Krebs, führt.

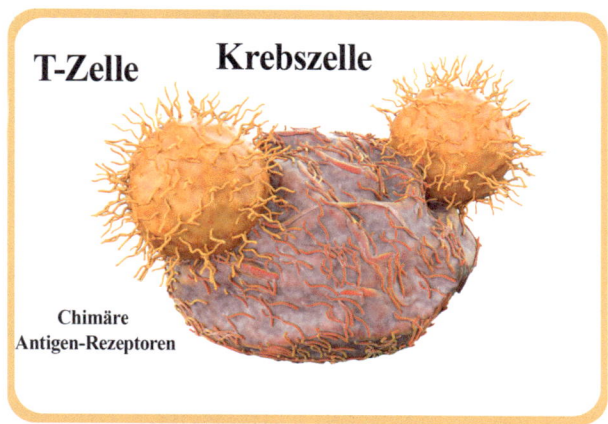

Abb. 6.17 Das Bild veranschaulicht die Interaktion zwischen T-Zellen und einer Krebszelle im Rahmen der CAR-T-Zelltherapie. T-Zellen: Die orangefarbenen Zellen, die als T-Zellen gekennzeichnet sind, sind Immunzellen, die darauf ausgelegt sind, Krebszellen zu erkennen und anzugreifen. Krebszelle: Die größere, unregelmäßig geformte Zelle wird als Krebszelle identifiziert. Chimärer Antigenrezeptor (CAR): Die Fortsätze an den T-Zellen stellen die chimären Antigenrezeptoren dar. Diese gentechnisch veränderten Rezeptoren ermöglichen es den T-Zellen, spezifisch an Antigene auf der Oberfläche von Krebszellen zu binden und so die Immunantwort zu verstärken. Dieses Bild verdeutlicht den Mechanismus, mit dem CAR-T-Zellen Krebszellen erkennen und zerstören, und zeigt den zielgerichteten Charakter dieser innovativen Krebsbehandlung

Obwohl die CRISPR-Technologie enormes Potenzial für medizinische Durchbrüche, wie etwa neue Krebsbehandlungen, bietet, hat sie auch erhebliche ethische und sicherheitstechnische Herausforderungen aufgezeigt. Im Jahr 2018 gab der chinesische Wissenschaftler He Jiankui die Geburt der ersten gentechnisch veränderten Babys bekannt: Zwillingsmädchen, deren DNA mithilfe der CRISPR-Technologie verändert wurde, um das mit HIV-Infektionen verbundene *CCR5*-Gen zu deaktivieren. Dies löste aufgrund von ethischen Verstößen, fehlenden Sicherheitsprotokollen und unzureichender Aufsicht weltweite Empörung aus. Er wurde daraufhin entlassen und von den chinesischen Behörden wegen möglicher Rechtsverstöße untersucht.

Der Vorfall löste eine breitere Debatte über die ethische Verantwortung von Wissenschaftlern aus, insbesondere von solchen, die von Hes Plänen wussten, aber nichts unternahmen, um sie zu verhindern. Die führte zu einem weltweiten Moratorium des Keimbahn-Editings, da die Technologie nach Ansicht von Experten noch nicht sicher für den menschlichen Gebrauch ist. Die Kontroverse unterstreicht jedoch die Notwendigkeit strengerer globaler Regelungen und ethischer Richtlinien, um verfrühte und unsichere Anwendungen zu verhindern.

Fortschritte bei der Behandlung von Blutkrankheiten CRISPR wurde erfolgreich genutzt, um Genmutationen bei Mäusen zu korrigieren, was den Weg für zukünftige Behandlungen menschlicher Krankheiten ebnete. Ein bedeutender Durchbruch war die Zulassung von Casgevy [28] im Jahr 2023, der ersten CRISPR-basierten Gentherapie [29] zur Behandlung von Sichelzellenanämie [30] und Beta-Thalassämie [31]. Diese Erkrankungen betreffen Millionen von Menschen weltweit und sind durch abnormale rote Blutkörperchen gekennzeichnet. CasGevi modifiziert spezifische DNS-Sequenzen und bietet eine potenziell heilende Therapie, die über die traditionellen Behandlungsmethoden hinausgeht. Die Sichelzellenanämie [32] beispielsweise verursacht schmerzhafte Krisen und Organversagen, während die Beta-Thalassämie [33] regelmäßige Bluttransfusionen erfordert. Mit CRISPR könnte eine dauerhafte Lösung in Reichweite sein.

Vermeidung von T-Zell-Erschöpfung Ein weiterer vielversprechender Ansatz ist die Verwendung von CRISPR zur Vermeidung der T-Zell-Erschöpfung [34] bei Immuntherapien. Forschungen aus der Schweiz zeigten, dass die Inaktivierung eines bestimmten Gens die Funktionsfähigkeit von T-Zellen verlängert, selbst in der belastenden Tumorumgebung. T-Zellen, die das Gen nicht besitzen, bleiben aktiv und entwickeln sich besser zu T-Gedächtniszellen, die für eine effektive Immunantwort unerlässlich sind. Diese Erkenntnisse könnten zu effizienteren Krebsimmuntherapien führen.

Personalisierte Therapien bei Lymphomen Die Kombination von CRISPR mit einem Medikament namens Bruton-Tyrosinkinase-Inhibitor (BTK-Inhibitor [35]) kann besonders bei Patienten mit bestimmten Genveränderungen im *MYD88*-Gen wirksam sein. Diese Kombination aktiviert spezifische Autophagieprozesse, die das Tumorwachstum eindämmen und die Behandlung einer bekannten Bluterkrankung namens diffuses großzelliges B-Zell-Lymphom (DLBCL) verbessern können.

Fazit CRISPR hat das Potenzial, die Krebsbehandlung und die Therapie anderer schwerer Krankheiten revolutionär zu verändern. CRISPR hat bereits bei der Behandlung von Blutkrankheiten wie Sichelzellenanämie und Beta-Thalassämie Erfolge gezeigt und eröffnet neue Wege in der Immuntherapie und der Behandlung seltener genetischer Erkrankungen. Diese Technologie

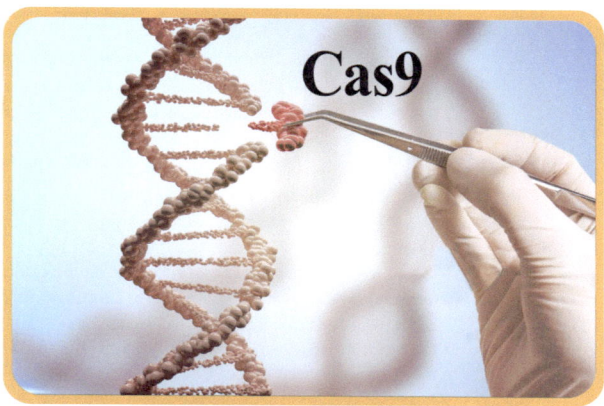

Abb. 6.18 Das Bild stellt die CRISPR-Cas9-Gene-Editing-Technologie dar. Es zeigt eine DNS-Doppelhelix, bei der ein Abschnitt präzise entfernt oder verändert wird, symbolisiert durch eine Hand, die eine Pinzette hält. Cas9: Ein Enzym, das wie eine molekulare Schere wirkt und die DNA an bestimmten Stellen schneidet. Gen-Editierung: Die Darstellung einer präzisen Entfernung oder Veränderung der DNA veranschaulicht, wie CRISPR-Cas9 bestimmte Gene anvisieren und verändern kann. Diese Technologie ermöglicht präzise genetische Veränderungen, die Fortschritte in der Genforschung, potenzielle Behandlungen für genetische Störungen und Innovationen in der Biotechnologie ermöglichen

demonstriert, wie präzise Genbearbeitung eingesetzt werden kann, um Krankheiten zu heilen. Die kontinuierliche Forschung und Weiterentwicklung dieser Technologie verspricht, die medizinischen Möglichkeiten in den kommenden Jahren weiter zu erweitern und bessere, personalisierte Behandlungsoptionen für Patienten weltweit bereitzustellen (Abb. 6.18).

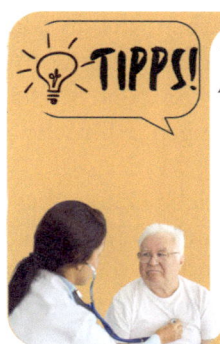

Was sollten Sie vor einer Strahlentherapie mit Ihrem Arzt besprechen?

- Was genau wird bestrahlt und warum?
- Wie lange wird die Therapie dauern?
- Mit welchen Nebenwirkungen muss ich während der Therapie rechnen?
- Wie kann ich die Nebenwirkungen lindern?
- Welche Langzeitnebenwirkungen können durch die Therapie entstehen?

Was sollten Sie Ihren Arzt vor einer Chemotherapie fragen?
- Warum bekomme ich eine Chemotherapie und mit welchem Ziel? Soll sie die Krankheit heilen, aufhalten oder meine Beschwerden lindern?
- Wie aggressiv ist die Therapie, die ich erhalte?
- Wie viele Zyklen der Therapie sind geplant?
- Wird die Chemotherapie in löslicher Form oder in Tablettenform verabreicht?
- Kann ich Tabletten weiter einnehmen, die mir für andere Erkrankungen verschrieben wurden, z. B. Blutdruckmedikamente oder blutverdünnende Medikamente?
- Auf welche Nebenwirkungen muss ich mich einstellen? Wie können sie gemildert werden?
- Über welche Nebenwirkungen sollte ich meinen Arzt sofort informieren, weil sie gefährlich sein könnten?
- Welche Langzeitnebenwirkungen können durch die Therapie entstehen?
- Kann ich nach einer Chemotherapie noch Kinder bekommen?

Während und nach der Chemotherapie:
- Achten Sie auf Hygiene und waschen Sie sich häufig die Hände.
- Halten Sie sich von kranken Menschen fern.
- Vermeiden Sie während und nach der Behandlung Alkohol und Zigaretten.
- Setzen Sie keine Medikamente ab und nehmen Sie keine neuen Medikamente oder Nahrungsergänzungsmittel ohne Rücksprache mit Ihrem Arzt ein.
- Spülen Sie den Mund mit bikarbonathaltiger Flüssigkeit.

6.10 Klinische Studien

Eine klinische Studie ist ein Teil einer Forschungsarbeit, die an Menschen durchgeführt wird. Ziel ist es, eine neue medizinische Behandlung zu bewerten und herauszufinden, ob sie sicher und effektiv ist oder ob sie besser und weniger schädlich ist als die bisherigen Behandlungen. Klinische Studien sind jedoch nicht leicht durchzuführen.

Während einer klinischen Studie werden umfangreiche Daten über die Patienten, die Krankheit und das Medikament gesammelt [37]. Die Verabreichung und Wirksamkeit dieses Medikaments sind bislang nicht vollständig erforscht. Es ist nicht sicher, ob es hilft, aber aufgrund von Tierversuchen oder positiven Anzeichen bei einigen Patienten besteht Hoffnung. Diese Informationen werden dann in Konferenzen vorgestellt und dienen als Grundlage für die zukünftige Medizin, um Patienten zu behandeln. Die gesammelten Daten beantworten viele Fragen, die der medizinischen Wissenschaft helfen: Welche der beiden Behandlungen ist besser? Welches von zwei gleich wirksamen Medikamenten wird besser vertragen? Ist dieses vielversprechende Medikament bei allen Krebsarten wirksam? Welche Dosis ist am besten? Können wir Nebenwirkungen vermeiden, wenn wir die Dosis reduzieren? Lohnt es sich, die Behandlung langfristig fortzusetzen? Können wir vorhersagen, wer am besten auf die Behandlung anspricht?

Durch die Teilnahme von Patienten an früheren klinischen Studien konnten wir diese Fragen nach und nach beantworten und wissen, wie wir Krebs besser behandeln können. Neue Medikamente wurden entdeckt, und Patienten, die an klinischen Studien teilnehmen, tragen zum medizinischen Fortschritt bei. Ihre Erfahrungen helfen künftigen Patienten. Manchmal können sie auch von einem völlig neuen Medikament profitieren, welches von den amerikanischen oder europäischen Zulassungsbehörden noch keine Zulassung hat. Es kann aber auch sein, dass das neue Medikament nicht so gut wirkt oder unerwartete Nebenwirkungen hat.

Bevor eine klinische Studie überhaupt beginnen kann, müssen verschiedene Schritte unternommen werden, um die Sicherheit zu gewährleisten, und die Studie muss von den zuständigen Behörden genehmigt werden. Bevor eine Behandlung an Menschen getestet wird, wird sie zunächst an Krebszellen und dann an Tieren wie Mäusen getestet. Diese Tests werden als präklinische Tests bezeichnet. Wenn diese Tests erfolgreich sind, kann die Behandlung nach einer Genehmigung durch eine Ethik-Kommission an Menschen getestet werden. Nach Zell- und Tierversuchen schaffen es nur 10–20 % der Produkte, die in die klinischen Testphasen eintreten, auf den Markt [38]. Jeder Patient, der an einer klinischen Studie teilnimmt, muss alle relevanten Informationen erhalten und seine Einwilligung geben. Danach kann die Studie in Phase 1 starten.

Phase-1-Studie: Die neue Behandlung, die an Krebszellen und Tieren getestet wurde, wird nun Menschen verabreicht. Sie ist für Patienten gedacht, die bereits alle anderen Behandlungsmöglichkeiten ausgeschöpft haben und hoffen, dass diese neue Behandlung hilft. Die Dosis wird schrittweise erhöht, und die Nebenwirkungen werden sorgfältig beobachtet und dokumentiert. Das Hauptziel der Phase-1-Studien ist es, die optimale Dosis der Behandlung zu ermitteln.

Phase-2-Studie: In dieser Phase wird das neue Medikament an eine ausgewählte Gruppe von Patienten mit dem demselben Krebs verabreicht. Diese Gruppe wurde aufgrund ihrer Reaktion auf das Medikament in der Phase-1-Studie ausgewählt, um sicherzustellen, dass das Medikament an einer homogenen Gruppe getestet wird. Phase-2-Studien ermöglichen es den Patienten, eine Behandlung mit besser bekannten Nebenwirkungen und der richtigen Dosis zu erhalten. Forscher ermitteln, wie gut das Medikament wirkt, wie lange es wirkt und wie gut es verträglich ist. In der Regel nehmen mehrere Dutzend Patienten teil, manchmal sogar mehr als 100 oder 200, um statistisch aussagekräftigere Ergebnisse zu erhalten.

Phase-3-Studie: Wenn die Phase-2-Studie positive Ergebnisse zeigt, wird die neue Behandlung mit der besten verfügbaren Behandlung verglichen. In der Phase-3-Studie wird untersucht, ob die neue Behandlung besser ist als die Standardbehandlung oder deren Äquivalent, aber keine schlimmeren Nebenwirkungen hat. Um einen messbaren Unterschied zu erzielen, benötigen Forscher viele Teilnehmer. Einige erhalten die neue Behandlung, während andere die bisherige Standardbehandlung erhalten. Wenn es keine Standardbehandlung gibt, wird die neue Behandlung mit einem Placebo oder der besten unterstützenden Behandlung verglichen. Die Zuweisung der Behandlung erfolgt zufällig durch einen Computer, um sicherzustellen, dass die Teilnehmer nicht selbst wählen können, welche Behandlung sie erhalten.

Es ist deutlich, dass die Zulassung einer neuen Behandlung viele Tests und Prüfungen erfordert. Egal aus welchem Grund Sie an einer klinischen Studie teilnehmen, Sie spielen eine wichtige Rolle in der medizinischen Forschung und tragen dazu bei, tödliche Krankheiten wie Krebs zu bekämpfen. Sie sind aktiv an Ihrer eigenen Gesundheitsversorgung und der anderer Menschen beteiligt. Medien greifen oft nur einzelne Punkte aus Studien heraus, was es schwer macht, die Qualität der Daten zu beurteilen. In der Wissenschaft gibt es verschiedene Qualitätsstufen; wichtig ist, wie oft ein Ergebnis bestätigt wurde oder ob eine Studie replizierbar ist. Viele Studienergebnisse werden als Fakten angesehen, obwohl sie nie wiederholt wurden. In einem ständigen Strom von Nachrichten, der Qualität außer Acht lässt, bleiben nur die Ergebnisse im Gedächtnis, die mit unseren Ansichten übereinstimmen. Gute Wissenschaft basiert nicht darauf, ob man Ergebnissen glaubt, sondern darauf, die richtigen Fragen zu stellen und offene Methoden zu verwenden [38]. Wissenschaftler suchen nach wiederholbaren und langfristig gültigen Ergebnissen. Bei der Lektüre von Krebsforschungsberichten ist es wichtig, verlässliche Quellen zu nutzen. Wissenschaftliche Originalarbeiten findet man in medizinischen Originalzeitschriften oder auf einer Datenplattform, die sich PubMed nennt. Diese Studien wurden durch Peer Reviews geprüft, ein Qualitätssicherungsverfahren in der Wissenschaft. Peer Review zwingt Wissenschaftler, ihre Ideen kritisch zu hinterfragen und zu testen. Wenn eine Hypothese nicht standhält, müssen die Autoren ihre Aussagen ändern. Um die Qualität von Studien zu beurteilen, kann man den Impact-Faktor nutzen. Er zeigt, wie oft ein Artikel zitiert wird. Ein hoher Impact-Faktor deutet auf einen großen Einfluss hin. Allerdings hängt der Impact-Faktor auch von der Größe des Fachgebiets ab [37]. In der biomedizinischen Forschung ist er sehr aussagekräftig. Die besten Journale wie Science (48), Nature (50) oder das New England Journal of Medicine (91) haben sehr hohe Impact-Faktoren.

Um den Erfolg in Zukunft zu sichern, suchen Forscher nach neuen Wegen, um klinische Studien durch den Einsatz von künstlicher Intelligenz (KI) effizienter zu gestalten. Mithilfe von KI können Patienten in klinischen Studien besser gemäß dem ausgewählt werden, wer am ehesten auf die untersuchten Medikamente anspricht. Dies könnte dazu beitragen, dass alle Krebspatienten mit größerer Zuversicht an klinischen Studien teilnehmen und die Krebsbehandlung weiter vorangebracht wird.

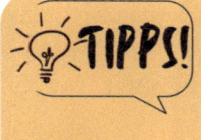

Was sollten Sie mit Ihrem Arzt besprechen, bevor Sie eine Hormontherapie erhalten?

- Warum bekomme ich eine Hormontherapie?
- Erhalte ich die Hormonbehandlung im Anschluss an eine andere Therapie oder als eigenständige Behandlung?
- Welche Hormone werden blockiert und wie?
- Mit welchen Nebenwirkungen muss ich rechnen?
- Welche Langzeitnebenwirkungen kann die Therapie haben?
- Kann ich nach einer Hormontherapie noch Kinder bekommen?

Während der Therapie:

- Setzen Sie keine Medikamente ab und nehmen Sie keine neuen Medikamente oder Ergänzungsmittel ein, ohne Ihren Arzt zu konsultieren.
- Halten Sie sich genau an die Empfehlungen zur Einnahme Ihrer Medikamente.

6.11 Was ist, wenn der Krebs zurückkommt?

Wenn Krebs nach einer Behandlung erneut auftritt, kann dies eine sehr beängstigende Erfahrung sein. In der Onkologie bezeichnen Experten dies als einen Rückfall, wenn der Krebs nach einer Phase der Remission, folglich nachdem er nicht mehr sichtbar war, wieder erscheint. Remission bedeutet, dass alle Anzeichen von Krebs nach der Behandlung verschwunden sind. Ein Rückfall bedeutet, dass irgendein Zeichen von Krebs wieder aufgetaucht ist. Krebs kann auf zwei verschiedene Arten zurückkehren: Entweder wächst der Tumor an derselben Stelle, an der er zuvor war (dies wird als Lokalrezidiv bezeichnet), oder es bilden sich neue Tumore an anderen Stellen im Körper (dies sind Fernmetastasen) (Abb. 6.19). Mit Hilfe einer klinischen Untersuchung, bildgebenden Methoden und Laboruntersuchungen können Rezidive diagnostiziert werden. Häufig ist auch eine Biopsie des neuen Tumors notwendig, manchmal genügt es auch die Krebszellen im Blut zu charakterisieren. Die Behandlungsmöglichkeiten bei einem Rückfall können denen ähneln, die zuvor eingesetzt wurden, es können ganz andere sein, da inzwischen z.B. neue Therapien zugelassen wurden oder es aus anderen Gründen sinnvoll ist, neue Therapiewege zu beschreiten.

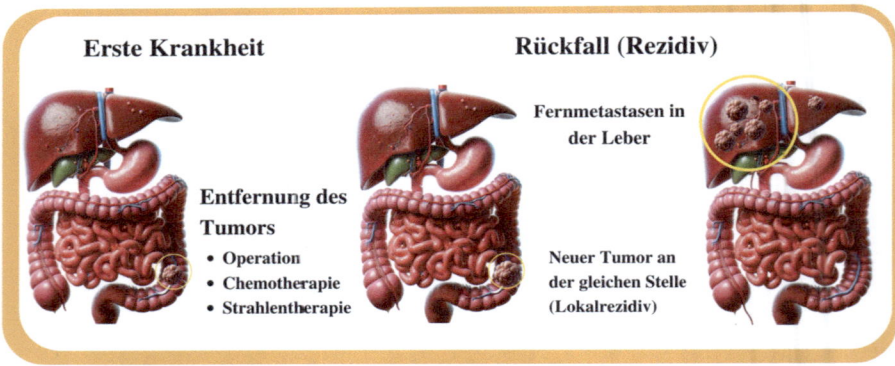

Abb. 6.19 Ein Rezidiv kann auf zwei Arten auftreten. An der Stelle des ursprünglichen Tumors kann sich ein neuer Tumor entwickeln, was als Lokalrezidiv bezeichnet wird. Metastasen, sogenannte Fernmetastasen, können sich auch an anderen Stellen im Körper bilden

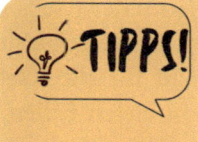

Was sollten Sie fragen, bevor Sie an einer klinischen Prüfung teilnehmen?

- Wie lange dauert die klinische Prüfung?
- Wo findet sie statt?
- Welche Behandlung oder welchen Test werde ich erhalten?
- Wie stehen meine Chancen, die neue Behandlung zu erhalten?
- Was sind die möglichen langfristigen und kurzfristigen Risiken, Nebenwirkungen und Vorteile der neuen Behandlung?
- Wer wird mir sagen, ob die Behandlung anschlägt?
- Was geschieht, wenn sich meine Gesundheitsprobleme verschlimmern?
- Kann ich während der Teilnahme an der Studie Medikamente einnehmen?
- Entstehen mir durch die Teilnahme an der klinischen Prüfung Kosten?
- Werde ich über die Ergebnisse der klinischen Prüfung informiert?
- Wird mein Gesundheitszustand auch nach Beendigung der Studie weiterverfolgt?

Therapieziele bei Rückfällen

Wenn Krebs nach einer Behandlung erneut auftaucht, ist es das Ziel, alle sichtbaren Krebszellen zu entfernen, das Wiederauftreten des Krebses zu minimieren und die Lebensqualität zu verbessern. Der erste Schritt in der Behandlung ist es, den Rückfall genau zu untersuchen. Hierzu zählen die Untersuchung der ursprünglichen Tumorregion, die Überprüfung der Behandlungsdokumentation sowie die Durchführung neuer bildgebender Untersuchungen und Bluttests. Die Therapie eines Krebsrückfalls kann verschiedene Formen annehmen, wie Operationen, Strahlentherapie, Chemotherapie, gezielte Therapien oder Immuntherapie. Die Wahl der Behandlung hängt von verschiedenen Faktoren ab, einschließlich der Art und des Stadiums des Krebses, dem Alter und dem allgemeinen Gesundheitszustand des Patienten sowie der Reaktion des Krebses auf vorherige Behandlungen.

Durch die Fortschritte in der Krebsbehandlung können heute mehr Menschen als je zuvor eine Remission, d.h. eine deutliche Verbesserung ihrer

Krankheitssituation erreichen, durch die Behandlung kann der Krebs für eine lange oder eine kürzere Zeitspanne ganz oder teilweise zum Verschwinden gebracht werden. Es ist wichtig zu beachten, dass es nicht für alle Krebsarten eine sichere Heilung für Krebs gibt. Der Krebs kann in vielen Fällen wieder zurückkehren. Bei der Entscheidung für eine neue Behandlung ist es entscheidend, die vorherige Reaktion des Krebses auf die Therapie zu berücksichtigen. Wenn ein Rückfall mehr als ein Jahr nach einer erfolgreichen Chemotherapie auftritt, kann es sinnvoll sein, eine ähnliche Behandlung zu wiederholen. Tritt der Rückfall jedoch kurz nach Abschluss der Chemotherapie auf, ist es wahrscheinlich nicht ratsam, dieselbe Behandlung erneut zu versuchen, da die Krebszellen resistent geworden sein könnten. In solchen Fällen ist es besser, eine alternative Behandlung zu wählen, um das Fortschreiten der Krankheit zu verhindern.

Es ist wichtig, mit dem medizinischen Team in Kontakt zu bleiben und den eigenen Gesundheitszustand zu überwachen, um mögliche Anzeichen eines Rückfalls frühzeitig zu erkennen und rechtzeitig mit der Behandlung zu beginnen.

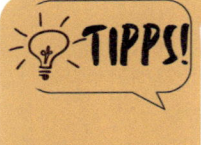

Was sollten Sie den Arzt fragen, wenn der Krebs wieder da ist?

- Handelt es sich um denselben Krebs?
- Gibt es neue Mutationen?
- Wird eine neue Biopsie erforderlich sein?
- Welche Behandlungsmöglichkeiten gibt es?
- Wenn es sich um Metastasen handelt, wie ist die Prognose mit und ohne Therapie?
- Können wir versuchen, den Krebs zu heilen, oder kann ich nur hoffen, mit ihm zu leben?
- Ist das Ziel der Behandlung ein Ansprechen (Verkleinerung des Krebses) oder nur eine Blockade, die das Voranschreiten der Entwicklung stoppt?
- Welche Therapieschritte sind notwendig?
- Mit welchen Symptomen und Folgen der Therapie muss ich rechnen?
- Wo kann ich psychoonkologische Unterstützung erhalten?

6.12 Was ist bei Hoffnungslosigkeit und Therapiemüdigkeit zu tun?

Wenn Krebs nach einer Behandlung wiederkommt, kann das wirklich schwer und überwältigend sein. Sie fühlen sich vielleicht enttäuscht, frustriert, ängstlich oder hoffnungslos. Aber es ist wichtig zu wissen, dass es wieder zu einem Rückfall gekommen ist. Das hilft Ihnen, sich darauf vorzubereiten: Es gibt Wege, um mit diesen Gefühlen klarzukommen und wieder das Gefühl zu erlangen, die Situation im Griff zu haben. Schon bei der Diagnose können psychologische Hilfe und integrative Medizin sehr nützlich sein, um Angst und Stress zu bewältigen, das Selbstwertgefühl zu stärken und das Leben besser zu machen. Diese Therapien können einem dabei helfen, an den Behandlungsentscheidungen teilzuhaben und das Gefühl zu haben, die Kontrolle zu behalten. Psychiater sind darauf spezialisiert, psychische Probleme wie Depressionen und Angstzustände zu behandeln, die den Schlaf, den Appetit und das allgemeine Wohlbefinden stark beeinflussen können. Das hat auch Auswirkungen auf die Krebsbehandlung. Um diese Symptome in den Griff zu bekommen und sicherzustellen, dass die Krebserkrankung richtig behandelt wird, ist es wichtig, bei emotionalen Problemen Hilfe zu suchen. Sie sollten selbstbewusst und offen sein, wenn man Hilfe braucht, um mit der emotionalen Belastung eines Krebsrückfalls klarzukommen.

Zusammenfassung
Nach einer Krebsdiagnose bestimmen Ärzte in Tumorboards die beste Behandlung, basierend auf den diagnostischen Ergebnissen, klinischen Studien und eigenen Behandlungserfahrungen - für den jeweilig einzigartigen Patienten, d.h. sie berücksichtigen etwaige Vorbehandlungen, seinen Allgemeinzustand, seine Vorerkrankungen und viele andereFaktoren, die für die Behandlung wichtig sind. Dazu gehören auch die Wünsche des Patienten. So können Patienten statt einer komplexen Therapie auch unterstützende, palliative Massnahmen wählen. Vor Beginn der Behandlung ist es wichtig, dass Patienten mit ihrem Arzt alle verfügbaren Optionen durchgehen und eine Behandlung auch ablehnen können, wenn die Nachteile den Nutzen überwiegen sollten. Bei langsam wachsenden Krebsarten kann Abwarten sinnvoll sein, um unnötige Behandlungen zu vermeiden. Eine Frühbehandlung ist oft effektiv, und wenn sie nicht hilft, können weitere Optionen oder Studien in Betracht gezogen werden. Chirurgie ist bei begrenztem Krebs besonders wirksam und profitiert von modernen Technologien. Strahlentherapie und syste-

mische Behandlungen wie Chemotherapie zielen auf Krebszellen im gesamten Körper ab. Hormontherapie, Immuntherapie und gezielte Therapien sind weitere spezifische Behandlungsmethoden. Bei Krebsrückfall werden diagnostische Tests durchgeführt, um die beste Behandlung zu finden, mit dem Ziel, Krebszellen zu entfernen, das Rückfallrisiko zu verringern und die Lebensqualität zu verbessern. Psychiatrische oder psychologische Hilfe und integrative Medizin können bei depressiven Episoden, Angst - und Hoffnungslosigkeit oder Therapiemüdigkeit unterstützen.

Literatur

1. Operationen: Ein Überblick für Krebspatienten. https://www.krebsinformationsdienst.de/operation (accessed 2024-07-05)
2. Abbasi, H.; Kouchak, M.; Mirveis, Z.; Hajipour, F.; Khodarahmi, M.; Rahbar, N.; Handali, S. What we need to know about liposomes as drug nanocarriers: an updated review. Adv. Pharm. Bull. 2022, 13 (1), 7. 10.34172/apb.2023.009.
3. Elsharkasy, O. M.; Nordin, J. Z.; Hagey, D. W.; de Jong, O. G.; Schiffelers, R. M.; Andaloussi, S. E.; Vader, P. Extracellular vesicles as drug delivery systems: why and how? Adv. Drug Deliv. Rev. 2020, 159, 332–343. https://doi.org/10.1016/j.addr.2020.04.004.
4. Dang, X. T. T.; Kavishka, J. M.; Zhang, D. X.; Pirisinu, M.; Le, M. T. N. Extracellular vesicles as an efficient and versatile system for drug delivery. Cells 2020, 9 (10), 2191. https://doi.org/10.3390/cells9102191.
5. Sabani, B.; Brand, M.; Albert, I.; Inderbitzin, J.; Eichenseher, F.; Schmelcher, M.; Rohrer, J.; Riedl, R.; Lehmann, S. A novel surface functionalization platform to prime extracellular vesicles for targeted therapy and diagnostic imaging. Nanomedicine Nanotechnol. Biol. Med. 2023, 47, 102607. https://doi.org/10.1016/j.nano.2022.102607.
6. Fu, Z.; Li, S.; Han, S.; Shi, C.; Zhang, Y. Antibody drug conjugate: the "biological missile" for targeted cancer therapy. Signal Transduct. Target. Ther. 2022, 7 (1), 1–25. https://doi.org/10.1038/s41392-022-00947-7.
7. Gogia, P.; Ashraf, H.; Bhasin, S.; Xu, Y. Antibody-drug conjugates: a review of approved drugs and their clinical level of evidence. Cancers 2023, 15 (15), 3886. https://doi.org/10.3390/cancers15153886.
8. Król, M.; Pawłowski, K. M.; Majchrzak, K.; Szyszko, K.; Motyl, T. Why chemotherapy can fail? Pol J Vet Sci 2010, 13 (2), 399–406.
9. Ramón y Cajal, S. et al. (2020). Clinical implications of intratumor heterogeneity: challenges and opportunities. *J. Mol. Med.*, 98(2), 161–177. https://doi.org/10.1007/s00109-020-01874-2

10. *Immuntherapie gegen Krebs.* https://www.krebsinformationsdienst.de/immuntherapie (accessed 2024-07-05).
11. Tan, C. L. et al. (2024). Prediction of tumor-reactive t cell receptors from scRNA-seq data for personalized T cell therapy. *Nat. Biotechnol.* https://doi.org/10.1038/s41587-024-02161-y
12. Zielgerichtete Therapie: Das Tumorwachstum punktgenau hemmen. https://www.krebsinformationsdienst.de/zielgerichtete-krebstherapie (accessed 2024-07-05)
13. Cuzick, J., et al. Effect of baseline oestradiol serum concentration on anastrozole efficacy for preventing breast cancer: a case-control study of the IBIS-II Trial. Lancet Oncol. 2024, 25(1), 108–116. https://doi.org/10.1016/S1470-2045(23)00578-8
14. Cuzick, J. et al. Use of anastrozole for breast cancer prevention (IBIS-II): long-term results of a randomised controlled trial. Lancet 2020, 395 (10218), 117–122. https://doi.org/10.1016/S0140-6736(19)32955-1.
15. Wurm, A. A. et al. Signaling-induced systematic repression of miRNAs uncovers cancer vulnerabilities and targeted therapy sensitivity. Cell Rep Med 2023, 4 (10), 101200. https://doi.org/10.1016/j.xcrm.2023.101200.
16. Ärzteblatt, D. Ä. G., Redaktion Deutsches. „Die RNA-Technologie könnte das Versprechen der Gentherapie erfüllen". Deutsches Ärzteblatt. https://www.aerzteblatt.de/nachrichten/142970/Die-RNA-Technologie-koennte-das-Versprechen-der-Gentherapie-erfuellen (accessed 2024-07-04).
17. Ärzteblatt, D. Ä. G., Redaktion Deutsches. mRNA-Impfung senkt Rezidivrisiko bei Bauchspeicheldrüsenkrebs. Deutsches Ärzteblatt. https://www.aerzteblatt.de/nachrichten/150685/mRNA-Impfung-senkt-Rezidivrisiko-bei-Bauchspeicheldruesenkrebs (accessed 2024-07-04)
18. Weinberg, R. A. The biology of cancer, 2nd ed.; W.W. Norton & Company: New York, 2013. https://doi.org/10.1201/9780429258794.
19. Ärzteblatt, D. Ä. G., Redaktion Deutsches. Das Pankreaskarzinom auf dem Weg zur Präzisionsmedizin. Deutsches Ärzteblatt. https://www.aerzteblatt.de/nachrichten/149525/Das-Pankreaskarzinom-auf-dem-Weg-zur-Praezisionsmedizin (accessed 2024-07-15).
20. Ärzteblatt, D. Ä. G., Redaktion Deutsches. Onkologie: Kompetenznetz gibt Broschüre zur CAR-T-Zell-Therapie heraus. Deutsches Ärzteblatt. https://www.aerzteblatt.de/archiv/217571/Onkologie-Kompetenznetz-gibt-Broschuere-zur-CAR-T-Zell-Therapie-heraus (accessed 2024-07-04)
21. Vincent, R. L. et al. (2023). probiotic-guided car-t cells for solid tumor targeting. *Science*, 382(6667), 211–218. https://doi.org/10.1126/science.add7034
22. Ran, T. et al. Cost of decentralized CAR T-cell production in an academic non-profit setting. Int. J. Cancer 2020, 147 (12), 3438–3445. https://doi.org/10.1002/ijc.33156.

23. Melenhorst, J. J. et al. Decade-long leukaemia remissions with persistence of CD4+ CAR T Cells. Nature 2022, 602 (7897), 503–509. https://doi.org/10.1038/s41586-021-04390-6.
24. Passweg, J. R. et al. (2024). Hematopoietic cell transplantation and cellular therapies in Europe 2022: CAR-T activity continues to grow; transplant activity has slowed. *Bone Marrow Transplant.*, 59(6), 803–812. https://doi.org/10.1038/s41409-024-02248-9
25. Gagelmann, N. et al. (2024). Development and validation of a prediction model of outcome after B-cell maturation antigen-directed CAR T-cell therapy in relapsed/refractory multiple myeloma. *J. Clin. Oncol.*, 42(14), 1665–1675. https://doi.org/10.1200/JCO.23.02232
26. Commissioner, O. of the. FDA approves first gene therapies to treat patients with sickle cell disease. FDA. https://www.fda.gov/news-events/press-announcements/fda-approves-first-gene-therapies-treat-patients-sickle-cell-disease (accessed 2024-07-04)
27. MHRA authorises world-first gene therapy that aims to cure sickle-cell disease and transfusion-dependent β-thalassemia. GOV.UK. https://www.gov.uk/government/news/mhra-authorises-world-first-gene-therapy-that-aims-to-cure-sickle-cell-disease-and-transfusion-dependent-thalassemia (accessed 2024-07-04)
28. Casgevy | European Medicines Agency. https://www.ema.europa.eu/en/medicines/human/EPAR/casgevy (accessed 2024-07-04)
29. Borhade, M. B.; Patel, P.; Kondamudi, N. P. Sickle cell crisis; StatPearls Publishing, 2024.
30. Kanter, J. et al. (2022). Biologic and clinical efficacy of LentiGlobin for sickle cell disease. *N. Engl. J. Med.*, 386(7), 617–628. https://doi.org/10.1056/NEJMoa2117175
31. Sickle cell disease. https://www.hopkinsmedicine.org/health/conditions-and-diseases/sickle-cell-disease (accessed 2024-07-04)
32. Goyal, S. et al. (2022). Acute myeloid leukemia case after gene therapy for sickle cell disease. *N. Engl. J. Med.*, 386(2), 138–147. https://doi.org/10.1056/NEJMoa2109167
33. Casgevy and Lyfgenia: two gene therapies approved for sickle cell disease > News > Yale Medicine. https://www.yalemedicine.org/news/gene-therapies-sickle-cell-disease (accessed 2024-07-04)
34. Trefny, M. P. et al. (2023). Deletion of SNX9 alleviates CD8 T cell exhaustion for effective cellular cancer immunotherapy. *Nat. Commun.*, 14(1), 86. https://doi.org/10.1038/s41467-022-35583-w
35. Phelan, J. D. et al. (2024). Response to Bruton's tyrosine kinase inhibitors in aggressive lymphomas linked to chronic selective autophagy. *Cancer Cell*, 42(2), 238–252.e9. https://doi.org/10.1016/j.ccell.2023.12.019

36. Heikenwälder, H.; Heikenwälder, M. Der moderne Krebs – Lifestyle und Umweltfaktoren als Risiko; Springer Berlin Heidelberg: Berlin, Heidelberg, 2023. https://doi.org/10.1007/978-3-662-66576-3.
37. What are clinical trials and studies?. National Institute on Aging. https://www.nia.nih.gov/health/clinical-trials-and-studies/what-are-clinical-trials-and-studies (accessed 2024-07-05)
38. Sun, D. et al. Why 90% of clinical drug development fails and how to improve it? Acta Pharm Sin B 2022, 12 (7), 3049–3062. https://doi.org/10.1016/j.apsb.2022.02.002

7

Ich habe überlebt – Was kommt als Nächstes?

Inhaltsverzeichnis
7.1 Krebsüberlebende 216
7.2 Spätfolgen 217
7.3 Prävention 222
Literatur 225

Zusammenfassung In diesem Kapitel werden Schwierigkeiten und Erlebnisse diskutiert, die Krebspatienten nach einer erfolgreichen Therapie und während der Genesungsphase durchleben. Wir werden Pläne für die Überlebensphase erörtern und betonen, wie wichtig regelmäßige Nachuntersuchungen sind, um ein Wiederauftreten der Krebserkrankung und andere schwerwiegende Erkrankungen zu erkennen und ein Gefühl der Sicherheit zu vermitteln. Darüber hinaus werden wir die potenziellen Langzeitnebenwirkungen von Krebsbehandlungen, einschließlich Fruchtbarkeitsproblemen, und die psychologischen Auswirkungen wie PTBS sowie Bewältigungsstrategien für diese Herausforderungen ansprechen. Wir werden auch die Rolle von integrativen medizinischen Therapien, spiritueller Unterstützung und körperlicher Aktivität bei der Genesung und der Wiederherstellung eines gesunden Lebensstils hervorheben. Schließlich werden wir die Bedeutung von positiven Gedanken und der Wiedererlangung von Selbstvertrauen und Kontrolle hervorheben.

In diesem Kapitel werden wir uns eingehend mit den Herausforderungen und Erfahrungen beschäftigen, die Krebspatienten nach einer erfolgreichen Behandlung machen. Wir werden uns mit den Survivorship-Plänen und der Bedeutung regelmäßiger Nachsorgeuntersuchungen zur Erkennung von Krebsrückfällen und anderen schwerwiegenden Erkrankungen befassen. Weiterhin werden wir die möglichen Spätfolgen von Krebsbehandlungen, einschließlich Langzeitnebenwirkungen und Fragen der Fruchtbarkeit, diskutieren. Ein weiterer Schwerpunkt liegt auf den psychologischen Spätfolgen von Krebs wie Posttraumatische Belastungsstörung (PTBS) [1] sowie den Strategien zur Bewältigung dieser Herausforderungen. Wir werden auch die Rolle von integrativen medizinischen Therapien, spiritueller Unterstützung und körperlicher Aktivität in der Genesung und der Wiederherstellung eines gesunden Lebensstils beleuchten. Schlussendlich werden wir die Wichtigkeit von positivem Denken, dem Setzen von Zielen und der Wiedererlangung von Selbstvertrauen und Kontrolle in diesem Prozess hervorheben.

Nach einer Krebstherapie treten oft einige unangenehme Nebenwirkungen auf. Wenn die Behandlung abgeschlossen ist, bedeutet das nicht automatisch, dass die Herausforderung der Krebserkrankung vorbei ist. Es gibt viele Probleme, mit denen ein Krebsüberlebender konfrontiert ist. Die gute Nachricht ist, dass Ressourcen verfügbar sind. Im 21. Jahrhundert haben mehr Menschen als je zuvor eine Krebserkrankung überlebt. Wir Es ist wichtig, dass Krebsüberlebende wissen, dass sie nicht allein sind und dass es Wege gibt, mit den Herausforderungen nach der Behandlung umzugehen.

7.1 Krebsüberlebende

Ein Mensch, der Krebs überlebt hat, hat oft eine lange Reihe von medizinischen Behandlungen hinter sich gebracht und ist in eine Phase ohne Krebserkrankung eingetreten, oft sind aber noch Folgeerscheinungen der Behandlung zu bewältigen. Wir werden uns im Folgenden auf das Leben als Langzeitüberlebender konzentrieren und dabei medizinische, emotionale und lebensstilbezogene Aspekte ansprechen, die dazu beitragen, die Gesundheit zu verbessern. Die Art und Häufigkeit der Nachsorgeuntersuchungen für Krebs hängt von der Krebsart ab. Bei Krebsarten, die aggressiv sind und ein hohes Risiko für ein Wiederauftreten haben, sind die Nachsorgetermine häufiger als bei Krebsarten, die langsam fortschreiten und ein geringes Risiko für ein Wiederauftreten haben. Manche müssen alle 3 Monate zum Check-up, während andere nur einmal im Jahr einen Termin haben. In der Regel ist das Risiko, dass der Krebs in den ersten Jahren nach der Behandlung wiederkommt, höher. Mit der Zeit können die Abstände zwischen den Untersuchungen größer werden.

Ziel der Nachsorge ist es, Rückfälle des Krebses zu erkennen, möglichst noch bevor Symptome auftreten, sodass eine Behandlung möglich ist, die den Krebs heilen oder besser kontrollieren kann und damit Lebensqualität und Leben verlängert.

Sind Pläne zur Krebsüberlebenshilfe notwendig?
Heutzutage konzentrieren sich Krebsspezialisten auf die Therapie und die medizinischen Probleme, mit denen Krebsüberlebende konfrontiert sind. Mithilfe von ***Survivorship-Plänen*** können Ärzte ***Krebsrückfälle*** und Folgeerkrankungen früh genug ***diagnostizieren***, um ihnen entgegenzuwirken. Diese Art ***regelmäßiger Vorsorgeuntersuchungen*** [1] hilft dem medizinischen Personal auch bei der Erkennung anderer schwerwiegender Krankheiten und hilft Langzeitüberlebenden, einen gesunden Lebensstil zu pflegen. Außerdem deuten Forschungsergebnisse darauf hin, dass diese Pläne den Überlebenden helfen, eine positive Einstellung zu entwickeln und sich gestärkt zu fühlen. Überlebenspläne zielen darauf ab, dass Ärzte Krebspatienten nicht nur während der aktiven Behandlung, sondern auch über mehrere Jahre danach im Blick behalten. Deshalb sind regelmäßige Nachuntersuchungen unverzichtbar. Sie ermöglichen es, ein Lokalrezidiv frühzeitig zu behandeln, was oft zur Heilung führt. Leider gilt dies nicht in gleichem Maße für die frühzeitige Entdeckung eines Fernrezidivs. Doch auch solchen Fällen ist manchmal eine Heilung möglich.

Untersuchungen wie Scans und Bluttests spielen eine entscheidende Rolle, um Metastasen im Frühstadium zu entdecken. Klinische Studien haben gezeigt, dass ein frühzeitiges Eingreifen bei Metastasen die Behandlungsstrategie verändern kann und uns ermöglicht, länger zu leben und manchmal sogar eine Heilung zu erreichen. Daher ist eine kontinuierliche Nachsorge essenziell, um Metastasen so früh wie möglich zu erkennen und angemessen zu behandeln.

7.2 Spätfolgen

Obwohl es gezielte Krebstherapien gibt, die Leben retten, haben diese auch Nebenwirkungen, die Menschen schaden können. Manche dieser Nebenwirkungen können langfristige Folgen haben, und wenn sie noch Jahre nach Abschluss der Krebsbehandlung auftreten, werden sie als Spätfolgen bezeichnet. In diesem Abschnitt werden wir uns mit den möglichen Spätfolgen einer Krebsbehandlung beschäftigen. Es ist jedoch wichtig zu wissen, dass die meisten von uns nicht alle diese Spätfolgen erleben. Trotzdem sollten Sie sich mit Ihrem Arzt über diese möglichen Folgen unterhalten. Bestimmte medizinische Behandlungen, wie eine anthrazyklinhaltige Chemotherapie, können uns körperlich anfällig machen und erfordern besondere Vorsichtsmaßnahmen. Patienten, die diese Behandlung erhalten, sollten andere Risikofaktoren für Herzprobleme vermeiden, einen gesunden Blutdruck aufrechterhalten, das Rauchen einstellen, regelmäßig Sport treiben und ihre Füße gut pflegen. Sie sollten auch Verhaltensweisen vermeiden, die ihre Situation verschlimmern könnten, wie Alkoholkonsum oder das Absetzen von Vitamin-B12-Präparaten, falls sie Vegetarier sind. Nach bestimmten chirurgischen Eingriffen, wie der Entfernung einer Niere bei Nierenkrebs, müssen Patienten besonders auf ihre verbliebene Niere achten und Medikamente, die diese schädigen könnten, wie entzündungshemmende Schmerzmittel, nach Möglichkeit vermeiden. Bei intensiver Strahlentherapie kann das Risiko für einen erneuten Krebs im bestrahlten Bereich leicht erhöht sein. Deswegen müssen junge Patientinnen, die in der Brustregion bestrahlt wurden, besonders engmaschig überwacht werden, und zwar schon deutlich früher als die übrige Bevölkerung, der Vorsorgeuntersuchungen [1] empfohlen wird. Sie erhalten besondere Aufmerksamkeit, um mögliche Spätkomplikationen frühzeitig zu erkennen.

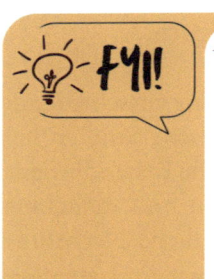

Die Nachsorgepläne sollten folgende Punkte enthalten:

- Empfehlungen für medizinische Vorsorgeuntersuchungen
- Eine gesunde Lebensweise
- Wirksame Möglichkeiten der Krebsprävention
- die emotionalen Auswirkungen einer Krebstherapie erfassen und ggf. psychoonkologische Betreuung einleiten
- Das Verständnis, dass eine Krebsbehandlung eine Spätwirkung haben kann. Spätwirkungen einer Krebsbehandlung rechtzeitig erfassen und wirksam mit anderen Fachgruppen (Logopäden, Ergotherapeuten, Sport- und Physiotherapeuten etc.) behandeln

Fragen zur Fruchtbarkeit
Radikale Behandlungen wie Operationen plus Strahlentherapie bei Blasen- oder Prostatakrebs oder Chemotherapien bei anderen Krebsarten können zu

zeitweiser oder dauerhafter Unfruchtbarkeit führen. Bei Männern sind die Hoden für die Produktion von Spermien zur Fortpflanzung verantwortlich. Heute gibt es Möglichkeiten, die männliche Fruchtbarkeit zu erhalten, z. B. durch die Nutzung von Spermabanken. Auch die Fruchtbarkeit von Frauen kann durch eine Krebsbehandlung beeinträchtigt werden. Dies kann durch die chirurgische Entfernung von Fortpflanzungsorganen oder durch Chemotherapie, Krebsmedikamente und Bestrahlung geschehen, die die Fortpflanzungsorgane, die Hirnanhangsdrüse oder den gesamten Körper schädigen können. Eine Krebsbehandlung kann bei Frauen auch zu einer vorzeitigen Menopause führen, was eine Schwangerschaft verhindert. Für Frauen gibt es verschiedene Wege, die Fruchtbarkeit zu erhalten. Diese können in Fruchtbarkeitsforen diskutiert werden. Insbesondere wenn eine vorzeitige Menopause aufgrund von Chemotherapie oder Operation zu erwarten ist, sollten Sie sich von einem Spezialisten beraten lassen. Optionen wie die Entnahme von Eizellen oder die Entfernung von Teilen der Eierstöcke werden individuell geprüft. Wichtig ist, dass diese Verfahren in Betracht gezogen werden können, solange genügend Zeit bis zum Behandlungsbeginn bleibt und das Leben nicht in Gefahr ist. Lassen Sie nicht zu, dass Unfruchtbarkeit eine Nebenwirkung Ihrer Behandlung ist. Reden Sie mit Ihrem Arzt und erkunden Sie die Möglichkeiten, Ihre Fruchtbarkeit zu bewahren.

Psychologische Spätfolgen von Krebs
Nach einer Krebsdiagnose ändert sich unser Leben. Unser Ziel ist es, die Krankheit schnell zu besiegen. Diagnostische Tests und Scans können anstrengend sein, was normal ist. Manche Patienten konzentrieren sich nur auf das Überleben und sehen die langfristigen emotionalen Auswirkungen als weniger wichtig an. Das ist verständlich, wenn Überleben das Hauptziel wird. Wir sorgen uns um die Nebenwirkungen der Behandlung, was normal ist. Einige fürchten die Nebenwirkungen sogar mehr als den Krebs selbst, was ebenfalls verständlich ist, da jeder anders auf eine solche Krankheit reagiert [1].

Die Behandlung kann sich wie ein endloses Rennen anfühlen, bis sie endlich vorbei ist. Das ist anstrengend. Wir wünschen uns unser normales Leben zurück. Nach Abschluss der Behandlung fühlen wir uns zunächst euphorisch, aber wenn dieses Gefühl nachlässt, können wir depressiv werden. Ärzte, Krankenschwestern und andere Patienten fühlen sich mit der Zeit wie Familie an, aber nach der Behandlung kann Einsamkeit belastend sein. Das mag unlogisch erscheinen, aber fast jeder, bei dem Krebs behandelt wird, erlebt das. Leiden Sie nicht still.

Oft brauchen Patienten psychologische Hilfe. Ärzte, Psychologen, Seelsorger und Angehörige bieten ein Unterstützungsnetz, das auch nach erfolgreicher Behandlung hilft. Es kann helfen, sich an die Fortschritte zu erinnern und nicht an den einen schlimmsten Moment der Krankheit. Vielleicht war der erste Tag am schlimmsten, aber wir erkennen mit der Zeit, dass es uns besser geht und Hoffnung besteht.

Nach Beendigung der Behandlung ist es normal, gemischte Gefühle zu haben. Einige freuen sich, andere sorgen sich um die Zukunft. Diese Gefühle sind natürlich und es gibt Wege, damit umzugehen. Die Krankheit bleibt in unseren Gedanken präsent. Es braucht Zeit, um sich daran zu gewöhnen und den Krebs nicht mehr ständig im Alltag zu spüren. Jeder reagiert anders und wendet sich allmählich anderen Dingen zu, sodass die Krankheit nicht mehr im Vordergrund steht. Jeder findet seine eigene Art, damit umzugehen. Manche nehmen Aktivitäten wieder auf oder beginnen neue, die Kraft und Zuversicht geben. Andere brauchen Zeit für sich, um wieder zu Kräften zu kommen. Die Zeit, die man braucht, um durchzuatmen, ist für jeden unterschiedlich lange und es gibt keine festen Regeln.

Nach einer Krebsbehandlung erleben einige positive Veränderungen, wie eine neu entdeckte Wertschätzung fürs Leben, während andere sich gereizt oder unverstanden fühlen. Sie sind vielleicht enttäuscht, weil von ihnen erwartet wird, alles so zu machen wie vor der Krankheit, obwohl sie sich noch zerbrechlich und verletzlich fühlen. Sie können sich vom medizinischen Team im Stich gelassen fühlen, weil die Termine weniger werden. Trotz abgeschlossener Behandlung können wir Angst vor einem Rückfall oder vor Schwierigkeiten haben, mit den Veränderungen durch die Krebsbehandlung zurechtzukommen. Es ist wichtig zu erkennen, wenn diese Gefühle den Alltag, den Schlaf oder den Appetit beeinträchtigen, Pläne verhindern oder zu Angstattacken führen. In solchen Fällen ist psychiatrische Beratung und manchmal Behandlung nötig.

Es gibt viele konstruktive Wege, mit den Herausforderungen einer Krebsbehandlung umzugehen. Bewältigungsmechanismen wie integrative medizinische Therapien, spirituelle Unterstützung, Sport und Kontakt zur Natur können helfen. Durch psychologische oder psychiatrische Unterstützung und diese Mechanismen können Patienten ihr Leben wieder in Einklang bringen und hoffnungsvoll und zuversichtlich weiterleben.

Es ist normal, nach einer Krankheit sein normales Leben wieder aufnehmen zu wollen. Langsame Fortschritte können frustrierend sein, und der Vergleich mit der Zeit vor der Krankheit kann sich negativ auswirken. Es ist wichtig, sich daran zu erinnern, dass es jetzt besser geht als zur schlimmsten Zeit, nicht schlechter als vor der Krankheit. Setzen Sie sich kleine Ziele, wie Spazierengehen, Lesen oder ein neues Hobby. Das Erreichen dieser Ziele kann das Selbstvertrauen stärken und das Gefühl geben, das Leben wieder in den Griff zu bekommen. Die Krankheit sollte einen nicht definieren. Persönliche Ziele können dazu beitragen, das Leben wieder freudvoll zu gestalten.

Posttraumatische Belastungsstörung
Die posttraumatische Belastungsstörung (PTBS) [1] ist eine Angststörung, die durch ein extrem beängstigendes oder lebensbedrohliches Ereignis ausgelöst wird, das man überlebt hat. Obwohl PTBS oft mit traumatischen Ereignissen wie Krieg, Missbrauch oder Naturkatastrophen in Verbindung steht, kann sie auch bei Krebspatienten auftreten. Typische Symptome einer PTBS sind Albträume, Rückblenden und das Vermeiden von Menschen, Orten und Dingen, die an das Ereignis erinnern. Weitere Symptome sind starke Schuldgefühle, Hoffnungslosigkeit, Scham und möglicherweise selbstzerstörerisches Verhalten. Diese Symptome können schon 3 Monate nach dem traumatischen Ereignis oder erst Jahre später auftreten. Krebsüberlebende und Menschen, die noch mit der Krankheit kämpfen, können somit an einer PTBS leiden. In diesem Fall ist es wichtig, dass sie die richtige Behandlung erhalten. Ohne Behandlung kann die PTBS ihre Nachsorge oder ihr Privatleben beeinträchtigen und das Risiko für andere körperliche, psychische oder soziale Probleme erhöhen. Dies kann zum Verlust des Arbeitsplatzes oder zum Scheitern von Beziehungen führen. Nicht nur Patienten, sondern auch Ärzte und Pflegekräfte können eine PTBS entwickeln.

Angst vor Rückfällen
Ein Rezidiv bedeutet, dass der Krebs nach einer erfolgreichen Behandlung, bei der keine Krebszellen nachweisbar waren, zurückgekehrt ist. Oft gelingt es dem Körper, Vorstadien einer Krebserkrankung über Jahre mit dem eigenen Immunsystem im Griff zu haben, bis mit dem Alterungsprozess oder durch andere schädliche Einflüsse das Abwehrsystem die wenigen Krebszellen nicht mehr in Schach halten kann. Daher ist es natürlich, dass ein Krebspatient sich Sorgen über ein mögliches Rezidiv macht. Diese Sorge ist jedoch nichts Negatives. Sie kann uns dazu motivieren, *einen gesünderen Lebensstil zu beginnen,* wie mit dem Rauchen aufzuhören oder regelmäßig zu Vorsorgeuntersuchungen [1] zu gehen.

Andererseits kann zu viel Besorgnis emotional lähmend sein. Deshalb ist es wichtig, *positiv zu denken*. Es ist wichtig zu verstehen, dass die psychologischen Auswirkungen der Krebserkrankung auch nach Abschluss der Therapie anhalten können. Es ist von Vorteil, proaktive Schritte zu unternehmen, z. B. einen Berater aufzusuchen oder sich einer Selbsthilfegruppe anzuschließen. Weitere erfolgreiche Strategien für die Zeit nach der Behandlung sind Gespräche mit unserem Arzt, unserer Familie und unseren Freunden, denn sie können uns eine Fülle von Tipps und Wissen vermitteln.

7.3 Prävention

Prävention (GS Kommentar: missverständlich formuliert: leider nicht, es kostet zunächst viel Geld entsprechende Programme zu installieren – Präbventionsprogramme würden später viele Ausgaben vermeiden und erst dann viel kostengünstiger sein...) Gel, dass Sport. Die Weltgesundheitsorganisation (WHO) empfiehlt, dass Kinder im Alter von 5 bis 17 Jahren täglich eine Stunde Sport treiben sollten. Diese frühzeitige sportliche Betätigung fördert nicht nur die soziale Gerechtigkeit, indem sie allen Kindern unabhängig von ihrer Herkunft Zugang zu Bewegung ermöglicht, sondern hat auch vielfältige positive Auswirkungen auf die schulischen Leistungen. Untersuchungen belegen, dass eine Stunde Sport am Morgen die Konzentration steigert, die schulischen Leistungen verbessert, das Körpergewicht reguliert, das Risiko für Diabetes und Rückenschmerzen verringert, Stress und Leistungsdruck mindert und sogar die Ergebnisse in Intelligenztests erhöht [2–6]. Nach einer Studie von Booth bewegt sich in den Vereinigten Staaten ein Anteil von 86 % der Bevölkerung nicht ausreichend, was ernste langfristige Auswirkungen auf die Gesundheit und das Gesundheitssystem hat [7].

Durch regelmäßige sportliche Aktivitäten gewöhnt sich der Körper an ein höheres Leistungsniveau, was dazu führt, dass diese Aktivitäten zur Routine werden. Personen, die regelmäßig Sport treiben, vermissen das Erlebnis des „Runner's High", wenn sie aufgrund gesundheitlicher Probleme gezwungen sind, mit ihrem üblichen Trainingsprogramm zu pausieren. Dieses Erlebnis entsteht durch die Ausschüttung von Endorphinen, den körpereigenen Glückshormonen, und dient als natürlicher Ansporn für körperliche Bewegung.

Ein angesehenes Forscherteam im Bereich der Krebsforschung, zu dem Bert Vogelstein gehört, hat die langfristige Entwicklung von Darmkrebs von gutartigen Polypen bis hin zu Präventionsmöglichkeiten durch Früherkennung wie Endoskopie beschrieben. Es wird geschätzt, dass weltweit jährlich 70 % der Krebsfälle vermeidbar sind [8]. Die Prävention erstreckt sich über unterschiedliche Stufen: Die primäre Prävention hat zum Ziel, die Ursachen zu erkennen und zu vermeiden, die die Entwicklung von Krebs begünstigen. Bisherige Studien haben vor allem das mittlere Lebensalter im Blick gehabt, jedoch wäre es von Nutzen, auch Risikofaktoren während der Kindheit und Jugend zu erforschen, um sie frühzeitig zu erkennen und zu verhindern. Künftige personalisierte Präventionsstrategien könnten auf individuellen Risikoprofilen aufbauen, die Faktoren wie Vorerkrankungen, Verwendung von hormonellen Verhütungsmitteln, Blutzucker- und Blutfettwerte, Hormonspiegel, sportliche Aktivitäten, Ernährungsgewohnheiten und Alkoholkonsum berücksichtigen, um eine optimale Präventionsstrategie zu konzipieren. Es kommt häufig vor, dass junge Menschen von Früherkennungsprogrammen nicht erfasst werden, obwohl eine rechtzeitige Diagnose auch bei ihnen zu positiven Heilungsaussichten führen kann. Eine frühe Darmspiegelung für Personen mit erhöhtem Risiko, selbst unter 45 Jahren, sowie regelmäßige Krebsvorsorgeuntersuchungen sind entscheidende Maßnahmen zur Früherkennung.

Krebs kann in zahlreichen Situationen erfolgreich behandelt werden, sofern er rechtzeitig diagnostiziert wird. Es ist von großer Bedeutung, nach der Feststellung und Therapie des Krebses spezifische Maßnahmen zu ergreifen, um Rückfälle frühzeitig zu erkennen und die Lebensqualität bei einer chronischen Krankheit zu steigern. Durch das Auffinden neuer Biomarker könnte die Anzahl frühzeitig diagnostizierter Krebserkrankungen signifikant steigen. Die sekundäre Prävention konzentriert sich auf die rechtzeitige Erkennung und Therapie von Krebserkrankungen, während die tertiäre Prävention darauf abzielt, die Nachsorge und die Lebensqualität nach der Behandlung zu verbessern.

Trotz unseres noch teilweise unvollständigen Verständnisses der Auswirkungen von Nahrungsmitteln, Schwermetallen und anderen Umweltchemikalien auf die Entstehung von Krebs ist es empfehlenswert, Karzinogene zu meiden und sich gesund zu ernähren, d.h. bei der Auswahl der Lebensmittel und auch der Getränke achtsam zu sein.

Impfungen
Eine weitere Form von Prävention sind Impfungen.

Impfungen werden als Schutz vor Krebs oft nicht ausreichend gewürdigt. Impfungen stellen eine bedeutende Präventionsmaßnahme gegen spezifische Krebsarten dar, obwohl ihr Nutzen häufig nicht sofort offensichtlich ist. Durch eine ausreichende Teilnahme an Impfprogrammen kann sogar die vollständige Ausrottung krebserregender Viren in der Bevölkerung unterstützt werden.

Spätestens vor einer Fernreise entscheiden sich zahlreiche Personen dafür, sich gegen Hepatitis-A- und -B-Viren impfen zu lassen, da diese in vielen Regionen Afrikas und Südostasiens weit verbreitet sind und ein gesteigertes Risiko für Leberkrebs darstellen. Jedoch genügt bereits eine Reise in angrenzende Mittelmeerländer, um sich durch kontaminiertes Wasser oder bestimmte Meeresfrüchte anzustecken. Seit mehr als 16 Jahren steht eine Impfung gegen humane Papillomaviren (HPV) zur Verfügung, die Gebärmutterhalskrebs auslösen können. Trotzdem ist die Impfrate in Deutschland alarmierend niedrig: Bei nur 50% der Mädchen und nur 5 % der Jungen wurde die Impfung durchgeführt. Viele Menschen kennen diese Impfung entweder nicht oder lehnen sie ab. Es ist für junge Frauen oft schockierend zu erfahren, dass ihre Erkrankung durch die Impfung hätte vermieden werden können. Die Effektivität der HPV-Impfung zur Prävention von Gebärmutterhalskrebs ist jedoch gut dokumentiert.

In Staaten mit niedrigem Entwicklungsstand, wie in zahlreichen Gebieten Afrikas und Südamerikas, ist Gebärmutterhalskrebs weiterhin eine der verbreitetsten und tödlichsten Krebsarten. In manchen Gegenden sterben mehr Frauen an Gebärmutterhalskrebs als an Leber- und Darmkrebs zusammen. Während es in wohlhabenden Ländern oft an Aufklärung und Motivation fehlt, mangelt es in ärmeren Ländern an der erforderlichen medizinischen Infrastruktur und den finanziellen Ressourcen.

In Entwicklungsländern ist Leberkrebs ebenfalls häufig anzutreffen, was auf die eingeschränkte Verfügbarkeit von Impfungen gegen Hepatitis-Viren zurückzuführen ist. Trotz möglicher Unannehmlichkeiten werden Impfungen als kostengünstige und weniger schmerzhafte Maßnahme angesehen im Vergleich zu den gesundheitlichen Problemen, Unfruchtbarkeit oder Krebsbehandlungen, die erforderlich werden, wenn diese präventiven Maßnahmen ignoriert werden. Aktuell wird in der Wissenschaft intensiv an der Entwicklung neuer Impfstoffe gearbeitet, einschließlich mRNA-basierter Impfungen, die darauf abzielen, das Immunsystem von Krebspatienten gezielt gegen mutierte Proteine in Tumorzellen zu aktivieren. Diese innovativen Impfstoffe bringen Hoffnung für Patienten, bei denen herkömmliche Behandlungen aufgrund der Vielzahl und Vielfalt der Mutationen nicht erfolgreich sind. Für spezifische Krebsarten befinden sich solche Impfstoffe bereits in der Testphase oder werden bereits angewendet. Es ist die Vision, dass zukünftig geheilte Krebspatienten nicht mehr in ständiger Angst vor einem Rückfall leben müssen und von den schweren Nebenwirkungen herkömmlicher Therapien verschont bleiben. Der renommierte Onkologe Prof. Dr. Uğur Şahin wurde 2019 mit dem Deutschen Krebspreis für seine wegweisende Arbeit an mRNA-basierten Impfstoffen ausgezeichnet, die individuell auf das Mutationsprofil jedes Krebspatienten zugeschnitten sind. Die Entwicklung der Covid-19-mRNA-Impfung war lediglich ein Nebenprodukt dieser Technologie, deren primäres Ziel es ist und bleibt, eine personalisierte Krebstherapie zu ermöglichen [9].

Zusammenfassung
Nach einer Krebsdiagnose und erfolgreicher Therapie müssen Krebsüberlebende mit den Herausforderungen des Überlebens und der möglichen Spätfolgen der Behandlung umgehen. Survivorship-Pläne helfen dabei, Rückfälle und Folgeerkrankungen früh zu erkennen und zu behandeln. Nebenwirkungen und Spätfolgen wie Herzprobleme oder Unfruchtbarkeit erfordern eine enge Zusammenarbeit mit dem medizinischen Team. Psychologische Spätfolgen, einschließlich PTBS, können das Leben nach der Behandlung beeinträchtigen und erfordern oft psychologische Unterstützung und Bewältigungsstrategien. Es ist wichtig, sich auf Fortschritte zu konzentrieren und sich kleine, persönliche Ziele zu setzen, um das Selbstvertrauen wiederzugewinnen. Regelmäßige Nachsorgetermine sind entscheidend für die frühzeitige Erkennung von Krebsrückfällen und tragen zu besseren Behandlungsergebnissen bei.

Literatur

1. Libov, C. (2016). Cancer survival guide: How to conquer this disease and live a good life (1st ed.). Humanix Books.
2. Ratey, J. J. Spark: The revolutionary new science of exercise and the brain; Hagerman, E., Series Ed.; Spark: The revolutionary new science of exercise and the brain; Little, Brown and Co: New York, NY, US, 2008; pp ix, 294.
3. Saxena, M.; van der Burg, S. H.; Melief, C. J. M.; Bhardwaj, N. Therapeutic cancer vaccines. Nat. Rev. Cancer 2021, 21 (6), 360–378. https://doi.org/10.1038/s41568-021-00346-0.
4. Harveson, A. T.; Hannon, J. C.; Brusseau, T. A.; Podlog, L.; Papadopoulos, C.; Hall, M. S.; Celeste, E. Acute exercise and academic achievement in middle school students. Int. J. Environ. Res. Public. Health 2019, 16 (19), 3527. https://doi.org/10.3390/ijerph16193527.

5. Barbosa, A.; Whiting, S.; Simmonds, P.; Scotini Moreno, R.; Mendes, R.; Breda, J. Physical activity and academic achievement: an umbrella review. Int. J. Environ. Res. Public. Health 2020, 17 (16), 5972. https://doi.org/10.3390/ijerph17165972.
6. Merriman, W.; González-Toro, C. M.; Cherubini, J. Physical activity in the classroom. Kappa Delta Pi Rec. 2020, 56 (4), 164–169. https://doi.org/10.1080/00228958.2020.1813518.
7. Booth, F. W.; Roberts, C. K.; Thyfault, J. P.; Ruegsegger, G. N.; Toedebusch, R. G. Role of inactivity in chronic diseases: evolutionary insight and pathophysiological mechanisms. Physiol. Rev. 2017, 97 (4), 1351–1402. https://doi.org/10.1152/physrev.00019.2016.
8. Song, M.; Vogelstein, B.; Giovannucci, E. L.; Willett, W. C.; Tomasetti, C. Cancer prevention: molecular and epidemiologic consensus. Science 2018, 361 (6409), 1317–1318. https://doi.org/10.1126/science.aau3830.
9. Ärzteblatt, D. Ä. G., Redaktion Deutsches. Ugur Sahin: Mit individualisierten Therapien gegen den Krebs. Deutsches Ärzteblatt. https://www.aerzteblatt.de/archiv/207247/Ugur-Sahin-Mit-individualisierten-Therapien-gegen-den-Krebs (accessed 2024-08-29).

8

Ernährung zur Krebsprävention und -therapie

Inhaltsverzeichnis

8.1	Lebensmittel, die das Krebsrisiko erhöhen	229
8.2	Alkohol	231
8.3	Rotes und verarbeitetes Fleisch	234
8.4	Zucker	237
8.5	Salz	239
8.6	Fett und Adipositas	240
8.7	Ultrahochverarbeitete Lebensmittel	242
8.8	Nahrungsergänzungsmittel	243
8.9	Lebensmittelsynergie	244
8.10	Ernährung im Kampf gegen Krebs	246
8.11	Darmmikrobiom	253
8.12	Exkurs: Okinawa	256
Literatur		257

Zusammenfassung Dieses Kapitel betont die Bedeutung der Ernährung sowohl für die Prävention als auch für die Therapie von Krebs und verdeutlicht, wie die Ernährung die Gesundheit maßgeblich beeinflussen kann. Eine ausgeglichene Ernährung, die hauptsächlich aus Obst, Gemüse, Ballaststoffen und Polyphenolen besteht, kann das Risiko für Krebs verringern, während ungesunde Nahrungsmittel wie verarbeitetes Fleisch, Alkohol und stark verarbeitete Lebensmittel das Krebsrisiko erhöhen können. Indem man ein gesundes Darmmikrobiom pflegt und die Idee von Hara Hachi Bu befolgt, also bis zu 80 % satt isst, kann man das generelle Wohlbefinden positiv beeinflussen. Im Kapitel wird auch darauf hingewiesen, dass es nicht ratsam ist, sich ausschließlich auf Nahrungsergänzungsmittel zu verlassen. Eine individuell angepasste Ernährung kann bei Personen mit Krebs dazu beitragen, Beschwerden zu reduzieren und die Lebensqualität zu steigern. Dies unterstreicht die Relevanz von synergistischen Effekten von Nahrungsmitteln für die Förderung von Gesundheit und Heilung.

In diesem Kapitel wird die Rolle der Ernährung in Bezug auf unsere Gesundheit und das Krebsrisiko eingehend untersucht. Essen ist ein wesentlicher Bestandteil unseres Lebens und geht weit über das bloße Überleben hinaus. Wir essen, um unsere Bedürfnisse zu befriedigen, und zum Vergnügen. Die Entwicklung der Lebensmittelverarbeitung und -herstellung hat dazu gezeigt, dass wir unseren Geschmack verfeinern und das Essen bequemer einnehmen können. Immerhin wissen wir auch, dass eine gesunde Ernährung entscheidend für ein gesundes Leben ist. Eine ausgewogene Ernährung kann helfen, bestimmte Krankheiten zu vermeiden.

Die Komplexität der Ernährung spiegelt die Vielschichtigkeit unseres Körpers wider, welcher empfindlich auf Veränderungen der Nahrung reagiert. Obwohl wir die Wirkungsweise einiger Nährstoffe gut verstehen, gibt es noch viele offene Fragen. Dennoch haben Ernährungswissenschaftler und andere Gesundheitsexperten in letzter Zeit bedeutende Fortschritte gemacht, insbesondere im Verständnis der Zusammenhänge zwischen Ernährung, Darmmikrobiom und Krebsprävention. Wir werden diskutieren, wie unsere Essgewohnheiten und die Qualität unserer Lebensmittel nicht nur unser Wohlbefinden, sondern auch unsere Anfälligkeit für Krankheiten beeinflussen. Dabei werden wir die neuesten Erkenntnisse aus Studien über diese Zusammenhänge präsentieren und spezifische Ernährungstipps für Krebspatienten geben, um ihre Lebensqualität zu verbessern und ihre Behandlung zu unterstützen.

Natürlich spielt die Ernährung nicht die einzige Rolle bei der Entstehung von Krebs, aber sie ist ein wesentlicher Baustein, über den wir unentwegt mehr lernen. Andere bedeutende Faktoren, die oft thematisiert werden, sind die Wasser-, Luft- und Lebensmittelqualität. In Westeuropa ist die Kontrolle der Wasser- und Luftqualität relativ geregelt, allein die Lebensmittelqualität ist schwieriger zu überwachen. Dies liegt daran, dass Lebensmittel aus vielen verschiedenen Bestandteilen bestehen und es herausfordernd ist, zu bestimmen, welche Komponenten uns guttun und welche uns schaden.

Im Allgemeinen sollten wir darauf achten, welche Nährstoffe in unseren Lebensmitteln enthalten sind und ob sie möglicherweise Schadstoffe enthalten. Nährstoffe sind für unseren Körper unerlässlich, und wir müssen sicherstellen, dass wir ausreichend davon aufnehmen. Allerdings kann auch ein Übermaß an Nährstoffen schädlich sein, weshalb es wichtig ist, ein ausgewogenes Verhältnis zu finden. Verunreinigungen können ebenfalls ernste Gesundheitsprobleme verursachen, daher sollten wir sie so gut es geht vermeiden. Indem wir diese Aspekte im Blick behalten, können wir eine gesunde und nahrhafte Ernährung gewährleisten, die uns vital und glücklich hält. Die Frage, ob es Lebensmittel gibt, die Krebs bekämpfen, ist ähnlich der Frage, ob es Superfoods gibt; die Antwort ist klar: nein. Ernährung und Krebs sind beide komplexe Themen, und wir können nicht erwarten, dass ein einzelnes Lebensmittel den menschlichen Körper in seiner Gesamtheit beeinflussen kann. Dies bedeutet jedoch nicht, dass die Ernährung keine Rolle bei Krebs spielt. Unsere Ernährung kann sowohl das Krebsrisiko als auch die Überlebenschancen beeinflussen. So wurde eine Ernährung mit viel verarbeitetem Fleisch mit einem höheren Risiko für Darmkrebs in Verbindung gebracht.

Im Gegensatz dazu kann eine Ernährung, die reich an Obst und Gemüse ist, das Risiko bestimmter Krebsarten senken. Es gibt auch Hinweise darauf, dass bestimmte Ernährungsstrategien die Ergebnisse der Krebsbehandlung verbessern können. Ein Zusammenhang besteht zwischen Übergewicht und der Wahrscheinlichkeit eines Rezidivs bei Brustkrebs [1]. Zudem werden derzeit viele Studien durchgeführt, um zu untersuchen, wie sich bestimmte Ernährungsweisen auf die Reaktion des Körpers auf eine Immuntherapie auswirken. Obwohl weitere Forschung nötig ist, ist der Einfluss der Ernährung auf die Krebserkrankung unbestritten. Je mehr wir über die Rolle der Ernährung bei Krebs lernen, desto bessere Maßnahmen können wir entwickeln, die uns bei der Prävention oder Behandlung der Krankheit unterstützen können.

8.1 Lebensmittel, die das Krebsrisiko erhöhen

In unserer hektischen Welt muss sich die Lebensmittelproduktion schnell anpassen, um mit der Nachfrage der Verbraucher mitzuhalten. Viele Menschen führen ein stressiges Leben und haben wenig Zeit, gesunde Mahlzeiten zuzubereiten. Als Folge davon greifen sie häufiger zu verarbeiteten Lebensmitteln oder Fast Food, das reich an Zucker und Fett ist. Diese Produkte sind daher leicht verfügbar. Fast Food ist oft preiswerter als gesündere Alternativen, was dazu verleiten kann, zu viel zu essen, ohne die gesundheitlichen Folgen zu bedenken. Wenn wir schnell essen und keine angemessenen Pausen zwischen den Bissen machen, steigt der Blutzuckerspiegel schnell an. Dies kann die Insulinproduktion beeinträchtigen und das Risiko für Typ-2-Diabetes erhöhen [2]. Obwohl der Zusammenhang zwischen Diabetes und Krebs komplex ist, haben Studien gezeigt, dass Diabetiker ein höheres Risiko haben, an Krebs zu erkranken. Die Gründe hierfür werden jedoch noch untersucht [3].

Trotzdem gibt es positive Aspekte: Das japanische Konzept Hara Hachi Bu bietet einen Weg zu einem gesünderen und längeren Leben. Hara Hachi Bu bedeutet, dass Sie nur so viel essen, bis Sie zu 80 % satt sind. Diese Essgewohnheit führt dazu, dass man insgesamt weniger isst, was zu Gewichtsverlust und niedrigeren Blutzuckerwerten beitragen kann. Während der Zusammenhang zwischen Diabetes und Krebs weiter erforscht wird, können wir in der Zwischenzeit aktiv Maßnahmen ergreifen, wie z. B. weniger zu essen, um unsere Gesundheit zu verbessern. Die Lehre des Hara Hachi Bu kann unsere Gesundheit fördern und unsere Lebenserwartung erhöhen [4].

Die westliche Ernährung ist gekennzeichnet von verarbeitetem Fleisch, zuckerhaltigen Getränken und ungesunden Fetten. Sie wird mit dem Anstieg von Adipositas, Diabetes und Krebs in Verbindung gebracht. Leider hat sich die westliche Ernährung auf der ganzen Welt ausgebreitet und das mit mehrheitlich negativen Folgen. Ein Beispiel ist die Krebsinzidenz in Japan. In den 1980er-Jahren begannen die Japaner, westliche Ernährungsgewohnheiten zu übernehmen und ersetzten gesunde Kohlenhydrate und Gemüse durch verarbeitetes Fleisch und zuckerhaltige Getränke. Bis 2005 ist die epidemiologische Darmkrebsrate in Japan zur weltweit höchsten angestiegen. Glücklicherweise sind die Krebsraten in letzter Zeit gesunken, da mehr Japaner zu gesünderen Ernährungsgewohnheiten zurückgekehrt sind. Dieses Beispiel zeigt die potenziell schädlichen Auswirkungen der westlichen Ernährung auf die globale Gesundheit (Abb. 8.1).

Es gibt verschiedene Maßnahmen, um das Krebsrisiko zu senken, wie ein gesundes Gewicht zu halten und häufig Sport zu treiben. Auch unsere Ernährung spielt eine Rolle. Studien haben gezeigt, dass bestimmte Lebensmittel und Getränke das Krebsrisiko erhöhen können. Daher müssen wir uns bewusst werden, welche Nahrungsmittel wir vermeiden sollten. Im Folgenden werden wir einige dieser Faktoren im Detail besprechen.

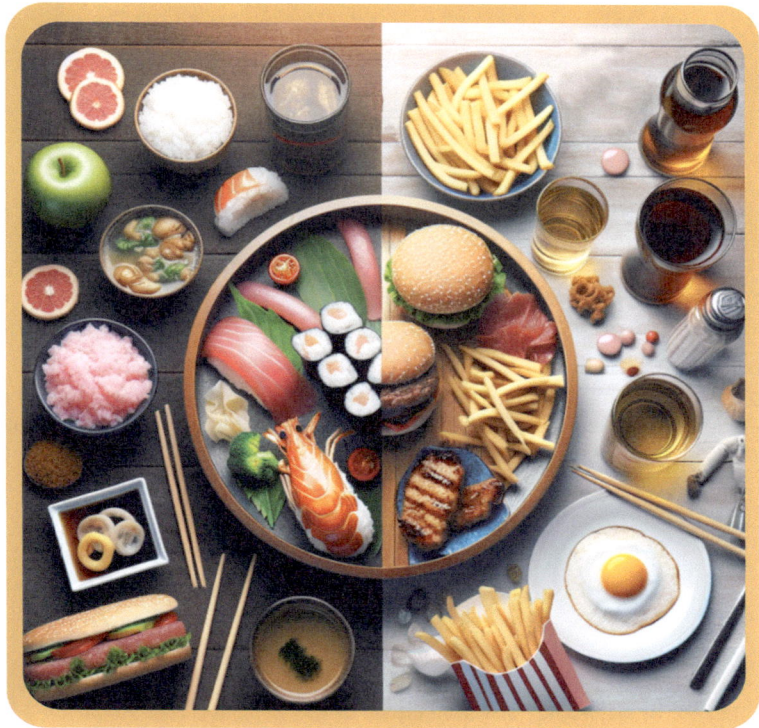

Abb. 8.1 Westliche Ernährungsgewohnheiten werden häufig mit einer Erhöhung des Krebsrisikos in Verbindung gebracht. Da Sodagetränke wi Coca Cola sehr viel Zucker enthalten und fast food wie Pommes frites und Pizza viele ungesunde Fette vorweisen. In Japan hingegen setzt man auf eine traditionellen pflanzliche Ernährung die Krebs vorbeugt

8.2 Alkohol

Alkohol ist ein allgegenwärtiger Bestandteil vieler gesellschaftlicher Anlässe und Veranstaltungen. Es mag uns überraschen, dass selbst ein Aperitif am Abend oder Wein und Bier zur Mahlzeit ein Gesundheitsrisiko darstellen. Alkohol enthält Ethanol, das bei der Gärung von Hefe zu Zucker und Stärke umgewandelt wird. Wenn wir Alkohol trinken, wird er in unserem Körper zu Acetaldehyd abgebaut, einer Substanz, die unsere DNS und Proteine schädigt [5]. Ethanol erzeugt auch Radikale wie reaktive Sauerstoffspezies, die unsere DNS oxidieren und dadurch beschädigen. Darüber hinaus fungiert Alkohol als Lösungsmittel, das das Eindringen von Karzinogenen aus der Umwelt in die Zellen begünstigt [6] (Abb. 8.2). Dies kann die Aufnahme und den Abbau von Vitaminen, die für unsere Gesundheit und die Krebsbekämpfung wichtig sind, beeinträchtigen [7, 8].

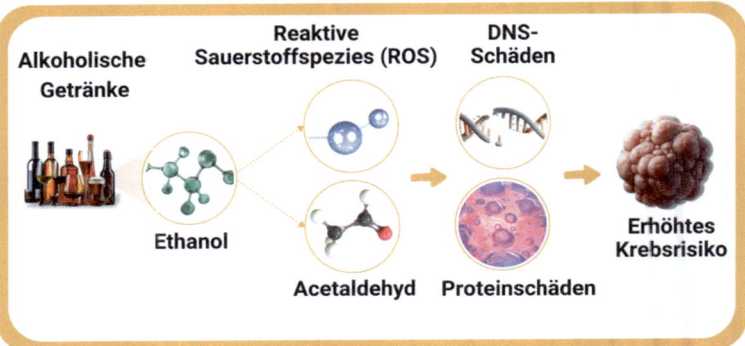

Abb. 8.2 Alkoholische Getränke erhöhen das Krebsrisiko. Ethanol in Alkohol erzeugt reaktive Sauerstoffspezies und Acetaldehyd, die die Zellen schädigen und das Krebsrisiko erhöhen

DREI FRAGEN UND ANTWORTEN

Kann die Genetik das Risiko beeinflussen, an alkoholbedingtem Krebs zu erkranken?

Ja. Unsere Gene produzieren Enzyme, die den Abbau von Alkohol fördern. Ein Enzym ist das ADH, welches Ethanol in das krebserregende Acetaldehyd umwandelt.

Menschen mit einem sehr aktiven ADH-Enzym wandeln Ethanol schneller in Acetaldehyd um und haben deshalb ein höheres Krebsrisiko als diejenigen mit einer gewöhnlichen ADH-Aktivität.

Das zweite Enzym, ALDH2, wandelt Acetaldehyd in harmlose Substanzen um. Menschen mit einem defekten ALDH2-Enzym erleben unangenehme Nebenwirkungen beim Alkoholkonsum, da sich Acetaldehyd in unseren Organen ansammelt. Infolgedessen trinken wir weniger Alkohol.

Kann der Genuss von Rotwein helfen, Krebs zu verhindern?

Rotwein enthält Resveratrol, ein Polyphenol, das in Weintrauben enthalten ist. Neben seinen antioxidativen und entzündungshemmenden Eigenschaften wird vermutet, dass Resveratrol eine Rolle in der Krebsprävention spielt. Bislang haben Forscher jedoch keinen Zusammenhang zwischen Resveratrol und einer Krebsprävention gefunden.

Verringert sich das Krebsrisiko, wenn wir kein Alkohol mehr trinken?

Studien zeigen, dass die Einstellung des Alkoholkonsums das Krebsrisiko nicht sofort verringert. Es kann Jahre dauern, bis das Risiko derjenigen, die keinen Alkohol trinken, gesenkt ist, aber es ist möglich.

Selbst moderate Mengen an Alkohol können das Krebsrisiko erhöhen. Schon ein Glas Bier, Wein oder Schnaps pro Tag, das 10 g Alkohol enthält, kann ausreichen, um das Risiko zu erhöhen.

Das Risiko, an Krebs im Mund- und Rachenraum zu erkranken, ist bei starken Rauchern, die regelmäßig hochprozentigen Alkohol konsumieren, um das 100-Fache höher als bei Rauchern ohne Alkoholkonsum. Alkohol ist zwar kein klassisches Karzinogen, aber in hohen Konzentrationen zerstört er die oberste Zellschicht im Mund- und Rachenraum. Diese Zerstörung zwingt die tieferliegenden Zellen zu einer verstärkten Teilung, was das Krebsrisiko deutlich erhöht [9]. Alkohol wirkt hier als Krebsförderer, indem er die Schutzmechanismen des Körpers schwächt. Wichtig zu wissen ist auch, dass Alkohol nicht nur in der Leber, sondern auch im Brustgewebe abgebaut wird. Der dabei entstehende Stoff Acetaldehyd ist krebserregend und erhöht das Risiko für Leber- und Brustkrebs [10].

Wir müssen auf unsere Gesundheit achten und unseren Alkoholkonsum überdenken.

Die Abb. 8.3 zeigt die verschiedenen Krebsarten, die mit Alkoholkonsum in Verbindung stehen. Starkes Trinken kann die Zellen im Körper schädigen

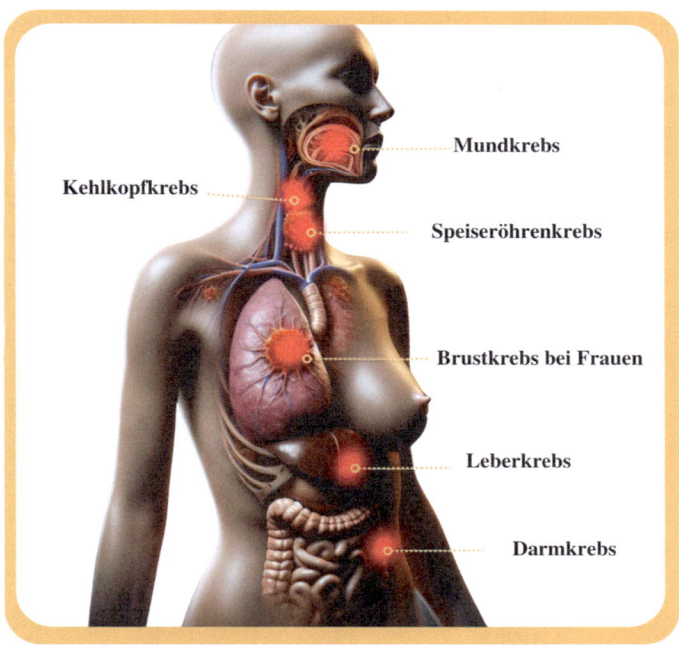

Abb. 8.3 Krebserkrankungen werden mit Alkoholkonsum in Verbindung gebracht. Hoher Alkoholkonsum verursacht Zellschäden und erhöht das Krebsrisiko in bestimmten Organen

und das Krebsrisiko in Organen wie der Leber und der Brust erhöhen. In Kombination mit dem Rauchen steigt das Risiko für Krebs im Bereich von Hals, Mund und Speiseröhre. Es ist wichtig, den eigenen Alkoholkonsum und die damit verbundenen Risiken zu kennen. Je mehr Sie trinken, desto höher ist das Risiko, an alkoholbedingtem Krebs zu erkranken. Selbst geringe Mengen Alkohol können schädlich sein.

Studien zeigen, dass das Krebsrisiko mit dem Konsum von 10 g Alkohol pro Tag ansteigt. Es gibt keine „sichere" Menge an Alkohol; das Risiko steigt mit der Menge. Obwohl ein völliger Verzicht für manche nicht realistisch ist, sollten wir versuchen, unsere Risiken zu minimieren. Einige Länder haben Richtlinien für den Alkoholkonsum festgelegt, wie Frankreich, das empfiehlt, nicht mehr als zehn Standardgläser pro Woche zu trinken, nicht mehr als zwei an einem Tag, und mehrere alkoholfreie Tage pro Woche einzulegen [11].

8.3 Rotes und verarbeitetes Fleisch

Ein großer Teil der Weltbevölkerung isst Fleisch, was jedoch mit gesundheitlichen Kosten verbunden sein kann. Eine Untersuchung aus dem Jahr 2016 hat ergeben, dass 57 % der Bevölkerung rotes Fleisch und 36 % Schweinefleisch verzehren. Obwohl der Duft von gegrilltem Fleisch verlockend ist, müssen wir wachsam sein. Die Internationale Agentur für Krebsforschung (IARC) hat rotes und verarbeitetes Fleisch als krebserregend eingestuft [12] (Abb. 8.4). Verarbeitetes Fleisch unterliegt Prozessen wie Salzen, Pökeln, Fermentieren oder Räuchern, um den Geschmack zu verbessern oder die Haltbarkeit zu erhöhen. Dies bedeutet jedoch nicht, dass jeder Burger automatisch Krebs verursacht. Die IARC klassifiziert rotes und verarbeitetes Fleisch als Gruppe 2A, was auf einen Zusammenhang mit Krebs hinweist. Im Jahr 2015 teilte die IARC mit, dass der tägliche Verzehr von 50 g verarbeitetem Fleisch das Risiko für Darmkrebs um 18 % erhöht, während rotes Fleisch das Risiko um 17 % erhöht. Obwohl das Risiko gering ist, lohnt es sich, den Fleischkonsum zu reduzieren, besonders wenn in der Familie Krebs vorkommt. Der tägliche Genuss eines Schinkensandwiches ist eine Gewohnheit, die Sie überdenken sollten.

Rotes Fleisch, das unverarbeitete Muskelfleisch von Tieren wie Rindern, Schafen, Schweinen und Ziegen, kann beim Garen bei hohen Temperaturen krebserregende Substanzen wie heterozyklische Amine (HCAs) und polyzyklische aromatische Kohlenwasserstoffe (PAHs) bilden [14]. Diese Chemikalien können das Krebsrisiko durch DNS-Schäden erhöhen [15] (Abb. 8.5). Es ist wichtig zu verstehen, wie HCAs und PAHs entstehen und wie Sie sich vor ihnen schützen können.

8 Ernährung zur Krebsprävention und -therapie   235

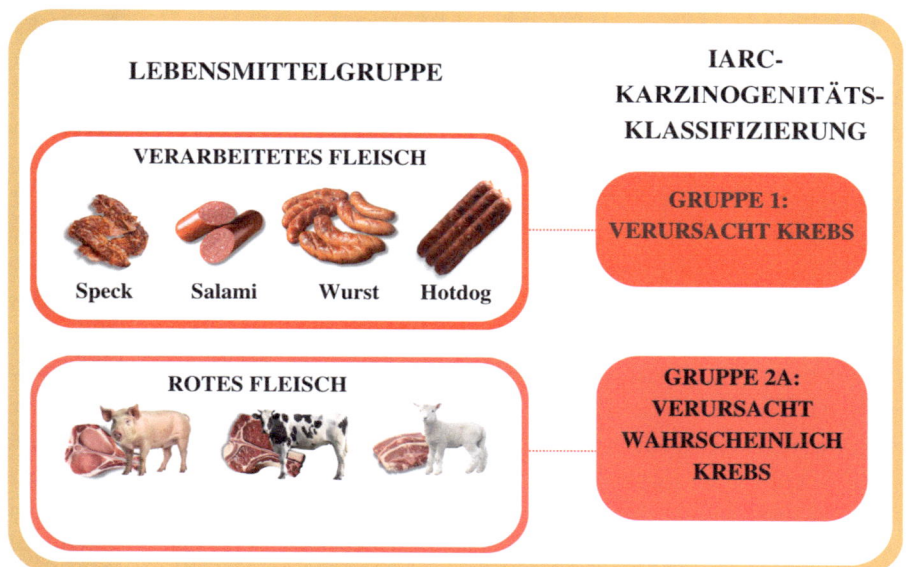

Abb. 8.4 IARC-Karzinogen-Klassifizierungsgruppen. Diese Kategorien stehen für das Überzeugung der IARC, dass rotes Fleisch und verarbeitetes Fleisch beim Menschen Krebs verursachen können [13]

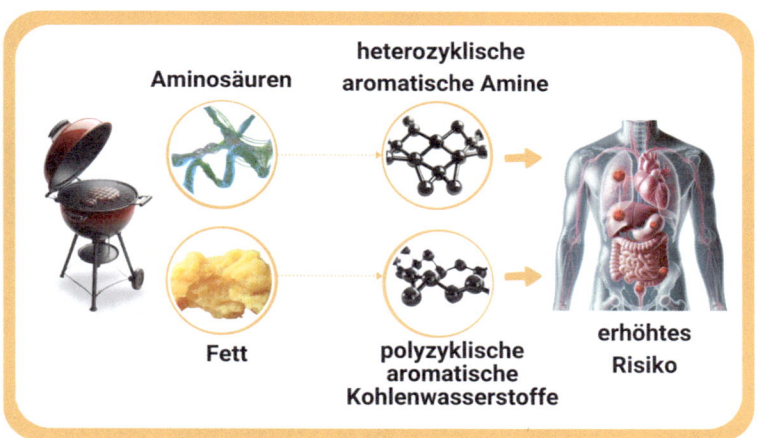

Abb. 8.5 Beim Grillen bilden sich krebserregende Stoffe. Diese krebserregenden Stoffe, HAA und PAH, erhöhen das Risiko, an Dickdarm-, Bauchspeicheldrüsen-, Prostata- und anderen Krebsarten zu erkranken

Um die Belastung durch HCAs und PAHs zu verringern, sollten Sie mageres Fleisch wählen und es ohne direkten Kontakt zu Flammen oder Rauch zubereiten, etwa durch Dämpfen, Backen, Kochen oder Schmoren. Beim Grillen sollten Sie darauf achten, dass das Fleisch nicht verkohlt oder verbrannt ist. Mit diesen einfachen Vorsichtsmaßnahmen können Sie Ihr Grillvergnügen genießen, ohne Ihre Gesundheit zu gefährden.

Es ist kein Geheimnis, dass **verarbeitetes Fleisch vollgepackt** mit ungesunden Inhaltsstoffen ist. Von Nitriten bis hin zu Natrium sind diese Lebensmittel voll mit Konservierungsstoffen, die unserem Körper schaden können. Doch was bewirken diese Konservierungsstoffe bei uns? Wenn wir verarbeitetes Fleisch essen, nehmen wir Nitrite zu uns, die als Konservierungsstoffe das Fleisch vor dem Verderben bewahren. Allerdings können diese Nitrite auch mit den Bakterien in unserem Darm reagieren und Nitrosamine [16] bilden. Diese Nitrosamine können dann DNS-Mutationen verursachen, die zu Krebs führen können. Nitrosamine entstehen, wenn proteinhaltige Lebensmittel, insbesondere solche mit Nitritpökelsalzen wie Bockwürste, Speck oder Schinken, zu lange oder bei hohen Temperaturen gegrillt, gebraten, gebacken oder geröstet werden.

Nach Angaben der Weltgesundheitsorganisation kann der Verzehr von nur 50 g verarbeitetem Fleisch pro Tag das Risiko erhöhen, an Darmkrebs zu erkranken [17]. Außerdem gibt es einen Zusammenhang zwischen dem Verzehr von verarbeitetem Fleisch und Magenkrebs [12]. Wenn Sie das nächste Mal nach dem Schinkensandwich greifen, denken Sie daran, dass es vielleicht besser ist, etwas anderes zu wählen.

Die Europäische Behörde für Lebensmittelsicherheit (EFSA) hat ebenfalls vor krebserregenden Nitrosaminen in Lebensmitteln gewarnt, die besonders in gepökeltem Fleisch gefunden wurden. Fleisch und Fleischerzeugnisse tragen am meisten zur Exposition gegenüber Nitrosaminen bei, und die EFSA geht davon aus, dass diese Stoffe eine Gesundheitsgefährdung für Menschen jeden Alters in Europa darstellen.

Um das Risiko zu minimieren, ist es wichtig, bewusst auf die Auswahl und Zubereitung von Fleisch zu achten und den Verzehr von verarbeitetem Fleisch zu reduzieren. Eine informierte und gesundheitsbewusste Ernährung kann dazu beitragen, die Gesundheit zu schützen und das Risiko für krebserregende Stoffe zu verringern.

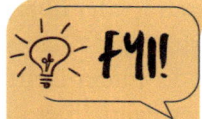

Der menschliche Körper kann Vitamin D zwar durch Sonnenlicht selbst produzieren, aber auch Lebensmittel wie Nüsse, Fisch und Pilze bieten gute Quellen für dieses wichtige Vitamin. Studien belegen, dass die regelmäßige Einnahme von Vitamin D das Risiko für Brust- und Darmkrebs senken kann. Auch eine positive Wirkung auf die Knochendichte und die Immunfunktion wurde dokumentiert.

Neue Studien aus London und Deutschland deuten darauf hin, dass Vitamin D und bestimmte Darmbakterien die Wirksamkeit von Immuntherapien gegen Krebs, besonders bei Hautkrebs, verstärken könnten. In London haben Studien an Mäusen gezeigt, dass das Entfernen eines Proteins, das Vitamin D bindet, das Tumorwachstum verlangsamt. Dies deutet darauf hin, dass Vitamin D die Immunaktivität erhöhen könnte. Diese Wirkung ließ sich durch einen fäkalen Mikrobiotatransfer auf andere Tiere übertragen, sofern diese nicht mit Antibiotika behandelt wurden. In Deutschland hat das Deutsche Krebsforschungszentrum (DKFZ) festgestellt, dass die Gabe von Vitamin D3 bei Krebspatienten Entzündungsmarker senkt, insbesondere den Tumornekrosefaktor Alpha und das C-reaktive Protein. Zusätzlich kann Vitamin D3 die Reaktivierung des Epstein-Barr-Virus, welches mit Krebs in Verbindung steht, unterdrücken.

Die Forscher vermuten, dass eine Vitamin-D3-Substitution tumorfördernde Entzündungen unterdrücken könnte. Vitamin-D-Mangel ist weit verbreitet, besonders bei Krebspatienten, und eine regelmäßige Einnahme könnte das Sterberisiko um 12 % senken. Hohe Entzündungsmarker sind mit einem ungünstigen Krankheitsverlauf assoziiert, und Vitamin D könnte diesen entgegenwirken. Dennoch ist Vorsicht bei der Dosierung geboten: Da Vitamin D fettlöslich ist, kann es sich bei Überdosierung im Fettgewebe anreichern und potenziell toxische Effekte hervorrufen.

8.4 Zucker

Zucker ist ein vielschichtiges Thema. Einerseits ist er ein wichtiger Bestandteil unserer Ernährung, der zur Energieversorgung unserer Zellen und unseres Gehirns beiträgt und natürlich in Obst und Gemüse vorkommt. Andererseits stammt ein Großteil des Zuckers, den wir heute konsumieren, aus raffinierten Quellen, die in stark verarbeiteten Lebensmitteln und Erfrischungsgetränken enthalten sind [18]. Diese Art von Zucker kann negative Auswirkungen auf unsere Gesundheit haben, darunter Zahnausfall, Gewichtszunahme, Fettleibigkeit und Diabetes. Es ist daher wichtig, die verschiedenen Zuckerarten zu kennen und ihre gesundheitlichen Auswirkungen zu verstehen.

Zucker wird manchmal fälschlicherweise als ein Karzinogen dargestellt, aber er ist nicht direkt krebserregend. Obwohl Zucker eine chemisch reaktive

Verbindung ist, löst er Krebs nicht direkt aus. Allerdings trägt der übermäßige Konsum von raffiniertem Zucker erheblich zu Adipositas und Diabetes bei, die beide als Risikofaktoren für Krebs gelten [19, 20]. Etwa ein Drittel aller Krebsarten, einschließlich Brust- und Darmkrebs, verfügen über Insulinrezeptoren. Ein übermäßiger Zuckerkonsum führt dazu, dass der Körper mehr Insulin produziert, das sich an diese Rezeptoren bindet und so die Krebsentwicklung fördern kann [21] (Abb. 8.6). Obwohl Zucker nicht direkt Krebs verursacht, kann er das Risiko indirekt erhöhen. Es ist daher ratsam, Zucker in Maßen zu genießen und auf eine ausgewogene Ernährung zu achten.

Der Konsum von Zucker spielt eine bedeutende Rolle bei verschiedenen Gesundheitsproblemen wie Fettleibigkeit, Diabetes und Krebs. Muskelzellen nehmen die meisten Zuckerstoffe auf und lagern sie als Glykogen, wodurch sie Energie für Bewegung bereitstellen. Die Leber speichert überschüssigen Zucker ebenfalls als Glykogen, während das Fettgewebe ihn in Fett umwandelt. Dieser Prozess kann die Fettverbrennung verzögern. Bei kontinuierlichem Zuckerkonsum kann sich in Leberzellen Fett ansammeln, was zu einer gefährlichen Fettleber führen kann, die oft von krebsfördernden Entzündungen begleitet wird. Ein hoher Zuckerkonsum führt auf Dauer häufig zu einer Insulinresistenz, bei der die Zellen nicht mehr ausreichend auf das Stoffwechselhormon Insulin reagieren können. Dies führt zu Hyperglykämie (erhöhtem Blutzucker) und erhöht das Risiko für Leberkrebs. Auch Fettleibigkeit kann zu Insulinresistenz führen, die durch freie Fettsäuren aus Fett-

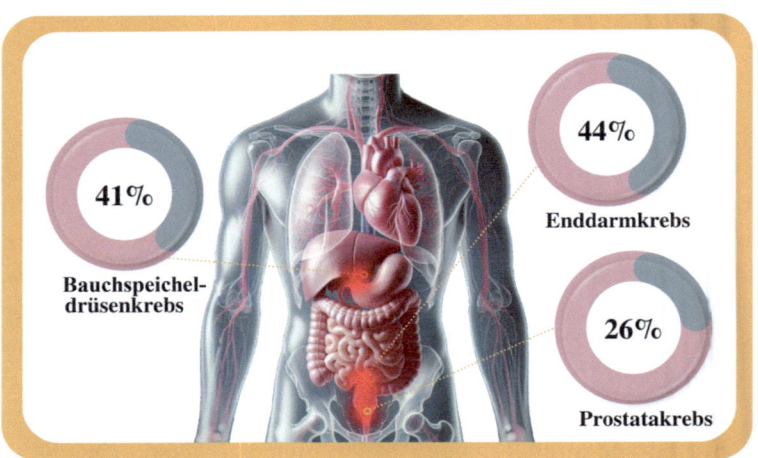

Abb. 8.6 Raffinierter Zucker: Krebsrisiko. Ein hoher Zuckerkonsum erhöht das Risiko für Prostatakrebs um 26 %, für Enddarmkrebs um 44 % und für Bauchspeicheldrüsenkrebs um 41 % [22]

zellen verursacht wird. Diese Fettsäuren blockieren die Zuckeraufnahme durch Insulin, besonders problematisch ist dabei das viszerale Fett.

Alle Körperzellen, einschließlich geschädigter und potenziell krebserregender Zellen, sind den Folgen eines hohen Zuckerkonsums ausgesetzt. Da viele Krebszellen Zucker als bevorzugte Nahrungsquelle nutzen, profitieren sie besonders von einem Überschuss. Der sogenannte Warburg-Effekt besagt, dass Krebszellen einen deutlich höheren Zuckerbedarf haben als gesunde Zellen. Gesunde Zellen bauen Zucker in einem Prozess namens Glykolyse zu Pyruvat ab, das anschließend in den Mitochondrien im Zitronensäurezyklus weiter zu Kohlendioxid abgebaut wird. Krebszellen hingegen nutzen die Glykolyse selbst bei ausreichender Sauerstoffversorgung, was energetisch ineffizient ist, sie jedoch auf hohe Zuckerzufuhr angewiesen macht. Es ist jedoch falsch zu glauben, dass eine strikte Zucker- und Kohlenhydratreduktion den Krebs „aushungern" kann. Da unbeabsichtigter Gewichtsverlust eine häufige und lebensbedrohliche Nebenwirkung vieler Krebserkrankungen ist, könnte eine strikte Diät das Leben der Patienten sogar verkürzen. Um Fettleibigkeit und die damit verbundenen Gesundheitsrisiken zu vermeiden, ist es notwendig, unsere Essgewohnheiten neu zu überdenken. Da unser Körper keinen industriellen Zucker benötigt, ist es am einfachsten, raffinierten Zucker, zuckerhaltige verarbeitete Lebensmittel und gesüßte Getränke zu meiden. Ebenso wichtig ist es, die Menge und Qualität der Fette in unserer Ernährung zu überwachen, um eine gesunde und ausgewogene Ernährung sicherzustellen. Hochwertige Fette, insbesondere essenzielle Fettsäuren wie Omega-3, sind lebenswichtig und müssen mit der Nahrung aufgenommen werden. Der gelegentliche Genuss von kleinen Zuckermengen wird keine dramatischen Auswirkungen auf unsere Gesundheit haben, besonders wenn wir uns ausreichend bewegen und insgesamt gesund ernähren. Dennoch ist es ratsam, Zucker in Maßen zu genießen, um langfristig gesundheitliche Risiken zu minimieren.

8.5 Salz

Salz ist nicht nur ein leckeres Gewürz, das unseren Speisen Geschmack verleiht, sondern auch für die normalen Körperfunktionen unverzichtbar. Unser Körper benötigt Salz, um den Flüssigkeitshaushalt zu regulieren, Nährstoffe aufzunehmen und Nervenimpulse zu übertragen. Trotzdem nehmen wir oft mehr Salz zu uns, als gesundheitlich empfohlen wird. Gesundheitsexperten empfehlen eine tägliche Salzaufnahme von maximal einem Teelöffel (2,4 g) bis zu 7 g Natrium [23]. Da Salz jedoch häufig als Konservierungsmittel in der Lebensmittelverarbeitung eingesetzt wird, stecken mehr als 70 % des von uns konsumierten Salzes oft in hohen Mengen in verpackten und zubereiteten Lebensmitteln [24].

Der übermäßige Verzehr von Salz kann die Magenschleimhaut schädigen und die schützende Schleimschicht des Darms angreifen. Dies kann dazu führen, dass die schützenden Darmbakterien zerstört werden, was wiederum das Risiko von Entzündungen und Infektionen mit *Helicobacter pylori* erhöht – beides sind Risikofaktoren für Krebs, über die wir schon in den früheren Kapiteln gesprochen haben [25].

Wenn wir verarbeitete Lebensmittel kaufen, sollten wir uns bewusst machen, wie viel Salz diese enthalten. Beim Würzen hingegen sollten wir uns vergegenwärtigen, wie viel Salz wir tatsächlich verwenden.

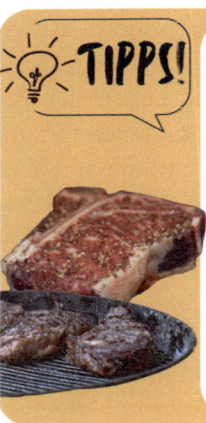

- Das Fleisch sollte bei einer niedrigen Temperatur und mit weniger Hitze zubereitet werden.
- Flammen dürfen nicht direkt mit dem Fleisch in Berührung kommen.
- Die Kochflächen sollten sauber und frei von verkohlten Rückständen sein.
- Das Fleisch darf gerne in einer sauren Lösung mariniert werden, um die Bildung krebserregender Stoffe zu verhindern.
- Begrenzen Sie den Verzehr von rotem und verarbeitetem Fleisch und ersetzen Sie es durch , Eier, Gemüse und Hülsenfrüchte.
- Essen Sie Knoblauch zu verarbeitetem Fleisch, um die Bildung von Nitrosaminen zu verhindern.

8.6 Fett und Adipositas

In den vergangenen Jahrzehnten hat die Forschung eine besorgniserregende Feststellung gemacht: Übergewicht stellt nicht bloß ein kosmetisches Anliegen dar, sondern ist ein bedeutender Risikofaktor für diverse Krebserkrankungen. Global gesehen ist die Anzahl übergewichtiger Personen rapide angestiegen, und die damit einhergehenden Gesundheitsrisiken sind ernsthaft [26].

Fettleibigkeit ist weit verbreitet, und die Statistiken sind alarmierend. Im Jahr 2016 war ein Drittel der Weltbevölkerung fettleibig. Besonders besorgniserregend ist starkes Übergewicht, das medizinisch als Adipositas bekannt ist. Es wird nicht nur als Hauptauslöser für Diabetes, Bluthochdruck und

Herz-Kreislauf-Erkrankungen angesehen, sondern auch als eine der vermeidbarsten Ursachen für Krebs. Untersuchungen in der Wissenschaft zeigen, dass etwa 20 % aller krebsbedingten Todesfälle auf Fettleibigkeit zurückzuführen sind [26–28].

Ein zusätzliches Problem besteht darin, dass das Fettgewebe Hormone wie Östrogen produziert, die bei einem hohen Körperfettanteil in kritischen Mengen auftreten können. Ein gesteigerter Östrogenspiegel begünstigt die Entwicklung von Brustkrebs, insbesondere nach den Wechseljahren, wenn die Östrogenwerte normalerweise niedrig sind. Übergewicht ist auch direkt mit einer ungünstigeren Prognose für sämtliche bekannten Brustkrebsarten verbunden, unabhängig von ihrer Hormonabhängigkeit. Die entzündlichen Reaktionen, die im Fettgewebe entstehen, tragen maßgeblich zur Erhöhung des Krebsrisikos bei [26].

Die Verbindung zwischen Fettleibigkeit und Krebs ist mittlerweile nahezu so gut belegt wie die zwischen Rauchen und Krebs. Insbesondere das Risiko für Brust- und Darmkrebs ist signifikant erhöht. Eine Metaanalyse, die mehr als 82 wissenschaftliche Studien analysierte, zeigte, dass die Sterblichkeitsrate bei stark übergewichtigen Brustkrebspatientinnen um 41 % höher ist als bei Frauen mit normalem Gewicht [29, 30]. Ein Überschuss an Fettgewebe im Körper begünstigt die Bildung und das Wachstum von Krebszellen durch metabolischen und oxidativen Stress, Veränderungen im Hormonhaushalt und eine kontinuierliche systemische Entzündungsreaktion.

Auch Männer sind von den weitreichenden Auswirkungen von Übergewicht betroffen. Bei ihnen führt die Umwandlung von Testosteron in Östrogen im Fettgewebe zu einem Absinken des Testosteronspiegels. Obwohl die gezielte Blockade von Testosteron eine bewährte Therapie bei Prostatakrebs darstellt, leiden übergewichtige Männer dennoch häufiger an aggressiven Prostatatumoren und haben insgesamt eine ungünstigere Prognose im Vergleich zu normalgewichtigen Männern. Die genauen Ursachen dafür sind noch nicht vollständig geklärt, jedoch wird weiterhin intensiv an ihrer Erforschung gearbeitet.

Zudem behindert starkes Übergewicht die frühzeitige Erkennung von Krebserkrankungen. Männer mit Übergewicht zeigen oft niedrigere PSA-Werte und eine vergrößerte Prostata, was die Chancen auf eine rechtzeitige Entdeckung von Prostatakrebs verringert. Ähnliches trifft auf Brustkrebs bei übergewichtigen Frauen zu, da eine vergrößerte Brust die Früherkennung erschwert.

Eine bedeutende Problematik in Bezug auf Übergewicht liegt darin, dass es Entzündungen verursachen kann. Das Fettgewebe spielt eine entscheidende Rolle bei der Entstehung von entzündlichen Reaktionen, die das Wachstum von Tumorzellen begünstigen können. Diese Entzündungsprozesse werden durch Stoffwechselprodukte und Immunzellen im überlasteten Fettgewebe hervorgerufen und können den gesamten Organismus beeinflussen.

Zusammenfassend kann festgestellt werden, dass Übergewicht ein bedeutender Risikofaktor für verschiedene Krebserkrankungen ist. Die Bekämpfung von Übergewicht mittels einer ausgewogenen Ernährung, regelmäßiger körperlicher Aktivität und einem bewussten Lebensstil ist nicht nur zur Vorbeugung von Herz-Kreislauf-Erkrankungen, sondern auch zur Krebsprävention von großer Bedeutung. Es ist von großer Dringlichkeit, das Bewusstsein für die gesundheitlichen Risiken von Übergewicht zu schärfen und entsprechende Maßnahmen zu ergreifen, um das Risiko schwerwiegender Erkrankungen zu verringern.

8.7 Ultrahochverarbeitete Lebensmittel

Ultrahochverarbeitete Lebensmittel (UPF) [31] sind in Massenproduktion hergestellte Lebensmittel, die vor der Verpackung mehreren physikalischen, biologischen und chemischen Prozessen unterzogen wurden. Diese Lebensmittel werden häufig in Form von Snacks, Limonaden und Tiefkühlgerichten angeboten. Sie sind in der Regel vakuumversiegelt und mit Konservierungsstoffen und Geschmacksverstärkern angereichert. Ebenso enthalten UPFs in der Regel mehr Fett, Zucker, Salz [32] und Stabilisatoren als ihre unverarbeiteten Gegenstücke. Diese Verarbeitungstechniken machen das Lebensmittel zwar bequemer und erschwinglicher, verändern aber auch seine physiologischen Eigenschaften auf potenziell schädliche Weise. So enthalten viele UPFs künstliche Süßstoffe, die mit Krankheiten wie Krebs in Verbindung gebracht werden. Es ist bekannt, dass allein der Geruch oder die Vorfreude auf Essen bei Menschen ausreicht, um den Insulinspiegel zu erhöhen. Da hohe Insulin- und Insulin-like-Growth-Factor(IGF-1)-Spiegel die Lebensdauer verkürzen können, es ist möglich, dass der Duft und Geschmack von industriell verarbeiteten Lebensmitteln, die oft mit chemischen Zusätzen zur Verbesserung von Duft und Geschmack angereichert sind, genügt, um den Alterungsprozess durch regelmäßige Insulinausschüttung zu beschleunigen [26].

Außerdem kann der hohe Fett- und Zuckergehalt von UPFs das Immunsystem schädigen, zu Fettleibigkeit und anderen Gesundheitsproblemen sowie zu chronischen Krankheiten wie Diabetes und Herzerkrankungen führen. Daher ist es wichtig zu wissen, welche Risiken mit dem Verzehr von UPFs verbunden sind, bevor sie zu einem regelmäßigen Bestandteil der Ernährung werden.

Eine der beunruhigendsten Nebenwirkungen des Verzehrs von verarbeiteten Lebensmitteln sind ihre Auswirkungen auf unser Hormonsystem. Viele verarbeitete Lebensmittel enthalten einen hohen Anteil an Zusatzstoffen und Konservierungsmitteln, die den Hormonhaushalt stören und verschiedene Probleme verursachen können, darunter Gewichtszunahme, Unfruchtbarkeit und Krebs. Außerdem sind verarbeitete Lebensmittel oft für den sofortigen Verzehr bestimmt, was zu übermäßigem Verzehr führen und das Risiko von Fettleibigkeit erhöhen kann. Es ist an der Zeit, dass die Wissenschaft die potenziellen Schäden, die verarbeitete Lebensmittel verursachen können, genauer unter die Lupe nimmt und damit beginnt, diese Informationen an die Öffentlichkeit weiterzugeben.

8.8 Nahrungsergänzungsmittel

Nahrungsergänzungsmittel sind Substanzen, die Menschen zusätzlich zu ihrer normalen Ernährung einnehmen. Sie können Proteine, Vitamine, Mineralien oder andere Inhaltsstoffe enthalten und werden oft in Form von Tabletten, Kapseln oder Pulvern eingenommen. Einige Menschen benötigen Nahrungsergänzungsmittel, um Nährstoffdefizite auszugleichen oder um bei Bedingungen wie Anämie Eisen und Folsäure zuzuführen. Andere, die an der Verbesserung ihrer Knochengesundheit interessiert sind, könnten Kalzium und Vitamin D benötigen. Bei der Wahl von Nahrungsergänzungsmitteln sollten Sie kritisch sein. Es kann schwierig sein, angesichts der vielen therapeutischen Behauptungen von Herstellern zu erkennen, welche Ergänzungen wissenschaftlich fundiert sind und welche nicht. Viele Hersteller behaupten, dass ihre Produkte die gleichen gesundheitlichen Vorteile wie pflanzliche Lebensmittel bieten, aber es ist nicht unüblich, dass Konsumenten den Verzehr von Obst und Gemüse durch Tabletten ersetzen, was ihre Gesundheit beeinträchtigen kann. Die Annahme, dass eine einzelne Pille eine hochwertige Ernährung ersetzen kann, ist irreführend und kann gefährlich sein.

Tatsächlich haben viele umfangreiche Studien gezeigt, dass Nahrungsergänzungsmittel keine positiven Auswirkungen auf die Gesundheit haben und manchmal sogar unerwünschte Nebenwirkungen verursachen. Obwohl es legitime Gründe für die Einnahme von Nahrungsergänzungsmitteln gibt, um Nährstofflücken zu schließen, gibt es auch Risiken in dieser weitgehend unregulierten Industrie. Einige Produkte sind sogar mit einem erhöhten Krebsrisiko und erhöhter Sterblichkeit in Verbindung gebracht worden. Beispielsweise werden hoch dosierte Beta-Carotin-Präparate mit Lungenkrebs [33],

Selen- und Vitamin-E-Ergänzungen mit Prostatakrebs und eine hohe Einnahme von Vitamin E mit Lungenkrebs bei Rauchern assoziiert [34].

Es ist wichtig, einer ausgewogenen Ernährung den Vorzug vor Nahrungsergänzungsmitteln zu geben. Während die kurzfristige Einnahme eines Vitamin-Mixes in der Regel unproblematisch ist, kann der Ersatz von Lebensmitteln durch Nahrungsergänzungsmittel zu Mangelerscheinungen und anderen gesundheitlichen Problemen führen. Eine Ausnahme bildet die medizinische Notwendigkeit, Lebensmittel durch Nahrungsergänzungsmittel zu ersetzen. Daher ist es ratsam, Vegetariern und Veganern Nahrungsergänzungsmittel wie Eisen, Vitamin B12 und Vitamin D zu empfehlen, um sicherzustellen, dass sie alle notwendigen Nährstoffe erhalten und gesund bleiben. Die richtige Entscheidung für Nahrungsergänzungsmittel kann die Entwicklung von Mangelerscheinungen verhindern und eine gesunde Lebensweise unterstützen.

Vermeiden Sie Fertiggerichte und verarbeitete Speisen, um Ihre Salzaufnahme zu reduzieren. Versuchen Sie, so oft wie möglich selbst zu kochen. Denken Sie daran, dass Salz nicht die einzige Möglichkeit ist, ein Gericht zu würzen. Einige Kräuter und Gewürze verleihen den Speisen Geschmack und enthalten starke Moleküle.

8.9 Lebensmittelsynergie

Es ist allgemein bekannt, dass unsere Ernährung direkte Auswirkungen auf unsere Gesundheit hat. Ernährungswissenschaftler empfehlen seit Langem, mehr Obst und Gemüse zu essen, da sie zahlreiche Vorteile für unsere Gesundheit bieten. Neueste Forschungsergebnisse zeigen, dass der Verzehr einer Vielzahl von Obst- und Gemüsesorten sogar noch mehr Vorteile mit sich bringen könnte. Dies liegt an der sogenannten Nahrungsmittelsynergie, bei der die verschiedenen Nährstoffe in Lebensmitteln zusammenwirken und mehr gesundheitliche Vorteile bieten, als wenn sie einzeln konsumiert würden. Diese Synergie entsteht durch die Wechselwirkung der Nährstoffe untereinander und mit unserem Körper, was unsere Gesundheit positiv beeinflussen kann. So können Antioxidanzien aus einem Lebensmittel die Aufnahme von Antioxidanzien aus einem anderen Lebensmittel verbessern, oder sekundäre Pflanzenstoffe können unsere Zellen vor Schäden schützen.

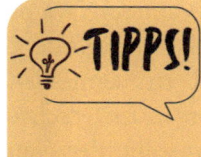

Hohe Konzentrationen von reaktiven Sauerstoffverbindungen und Radikalen haben die Fähigkeit, Schäden an Zellen und Geweben zu verursachen, was langfristig die Entstehung von Krebs begünstigen kann. Im Gegensatz dazu spielen diese Verbindungen in geringen Konzentrationen eine wichtige Rolle im Stoffwechsel und Immunsystem. Es ist ratsam, Antioxidanzien über eine ausgewogene Ernährung aufzunehmen, anstatt auf Nahrungsergänzungsmittel zurückzugreifen, da Letztere leicht zu einer Überdosierung führen können.

Antioxidanzien sind in Gemüse, Obst, Vollkornprodukten und pflanzlichen Ölen enthalten und können auch in Form von Tabletten wie Selen, Polyphenolen und Vitamin C eingenommen werden. Studien haben gezeigt, dass die langfristige Verwendung von Antioxidanzien das Krebsrisiko nicht reduziert und die Lebenserwartung nicht steigert. Es gibt sogar Untersuchungen, die darauf hindeuten, dass eine hohe Zufuhr von Antioxidanzien das Krebsrisiko erhöhen und die Lebensdauer verkürzen kann. Diese Befunde legen nahe, dass eine hohe Dosierung von Antioxidanzien in Tablettenform möglicherweise schädlich ist, da sie die Lebenserwartung verkürzen und die positiven Effekte von körperlicher Betätigung mindern können.

Es gibt auch Hinweise darauf, dass Nahrungsmittelsynergien das Krebsrisiko senken können. Eine Studie zeigte, dass Menschen, die eine abwechslungsreiche Obst- und Gemüsekost zu sich nahmen, ein geringeres Krebsrisiko hatten als Menschen mit einer weniger abwechslungsreichen Ernährung. Forscher vermuten, dass dies daran liegt, dass die verschiedenen Nährstoffe in Obst und Gemüse zusammenarbeiten, um Zellschäden zu verhindern und DNS-Schäden zu reparieren, die zu Krebs führen können. Um Ihr Krebsrisiko zu reduzieren, sollten Sie versuchen, Ihren Nährstoffbedarf hauptsächlich über die Ernährung zu decken und eine breite Vielfalt an Obst und Gemüse zu essen, um den maximalen Nutzen aus deren Nährstoffen zu ziehen. Vergessen Sie nicht, auch den köstlichen Geschmack zu genießen!

Dennoch ist es wichtig zu beachten, dass es keine „One-Size-Fits-All"-Ernährungsempfehlungen gibt. Je nach Ihrer individuellen Situation können sich Ihre Ernährungsbedürfnisse unterscheiden. Wenn Sie gesund sind, ist eine ausgewogene Ernährung, die auf Ihre körperliche Aktivität, Gewohnheiten, Vorlieben und Ihr Budget abgestimmt ist, entscheidend. Bei speziellen

Diätvorschriften oder Verdauungsproblemen ist es besonders wichtig, auf Ihre Ernährung zu achten. Möglicherweise müssen Sie bestimmte Lebensmittel durch andere ersetzen, um Nährstoffmängel zu vermeiden, oder Nahrungsergänzungsmittel einnehmen. Für Menschen in fortgeschrittenem Alter, bei denen keine Verdauungsprobleme auftreten, sollte der Genuss im Vordergrund stehen, und vorbeugende Maßnahmen sind in diesem Stadium nicht notwendig. Denken Sie daran, bewusst zu wählen, was Sie essen, und sorgen Sie dafür, dass Sie Ihren Nährstoffbedarf decken.

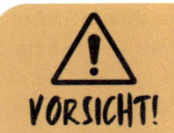 Die Einnahme vieler Vitamin-C-Präparate verringert nicht das Krebsrisiko. Das mit Nahrungsergänzungsmitteln aufgenommene Vitamin C wird nicht hochreguliert, sondern im Urin ausgeschieden.

8.10 Ernährung im Kampf gegen Krebs

Was muss ich essen?
Um Ihre Gesundheit zu verbessern, ist es wichtig, zunächst Ihre Ernährung und Ihren Lebensstil gründlich zu überdenken. Ein ausführliches Gespräch mit einem qualifizierten Ernährungsspezialisten kann Ihnen dabei helfen, eine personalisierte Ernährungsstrategie zu entwickeln, die auf Ihren individuellen Gesundheitszustand, Ihre Bedürfnisse und Ziele abgestimmt ist. Dies ist besonders relevant, wenn Sie von Krebs oder anderen chronischen Erkrankungen betroffen sind.

Es gibt verschiedene Gesundheitszustände, die eine Anpassung der Ernährung und des Lebensstils erfordern:

Status 1: *Ich fühle mich nicht nur geistig gut, sondern auch körperlich sehr gesund. Ich habe einen guten Stoffwechsel und keine Allergien, die mich daran hindern, das Leben in vollen Zügen zu genießen. Krebs liegt in meiner Familie, daher ist es mein Ziel, ihn um jeden Preis zu vermeiden!*
Status 2: *Obwohl ich im Allgemeinen gesund bin, habe ich Schwierigkeiten mit meinem Appetit und meiner Verdauung. Ich möchte essen, ohne Übelkeit oder Magenschmerzen zu verspüren, und einen regelmäßigen Stuhlgang haben.*
Status 3: *Mein Gesundheitszustand ist nicht gut. Ich habe an Gewicht verloren, und seit meiner Operation bzw. Chemotherapie habe ich enorme Probleme, die Nahrung richtig zu essen und zu verdauen. Meine Muskeln sind schwach und*

ich bin mir sicher, dass auch die Dichte meiner Knochen abgenommen hat. Mein vorrangiges Ziel ist es, wieder zuzunehmen, um wieder Freude am Essen zu haben. Ich brauche mehr Energie, mehr Kraft, vor allem in meinen Beinen und Armen.

Status 4: *Ich bin mir bewusst, dass meine Zeit auf dieser Erde begrenzt ist. Ich glaube, dass Essen mich glücklich machen sollte und nicht nur ein Mittel zum Lebensunterhalt sein sollte. Mein Ziel ist es, ein friedliches Leben zu führen und nicht nur zu existieren, um mich bis zum Tod zu ernähren.*

Status 5: *Nachdem ich an Krebs erkrankt bin und erkannt habe, dass dies zum Teil auf meinen ungesunden Lebensstil zurückzuführen ist, möchte ich nun alles über eine gesunde Lebensweise lernen, was ich kann. Ich hoffe, dass ich mich vor zukünftigen Krebsdiagnosen schützen kann, indem ich mehr über richtige Ernährung, Fasten-Protokolle und regelmäßige Bewegung lerne.*

Eine ungesunde Ernährung kann das Risiko für verschiedene Krankheiten, einschließlich Krebs, erhöhen. Im Gegensatz dazu kann eine bewusste und ausgewogene Ernährung die Abwehrkräfte des Körpers stärken und möglicherweise das Fortschreiten von Krebs verlangsamen oder sogar verhindern.

Pflanzliche Lebensmittel und andere gesunde Nahrungsmittel sind eine reiche Quelle für nützliche Moleküle, die als Phytochemikalien bekannt sind. Diese Substanzen können das Tumorwachstum bekämpfen, indem sie ein Umfeld schaffen, das für das Wachstum von Tumoren ungünstig ist. Eine besondere Klasse dieser Phytochemikalien sind die Polyphenole, die in einer Vielzahl von Lebensmitteln vorkommen, darunter Beeren, Sojabohnen, Kurkumawurzelpulver, dunkle Schokolade und grüner Tee. Beispielsweise Anthocyane in Beeren werden Eigenschaften zugeschrieben, die vor Krebs schützen (z. B. die Fähigkeit, das Wachstum oder die Teilung von Krebszellen zu unterdrücken) [35].

Studien haben gezeigt, dass der Verzehr dieser polyphenolhaltigen Lebensmittel das Krebsrisiko senken könnte. Grüner Tee enthält ein Polyphenol namens EGCG, das durch die Unterdrückung von Entzündungen, Angiogenese und Metastasenbildung zur Krebsvorbeugung beitragen könnte [36]. Curcumin, ein Polyphenol, das in Kurkuma enthalten ist, ist bekannt für seine entzündungshemmenden Eigenschaften. Es kann Tumorwachstum verhindern, indem es die Cyclooxygenase-2 (COX-2) reduziert und die Signalwege von Krebszellen unterbricht [37].

Sojabohnen enthalten Isoflavone, die als Phytoöstrogene bekannt sind und das Wachstum von Tumoren beeinflussen können [38]. Genistein, ein Isoflavon in Soja, kann die Bindung von Östrogen an Hormonrezeptoren blockieren und so das Tumorwachstum verhindern. Es kann auch die Angiogenese und Metastasierung hemmen und die Apoptose und den Zellzyklus beeinflussen [39] (Abb. 8.7).

Es kann auch das Wachstum von Tumoren verhindern, indem es Östrogen daran hindert, sich an die Hormonrezeptoren von präkanzerösen Zellen zu binden [40].

Mehrere Studien haben ergeben, dass die Kombination mehrerer Isoflavone wirksamer ist als die Einnahme nur eines Isoflavons. Eine Studie legt beispielsweise nahe, dass der Verzehr von Vollwertkost, die eine Kombination aktiver Isoflavonverbindungen enthält, vorteilhafter ist als der Verzehr einzelner Verbindungen, die in Nahrungsergänzungsmitteln enthalten sind [41]. Obwohl einige Studien festgestellt haben, dass Soja und Genistein zur Krebsprävention beitragen können, sind andere Studien anderer Meinung [42, 43].

Weitere Lebensmittel, die bioaktive sekundäre Pflanzenstoffe enthalten, sind Knoblauch, Zitrusfrüchte und Kreuzblütengemüse. Letztere sind beson-

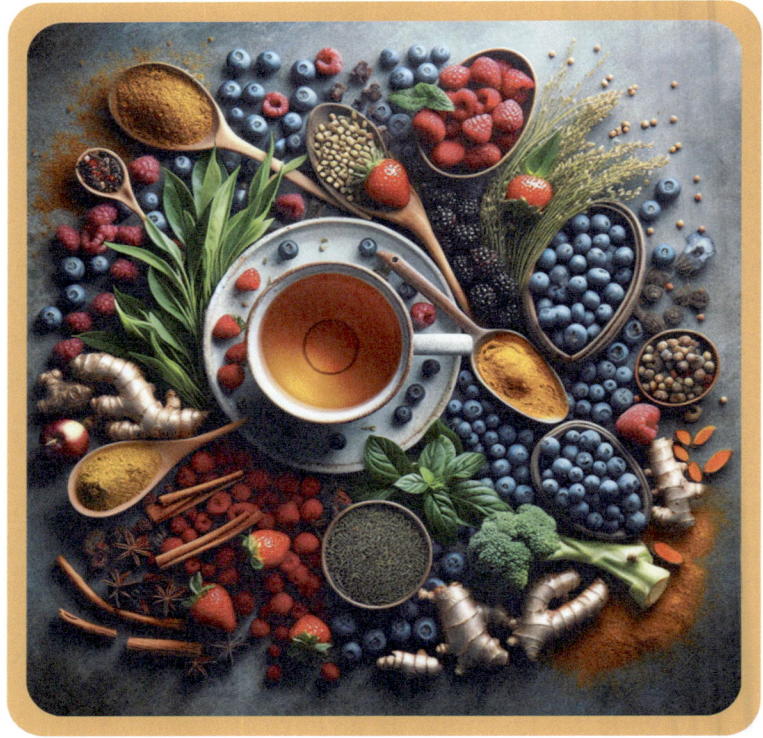

Abb. 8.7 Polyphenole aus Nahrungsquellen. In der Natur kommen verschiedene Arten von Polyphenolen vor, die durch den Verzehr bestimmter Lebensmittel gewonnen werden können

ders interessant, da sie Sulforaphan bilden, das vor krebserregenden Substanzen [44] schützt und entzündungshemmend wirkt. Obwohl die Ergebnisse von Humanstudien zu diesem Thema gemischt sind, gibt es doch einige Beweise für die Vorteile von Kreuzblütlern [45].

Der Verzehr von Omega-3-reichen Lebensmitteln, wie Leinsamenöl, Perillaöl, Rapsöl und fetten Fischen, ist ebenfalls von Bedeutung. Omega-3-Fettsäuren sind nicht nur wertvolle Energielieferanten, sondern auch starke Entzündungshemmer [46], was für die Krebsbekämpfung von grundlegender Bedeutung ist. Allerdings gibt es keine überzeugenden Daten, die einen eindeutigen Nutzen beim Menschen belegen. Empfehlungen über den Wert von Omega-3-Ergänzungen, die in bestimmten Pflanzenölen und fettem Fisch enthalten sind, für die Krebsprävention beruhen nicht auf soliden wissenschaftlichen Erkenntnissen [47].

Obwohl die Ergebnisse von Studien an Menschen nicht immer eindeutig sind, gibt es zunehmende Hinweise darauf, dass eine pflanzliche Ernährung und der Verzehr von Lebensmitteln, die reich an Phytochemikalien und Omega-3-Fettsäuren sind, potenziell vorteilhaft für die Krebsprävention sein könnten. Es ist wichtig, eine abwechslungsreiche Ernährung zu pflegen, um Mangelerscheinungen zu vermeiden und die Vielfalt an Nährstoffen zu nutzen, die in der Natur vorkommen.

Die ernährungsbasierte Krebsprävention ist ein rasch wachsender Bereich der wissenschaftlichen Forschung. Obwohl wir noch nicht alle Antworten haben, ist es ratsam, sich an eine Ernährung zu halten, die reich an natürlichen, unverarbeiteten Lebensmitteln ist, solange diese in moderaten Mengen nicht schädlich sind. Zukünftige Forschungen werden wahrscheinlich weitere Erkenntnisse liefern, die uns helfen, die Zusammenhänge zwischen Ernährung und Krebs besser zu verstehen.

Eine Studie, die im *JAMA Network Open* veröffentlicht wurde, untersuchte den Zusammenhang zwischen einer pflanzlichen Ernährung und dem Risiko einer Tumorprogression bei Patienten mit behandeltem Prostatakarzinom. Der „Diet & Lifestyle Survey" zeigte, dass Patienten mit einem hohen Anteil an pflanzlichen Nahrungsmitteln ein um 47 % geringeres Risiko für eine Tumorprogression hatten im Vergleich zu Patienten mit einem hohen Anteil an tierischen Lebensmitteln.

Es ist jedoch wichtig zu beachten, dass Ernährung allein keine Garantie für die Vermeidung oder Heilung von Krebs bietet. Eine gesunde Ernährung sollte immer im Kontext eines umfassenden Ansatzes gesehen werden, der auch regelmäßige körperliche Aktivität, ausreichend Schlaf, Stressmanagement und regelmäßige Vorsorgeuntersuchungen beinhaltet. Der Schlüssel liegt in einem ausgewogenen Lebensstil, der auf die individuellen Bedürfnisse und Risikofaktoren abgestimmt ist.

Es ist auch wichtig, sich der Grenzen der aktuellen Forschung bewusst zu sein. Viele Studien, die den Zusammenhang zwischen Ernährung und Krebs untersuchen, sind epidemiologischer Natur und basieren auf Beobachtungen. Diese Studien zeigen nur, ob zwei Dinge zusammenhängen, sie beantworten aber nicht, warum sie es tun. Klinische Studien, die direkt den Einfluss von bestimmten Nahrungsmitteln oder Nährstoffen auf das Krebsrisiko untersuchen, sind zudem komplex, zeitaufwendig und teuer.

Dennoch ist die Rolle der Ernährung in der Krebsprävention ein vielversprechender Forschungsbereich, und es gibt bereits einige Nährstoffe, die als potenziell schützend gegen Krebs angesehen werden. Neue Studien stützen ihre Ergebnisse, indem sie zeigen, dass ein gesunder pflanzenbasierter Ernährungsindex (hPDI) mit einem verminderten Risiko für die Progression von Krebs und einem reduzierten Sterberisiko in Verbindung stehen könnte.

Zusammenfassend deuten die Studien darauf hin, dass eine pflanzliche Ernährung potenziell vorteilhaft für Krebspatienten sein könnte. Es ist jedoch wichtig, dass weiter geforscht wird, um die Zusammenhänge besser zu verstehen und um spezifische Ernährungsempfehlungen für Krebspatienten zu entwickeln.

Eine bewusste Ernährung und ein gesunder Lebensstil können einen bedeutenden Beitrag zur Krebsprävention leisten. Die Entscheidung für eine Vielfalt an pflanzlichen Lebensmitteln und anderen gesunden Nahrungsmitteln stärkt nicht nur Ihre Gesundheit, sondern trägt auch dazu bei, das Risiko für Krebs und andere chronische Erkrankungen zu minimieren. Es ist nie zu spät, um gesünder zu leben, und jede positive Veränderung in Ihrem Lebensstil kann langfristige gesundheitliche Vorteile mit sich bringen.

Es ist ratsam, eine abwechslungsreiche Ernährung zu pflegen, um Mangelerscheinungen zu vermeiden und die Vielfalt an Nährstoffen zu nutzen, die in der Natur vorkommen. Die Krebsprävention durch Ernährung ist ein schnell wachsender Bereich der wissenschaftlichen Forschung, und zukünftige Studien werden wahrscheinlich weitere Erkenntnisse liefern.

Die American Cancer Society und andere Gesundheitsorganisationen empfehlen, sich an eine Ernährung zu halten, die reich an Obst, Gemüse, vollkornhaltigen Produkten und mageren Proteinen ist, und gleichzeitig den Verzehr von rotem Fleisch, verarbeitetem Fleisch und hochkalorischen, zucker- und fettreichen Lebensmitteln zu reduzieren.

Bevor Sie signifikante Änderungen an Ihrer Ernährung vornehmen, insbesondere wenn Sie an Krebs erkrankt sind oder ein erhöhtes Risiko haben, sollten Sie sich mit Ihrem Arzt oder Ernährungsspezialisten besprechen. Eine individuelle Beratung kann sicherstellen, dass Ihre Ernährungsentscheidungen auf den neuesten wissenschaftlichen Erkenntnissen basieren und Ihren spezifischen Gesundheitsbedürfnissen entsprechen.

In diesem Kapitel möchten wir uns auf zwei spezifische Gesundheitszustände von Krebspatienten konzentrieren, die im Kontext der Ernährung von besonderer Bedeutung sind. Diese Zustände, die wir als Status 3 und Status 4 bezeichnen, erfordern eine angepasste Ernährungsstrategie, um die Lebensqualität der Patienten zu verbessern und ihre Bedürfnisse in verschiedenen Phasen ihrer Erkrankung zu adressieren.

Status 3

Wie Sie sich vielleicht erinnern, haben wir den Gesundheitszustand 3 weiter oben in diesem Abschnitt so beschrieben:

„Mein Gesundheitszustand ist nicht gut. Ich habe an Gewicht verloren, und seit meiner Operation bzw. Chemotherapie habe ich enorme Probleme, die Nahrung richtig zu essen und zu verdauen. Meine Muskeln sind schwach und ich bin sicher, dass auch die Dichte meiner Knochen abgenommen hat. Mein vorrangiges Ziel ist es, wieder zuzunehmen, um Freude am Essen zu haben. Ich brauche mehr Energie, mehr Kraft, vor allem in meinen Beinen und Armen".

Essen spielt nicht nur eine physiologische Rolle in unserem Leben, sondern ist auch ein soziales Ereignis, das unser Wohlbefinden und unsere Lebensqualität beeinflussen kann. Für Krebspatienten, insbesondere jene im Status 3, kann das Teilen von Mahlzeiten mit Familie und Freunden den Appetit steigern und das Essen zu einem angenehmen Erlebnis machen. Es ist wichtig, eine unterstützende und entspannte Essatmosphäre zu schaffen, die den Patienten ermutigt, sich wohlzufühlen und das Essen zu genießen.

Während einer Krebsbehandlung ist es ratsam, stark verarbeitete Lebensmittel zu meiden, die hydrierte Öle enthalten, da diese Entzündungen im Körper verstärken können. Zudem sollten Patienten rohe Proteine vermeiden, da sie ein erhöhtes Risiko für Bakterien und Lebensmittelvergiftungen bergen, besonders wenn das Immunsystem geschwächt ist. Zusätzliche Vorsichtsmaßnahmen bei der Lebensmittelhygiene und -zubereitung sind essenziell, um Kontaminationen zu vermeiden und die Patienten vor Infektionen zu schützen, die ihre Erholung behindern könnten.

Status 4

Wie Sie sich vielleicht erinnern, haben wir den Gesundheitszustand 4 in diesem Abschnitt auf diese Weise beschrieben:

„Ich bin mir bewusst, dass meine Zeit auf dieser Erde begrenzt ist. Ich glaube, dass Essen mich glücklich machen sollte und nicht nur ein Mittel zum Lebensunterhalt sein sollte. Mein Ziel ist es, ein friedliches Leben zu führen und nicht nur zu existieren, um mich bis zum Tod zu ernähren."

Für Patienten im Status 4 ist es wichtig, Mahlzeiten so zu gestalten, dass sie den individuellen Bedürfnissen und Vorlieben entsprechen. Oftmals kann der Appetit schwanken, und es ist nicht hilfreich, den Patienten zum Essen zu drängen. Stattdessen sollten Mahlzeiten angenehm und stressfrei gestaltet werden, um eine positive Essenserfahrung zu ermöglichen. Die Unterstützung durch Angehörige oder Freunde beim Einkaufen und Kochen kann eine tolle Hilfe sein, um die Last der täglichen Ernährung zu erleichtern.

In Fällen, in denen die Krankheit unheilbar und in einem fortgeschrittenen Stadium ist, konzentriert sich die Palliativmedizin darauf, Symptome zu lindern und das Leiden zu mildern. Dies ist besonders relevant für Patienten im Status 4, deren körperlicher Zustand sich im Laufe der Zeit weiter verschlechtern wird. In solchen Situationen ist es wichtig, „Komfortnahrung" anzubieten – Lebensmittel, die der Patient gut verträgt oder die ihm Freude bereiten. Dies kann die Lebensqualität verbessern und einige Symptome lindern [48].

Essen und Trinken können in fortgeschrittenen Stadien der Erkrankung zu Herausforderungen werden, und es ist wichtig, dass Patienten und ihre Angehörigen Verständnis und Geduld aufbringen. Die Angst, nicht genug zu essen, oder der Wunsch nach bestimmten Speisen sind normale Gefühle, die durch offene Kommunikation und Anpassung der Ernährung an die Wünsche und Bedürfnisse des Patienten adressiert werden können.

Ernährungstipps für Krebspatienten Die richtige Ernährung ist für Krebspatienten in jeder Phase ihrer Behandlung von entscheidender Bedeutung. Die Art der Behandlung bestimmt, welche Ernährungstipps befolgt werden sollten. So sollten Personen, die unter Magengeschwüren leiden, scharfe und säurehaltige Lebensmittel meiden und stattdessen kalte Speisen zu sich nehmen. Wenn Blähungen ein Problem sind, sollten Lebensmittel, die Blähungen verursachen können, wie Kohl, Erbsen, Bohnen und Linsen, gemieden werden. Diejenigen, die eine Chemotherapie erhalten, sollten besonders darauf achten, Magen-Darm-Infektionen zu vermeiden, indem sie frische Lebensmittel essen, Fleisch und Fisch gut durchgaren und Schalentiere meiden. Eine gute Hygiene bei der Zubereitung von Lebensmitteln und die Beachtung des Verfallsdatums können ebenfalls dazu beitragen, das Risiko von Verdauungsstörungen zu verringern.

Studien zeigen, dass eine abwechslungsreiche Ernährung, die auch Obst und Gemüse enthält, für Menschen, die sich einer Immuntherapie unterziehen, besonders vorteilhaft ist. Auch fermentierte Lebensmittel können gelegentlich in den Speiseplan aufgenommen werden. Insgesamt wird Krebspatienten empfohlen, eiweißreiche Lebensmittel wie Fleisch, Fisch, Eier, Tofu und Eiweißpräparate zu sich zu nehmen, um dem Körper während der Krebsbehandlung bei der Selbstreparatur und -verteidigung zu helfen. Es ist wichtig zu beachten, dass Ernährungsempfehlungen individuell angepasst und mit medizinischem Fachpersonal besprochen werden sollten, um sicherzustellen, dass sie den spezifischen Bedürfnissen des Patienten entsprechen.

Zusammenfassend lässt sich sagen, dass die Ernährung eine wichtige Rolle in der Krebsbehandlung spielt und dass eine individuelle und flexible Herangehensweise notwendig ist, um die Lebensqualität der Patienten zu verbessern und ihre Bedürfnisse in den verschiedenen Stadien ihrer Erkrankung zu adressieren. Ob es darum geht, Gewicht zuzunehmen, Energie zu steigern oder nur das Essen zu genießen, eine auf die Bedürfnisse des Patienten abgestimmte Ernährung kann einen signifikanten Unterschied machen.

8.11 Darmmikrobiom

Das menschliche Mikrobiom ist ein komplexes Ökosystem aus fast 40 Billionen Mikroorganismen und zählt etwa 3000 Arten [49]. Es spielt eine aktive Rolle bei verschiedenen Körperfunktionen wie Verdauung, Nährstoffaufnahme und Wirksamkeit von Medikamenten [50].

Der bakterielle Bestandteil des menschlichen Mikrobioms, der allein die Anzahl der menschlichen Körperzellen übersteigt, ist für unsere Gesundheit von entscheidender Bedeutung. Faktoren wie Alter, geografischer Standort und Ernährung haben Auswirkungen auf die dynamische Zusammensetzung des Mikrobioms. Sie ist für das systemische Gleichgewicht und die funktionelle Stabilität im Körper von wesentlicher Bedeutung. Die Mikrobiota kann aufgrund ihrer Vielschichtigkeit und ihrer enormen Bedeutung für die Gesundheit als eigenständiges Organ angesehen werden. Ihre spezielle Zusammensetzung hat Auswirkungen auf unsere Wahl des Partners, auf unsere Stimmung und auf unseren Appetit.

Unsere Ernährungsgewohnheiten versorgen nicht nur unseren Körper, sondern spielen auch eine entscheidende Rolle für die Gesundheit unseres Mikrobioms. Andererseits können Faktoren wie Ernährung, Antibiotikabehandlungen, invasive Krankheitserreger, Drogenkonsum oder Stress das empfindliche Gleichgewicht der Organismen in unserem Körper stören und eine Dysbiose verursachen. Diese Störungen haben tiefgreifende Auswirkungen auf das Darmmikrobiom und stehen in engem Zusammenhang mit zahlreichen Krankheiten, einschließlich des Krebsrisikos [51].

Aktuelle Studien konzentrieren sich auf die Erforschung der Komplexität des Darmmikrobioms [52]. Eine wichtige Erkenntnis aus diesen Studien ist der Zusammenhang zwischen mikrobiellen Populationen und einem erhöhten Krebsrisiko. So ist das Vorhandensein von *Helicobacter pylori* bei Magenkrebs ein gut dokumentiertes Beispiel für eine mikrobielle Infektion, die mit der Krebsentwicklung im menschlichen Magen-Darm-Trakt in Verbindung gebracht wird [53]. Jüngste Forschungen haben gezeigt, dass bestimmte Bakterien, wie *Streptococcus bovis* und *Bacteroides fragilis*, möglicherweise an der Entstehung von Darmkrebs beteiligt sind [54].

Ein ausgewogenes und vielfältiges Darmmikrobiom ist von entscheidender Bedeutung, um das Risiko der Entstehung von Krankheiten zu senken. Unsere Ernährung beeinflusst maßgeblich die Zusammensetzung und Funktion unseres Darmmikrobioms. Die Aufnahme einer Vielzahl von ballaststoffreichen Lebensmitteln in unsere täglichen Mahlzeiten, wie Avocados, Bananen, Äpfel, Brokkoli, Bohnen, Himbeeren und Erdbeeren, sind wichtig, um die notwendigen Nährstoffe für eine florierende Mikrobengemeinschaft zu liefern. Ballaststoffe werden im Dickdarm fermentiert, wobei kurzkettige Fettsäuren mit stark entzündungshemmenden Eigenschaften entstehen. Es wird dringend empfohlen, mindestens 30 verschiedene ballaststoffreiche Lebensmittel in unseren wöchentlichen Speiseplan aufzunehmen, darunter verschiedene Gemüse, Früchte, Nüsse, Kräuter und Samen. Durch eine abwechslungsreiche Ernährung können wir ein Umfeld schaffen, in dem schädliche Mikroben keine Chance haben, zu dominieren, was letztlich das Krankheitsrisiko verringert. Zudem kann die Aufnahme von fermentierten Lebensmitteln mit lebenden Mikroben in unsere Ernährung die Vielfalt und Gesundheit unseres Mikrobioms erheblich verbessern. Allerdings ist Vorsicht geboten, da viele im Handel erhältliche Probiotika unseren Darm möglicherweise nicht effektiv besiedeln.

Die Forschung zum Mikrobiom in der Krebsbehandlung und -prävention ist vielversprechend, aber weitere Studien sind nötig, um die Sicherheit und Wirksamkeit zu bestätigen.

Nun zeigen wir Ihnen vier Studien, die neue Erkenntnisse in der Mikrobiomforschung aufzeigen.

1. In Berlin [52] wurde eine Studie veröffentlicht, die den Zusammenhang zwischen Mikrobiom und Krebsuntersuchungen aufzeigen. Darmmikroorganismen beeinflussen die Immuntherapie. Krebspatienten, die vor

Therapiebeginn Antibiotika eingenommen haben, sprechen schlechter auf die Behandlung an. Studien haben gezeigt, dass Krebspatienten, die vor einer Behandlung mit Immun-Checkpoint-Inhibitoren (ICI) Antibiotika erhalten haben, eine geringere Überlebensrate aufweisen, insbesondere wenn sie Fluorchinolone eingenommen haben. Dies deutet darauf hin, dass die Einnahme von Antibiotika vor der Immuntherapie das Behandlungsergebnis negativ beeinflussen könnte.
2. Eine Studie aus München [55] untersuchte die Mikrobiom-Signaturen und Ernährung von Personen mit metastasiertem Hautkrebs unter ICI-Therapie. Es zeigte sich, dass das Ansprechen in bestimmten Mikrobiomen besser war und die Nebenwirkungen durch Immuntherapien geringer waren, wenn ausreichend Ballaststoffe und Omega-3-Fettsäuren zugeführt wurden.
3. In Hamburg [56] wurde festgestellt, dass die Wirkung der Chemotherapie bei Bauchspeicheldrüsenkrebs von Stoffwechselprodukten im Darm abhängt, die durch unsere Ernährung und unser Mikrobiom beeinflusst werden. Dies bedeutet, dass die Art und Weise, wie wir uns ernähren und welche Bakterien in unserem Darm leben, einen Einfluss darauf haben, wie gut die Chemotherapie bei dieser Krebsart wirkt.
4. Australische [57] Forscher fanden heraus, dass Bakterien wie *Escherichia coli* in Tumoren länger überleben. Sie haben die Bakterien genetisch modifiziert, um Salicylate zu produzieren, die über den Tumor ins Blut gelangen. Therapeutische Möglichkeiten werden auch durch die Kopplung von *Escherichia coli* mit Nanobodies zur Neutralisierung von Immun-Checkpoints gesehen.

Trotz vielversprechender Ergebnisse sind groß angelegte Studien nötig, um die Sicherheit und Wirksamkeit von Probiotika bei der Krebsbehandlung zu bestimmen. Die Rolle der Probiotika ist noch unklar, weshalb randomisierte Studien erforderlich sind.

Bei stark übergewichtigen Menschen zeigt sich oft eine auffällige Veränderung in der Darmflora, die sowohl die Artenzusammensetzung als auch die Diversität der Mikroorganismen betrifft. Lange Zeit war unklar, ob solche Veränderungen der Darmflora eine Folge von Übergewicht und Entzündungen sind oder ob sie möglicherweise an der Entstehung dieser Krankheiten beteiligt sind. In den vergangenen Jahren haben jedoch Tausende wissenschaftliche Studien Einblicke in die bisher wenig verstandene Welt der Darmmikroben ermöglicht.

Die Ergebnisse dieser Forschungen sind eindeutig: Ernährung und Lebensstil beeinflussen die Zusammensetzung der Darmflora erheblich und tragen direkt zur Entwicklung krankhafter Veränderungen bei. Jüngste Forschungsarbeiten haben die mögliche Beteiligung bestimmter Bakterien wie *Streptococcus bovis*, *Bacteroides fragilis* und *Peptostreptococcus anaerobius* an der Entstehung von Darmkrebs aufgezeigt. Es wird angenommen, dass diese Bakterien über verschiedene Mechanismen zur Karzinogenese beitragen, darunter die Aktivierung von Th17-Zellen [58], direkte DNS-Schäden [59] und die Stimulation der Cholesterinsynthese [60]. Darüber hinaus wird spekuliert, dass die Mikrobiota, einschließlich *Methylobacterium radiotolerans*, eine Rolle bei der Brustkrebsentstehung spielt und die Erkrankung möglicherweise durch ihre Metaboliten fördert [61].

8.12 Exkurs: Okinawa

Eine Ernährung mit reduzierter Kalorienzufuhr könnte nicht nur die Entwicklung von Krebserkrankungen durch die Verhinderung von Übergewicht sowie niedrige Insulin- und Entzündungswerte hemmen, sondern möglicherweise auch durch weitere Veränderungen im Hormonhaushalt oder der Darmflora. In menschlichen Bevölkerungsgruppen ist ein reduziertes Risiko für Brust- und Darmkrebs mit Nahrungsmittelknappheit verbunden. Es gestaltet sich jedoch schwierig, Teilnehmer für langfristige, streng kontrollierte Diäten zu rekrutieren. Wissenschaftler sind oft darauf angewiesen, epidemiologische Daten von Menschen auszuwerten, die Kriege oder Hungersnöte in ihrer Jugend erlebt haben oder traditionell eine sehr geringe Nahrungsmenge zu sich nehmen.

Eine Bevölkerungsgruppe, die für ihre hochwertige und leichte Ernährung bekannt ist, sind die Bewohner von Okinawa, einer Inselgruppe im Süden Japans, die auch als die Inseln der Hundertjährigen bekannt sind [62]. Die Okinawaner trinken vor allem Tee und konsumieren eine Vielzahl von Meeresfrüchten, Fisch, Algen, Reis und frischem Gemüse. Sie sind selten von modernen „Zivilisationskrankheiten" betroffen, bleiben auch im hohen Alter mobil und weisen ein deutlich geringeres Risiko für Brustkrebs bei Frauen im Vergleich zu Frauen in anderen Regionen Japans auf [63]. Bei Menschen, die ein hohes Alter erreichen so wie in Okinawa, entdecken Forscher häufig Mutationen in den Genen für *AMP*, *mTOR*, Sirtuine, Kinase, Insulin und *IGF-1*. Diese Gene sind entscheidend für die Regulation von Wachstumshormonen und Nährstoffen wie Zucker. Es besteht jedoch noch erheblicher Forschungsbedarf, um zu verstehen, wie genau diese Signalwege die Lebensdauer beeinflussen und ob es möglich ist, die positiven Effekte einer kalorienreduzierten

Ernährung durch den Einsatz von Medikamenten nachzuahmen oder zu verstärken.

Eine Ausrichtung an den Ernährungsgewohnheiten Japans, speziell auf Okinawa, könnte in Zukunft die mediterrane Ernährungsweise als Vorbild für gesunde Ernährung ersetzen und auch bei jungen Menschen großen Anklang finden. Hier könnte die Politik unterstützend eingreifen, um gesunde Ernährung für die Jugend zugänglicher zu machen als schnelle Burger. Eine alternative Herangehensweise wäre die Untersuchung der Ernährung besonders langlebiger Bevölkerungsgruppen auf potenziell krebsbekämpfende Substanzen und deren präventive Anwendung.

Zusammenfassung
Am Ende des Kapitels wird die Bedeutung der Ernährung für die Gesundheit und insbesondere im Kampf gegen Krebs betont. Ernährung ist nicht nur für das Überleben und Vergnügen wichtig, sondern kann auch Krankheiten vorbeugen. Die Qualität von Wasser, Luft und Lebensmitteln spielt eine Rolle, und eine Ernährung mit viel Obst und Gemüse kann das Krebsrisiko senken. Verarbeitetes Fleisch und Alkohol erhöhen das Risiko, während eine ausgewogene Ernährung und das Konzept Hara Hachi Bu positive Auswirkungen haben können. Lebensmittel wie Zucker, Salz und ultrahochverarbeitete Produkte sollten in geringen Mengen konsumiert werden. Nahrungsergänzungsmittel sollten nur nach ärztlichem Rat eingenommen werden. Polyphenole, sekundäre Pflanzenstoffe und das Darmmikrobiom könnten in der Krebsprävention und -behandlung eine Rolle spielen. Für Krebspatienten ist eine angepasste Ernährung wichtig, um Symptome zu lindern und die Lebensqualität zu verbessern.

Literatur

1. Pang, Y. et al. Associations of adiposity and weight change with recurrence and survival in breast cancer patients: a systematic review and meta-analysis. Breast Cancer 2022, 29 (4), 575–588. https://doi.org/10.1007/s12282-022-01355-z.
2. Eating fast increases diabetes risk. ScienceDaily. https://www.sciencedaily.com/releases/2012/05/120507210038.htm (accessed 2024-07-05)
3. Srivastava, S. P.; Goodwin, J. E. Cancer biology and prevention in diabetes. Cells 2020, 9 (6), 1380. https://doi.org/10.3390/cells9061380.
4. Don't eat until you're full — instead, mind your Hara Hachi Bu point. Cleveland Clinic. https://health.clevelandclinic.org/dont-eat-until-youre-full-instead-mind-your-hara-hachi-bu-point (accessed 2024-07-05)

5. Alcohol and cancer risk fact sheet – NCI. https://www.cancer.gov/about-cancer/causes-prevention/risk/alcohol/alcohol-fact-sheet (accessed 2024-07-05)
6. Summary-of-Third-Expert-Report-2018.Pdf.
7. Allen, N. E. et al. (2009). Moderate alcohol intake and cancer incidence in women. *J. Natl. Cancer Inst.*, 101(5), 296–305. https://doi.org/10.1093/jnci/djn514
8. Bagnardi, V. et al. (2013). Light alcohol drinking and cancer: a meta-analysis. *Ann. Oncol.*, 24(2), 301–308. https://doi.org/10.1093/annonc/mds337
9. Weinberg, R. A. the biology of cancer, 2nd ed.; W.W. Norton & Company: New York, 2013. https://doi.org/10.1201/9780429258794.
10. Britt, K. L.; Cuzick, J.; Phillips, K.-A. Key steps for effective breast cancer prevention. Nat. Rev. Cancer 2020, 20 (8), 417–436. https://doi.org/10.1038/s41568-020-0266-x.
11. Avis d'experts relatif à l'évolution du discours public en matière de consommation d'alcool en France organisé par Santé publique France et l'Institut national du cancer. https://www.santepubliquefrance.fr/liste-des-actualites/avis-d-experts-relatif-a-l-evolution-du-discours-public-en-matiere-de-consommation-d-alcool-en-france-organise-par-sante-publique-france-et-l-insti (accessed 2024-07-10)
12. Bouvard, V. et al. (2015). Carcinogenicity of Consumption of Red and Processed Meat. *Lancet Oncol.*, 16(16), 1599–1600. https://doi.org/10.1016/S1470-2045(15)00444-1
13. Patrick, K. How does processed meat cause cancer and how much matters?. Cancer Research UK – Cancer News. https://news.cancerresearchuk.org/2021/03/17/bacon-salami-and-sausages-how-does-processed-meat-cause-cancer-and-how-much-matters/ (accessed 2024-07-05)
14. Cross, A. J.; Sinha, R. Meat-related mutagens/carcinogens in the etiology of colorectal cancer. Env. Mol Mutagen 2004, 44 (1), 44–55. https://doi.org/10.1002/em.20030.
15. Chemicals in meat cooked at high temperatures and cancer risk – NCI. https://www.cancer.gov/about-cancer/causes-prevention/risk/diet/cooked-meats-fact-sheet (accessed 2024-07-05)
16. Nitrosamines in food raise a health concern | EFSA. https://www.efsa.europa.eu/en/news/nitrosamines-food-raise-health-concern (accessed 2024-07-04)
17. IARC. Red Meat and Processed Meat.
18. Tasevska, N. et al. (2012). Sugars in diet and risk of cancer in the NIH-AARP Diet and Health Study. *Int. J. Cancer*, 130(1), 159–169. https://doi.org/10.1002/ijc.25990
19. Giovannucci, E. et al. Diabetes and cancer: a consensus report. CA Cancer J Clin 2010, 60 (4), 207–221. https://doi.org/10.3322/caac.20078.
20. Vigneri, P. et al. Diabetes and cancer. Endocr Relat Cancer 2009, 16 (4), 1103–1123. https://doi.org/10.1677/ERC-09-0087.
21. Giovannucci, E. Insulin and colon cancer. Cancer Causes Control 1995, 6 (2), 164–179. https://doi.org/10.1007/bf00052777.

22. Hu, J. et al. Glycemic index, glycemic load and cancer risk. Ann Oncol 2013, 24 (1), 245–251. https://doi.org/10.1093/annonc/mds235.
23. Salt in your diet. nhs.uk. https://www.nhs.uk/live-well/eat-well/food-types/salt-in-your-diet/ (accessed 2024-07-06)
24. Nutrition, C. for F. S. and A. Sodium in Your Diet. FDA 2024.
25. Strnad, M. Salt and cancer. Acta Medica Croat. Casopis Hravatske Akad. Med. Znan. 2010, 64, 159–161.
26. Heikenwälder, H.; Heikenwälder, M. Der moderne Krebs – Lifestyle und Umweltfaktoren als Risiko; Springer Berlin Heidelberg: Berlin, Heidelberg, 2023. https://doi.org/10.1007/978-3-662-66576-3.
27. Aggarwal, B. B.; Vijayalekshmi, R. V.; Sung, B. Targeting inflammatory pathways for prevention and therapy of cancer: short-term friend, long-term foe. Clin. Cancer Res. Off. J. Am. Assoc. Cancer Res. 2009, 15 (2), 425–430. https://doi.org/10.1158/1078-0432.CCR-08-0149.
28. Calle, E. E.; Rodriguez, C.; Walker-Thurmond, K.; Thun, M. J. Overweight, obesity, and mortality from cancer in a prospectively studied cohort of U.S. adults. N. Engl. J. Med. 2003, 348 (17), 1625–1638. https://doi.org/10.1056/NEJMoa021423.
29. Kohls, M., Freisling, H., Charvat, H., et al. (2022). Impact of cumulative BMI and cardiometabolic diseases on survival in colorectal and breast cancer: a multicentre cohort study. BMC Cancer, 22(1), 546. https://doi.org/10.1186/s12885-022-09589-y.
30. Chan et al. (2014). Body mass index and survival in women with breast cancer: systematic review and meta-analysis. Annals of Oncology, 25(10), 1901–1914.
31. Lane MM et al. Ultra-processed food exposure and adverse health outcomes: umbrella review of epidemiological meta-analyses. BMJ 2024;384. https://doi.org/10.1136/bmj-2023-07731.
32. Fiolet T et al. Consumption of ultra-processed foods and cancer risk: results from NutriNet-Santé prospective cohort. BMJ 2018;k322. https://doi.org/10.1136/bmj.k322.
33. Do not use supplements for cancer prevention | Cancer Prevention | WCRF International. https://www.wcrf.org/diet-activity-and-cancer/cancer-prevention-recommendations/do-not-use-supplements-for-cancer-prevention/ (accessed 2024-07-05)
34. Vitamins, diet supplements and cancer. https://www.cancerresearchuk.org/about-cancer/treatment/complementary-alternative-therapies/individual-therapies/vitamins-diet-supplements (accessed 2024-07-05)
35. Skrovankova, S. et al. Bioactive compounds and antioxidant activity in different types of berries. Int J Mol Sci 2015, 16 (10), 24673–24706. https://doi.org/10.3390/ijms161024673.
36. Singh, B. N. et al. green tea catechin, epigallocatechin-3-gallate (egcg): mechanisms, perspectives and clinical applications. biochem pharmacol 2011, 82 (12), 1807–1821. https://doi.org/10.1016/j.bcp.2011.07.093.

37. Zoi, V. et al. The role of curcumin in cancer treatment. Biomedicines 2021, 9 (9), 1086. https://doi.org/10.3390/biomedicines9091086.
38. Křížová, L. et al. Isoflavones. Molecules 2019, 24 (6), 1076. https://doi.org/10.3390/molecules24061076.
39. Sarkar, F. H.; Li, Y. Soy isoflavones and cancer prevention. Cancer Invest 2003, 21 (5), 744–757. https://doi.org/10.1081/cnv-120023773.
40. Desmawati, D.; Sulastri, D. Phytoestrogens and their health effect. Open Access Maced J Med Sci 2019, 7 (3), 495–499. https://doi.org/10.3889/oamjms.2019.044.
41. Hsu, A. et al. differential effects of whole soy extract and soy isoflavones on apoptosis in prostate cancer cells. Exp Biol Med Maywood 2010, 235 (1), 90–97. https://doi.org/10.1258/ebm.2009.009128.
42. Nakamura, H. et al. Genistein increases epidermal growth factor receptor signaling and promotes tumor progression in advanced human prostate cancer. PLOS ONE 2011, 6 (5), e20034. https://doi.org/10.1371/journal.pone.0020034.
43. Wang, J. et al. Genistein alters growth factor signaling in transgenic prostate model (TRAMP). Mol. Cell. Endocrinol. 2004;219(1):171–180. https://doi.org/10.1016/j.mce.2003.12.018.
44. Lenzi, M. et al. Sulforaphane as a promising molecule for fighting cancer. In Advances in Nutrition and Cancer; Cancer treatment and research; Springer Berlin Heidelberg: Berlin. Heidelberg, 2014; pp 207–223. https://doi.org/10.1007/978-3-642-38007-5_12.
45. Cruciferous vegetables and cancer prevention – NCI. https://www.cancer.gov/about-cancer/causes-prevention/risk/diet/cruciferous-vegetables-fact-sheet [accessed 2024-07-05].
46. Chan, J. K. et al. Effect of dietary A-linolenic acid and its ratio to linoleic acid on platelet and plasma fatty acids and thrombogenesis. Lipids 1993, 28 (9), 811–817. https://doi.org/10.1007/bf02536235.
47. Hanson et al. (2020). Omega-3, omega-6, and total dietary polyunsaturated fat on cancer incidence: systematic review and meta-analysis of randomised trials. Br J Cancer, 122(8), 1260–1270. https://doi.org/10.1038/s41416-020-0761-6.
48. Cotogni, P. et al. The role of nutritional support for cancer patients in palliative care. Nutrients 2021, 13 (2), 306. https://doi.org/10.3390/nu13020306.
49. Zhao L-Y et al. Role of the gut microbiota in anticancer therapy: from molecular mechanisms to clinical applications. Signal Transduct Target Ther 2023;8(1):201. https://doi.org/10.1038/s41392-023-01406-7.
50. Kandalai, S. et al. The human microbiome and cancer: a diagnostic and therapeutic perspective. Cancer Biol Ther 2023, 24 (1), 2240084. https://doi.org/10.1080/15384047.2023.2240084.
51. Ağagündüz D et al. Understanding the role of the gut microbiome in gastrointestinal cancer: a review. Front Pharmacol 2023;14:1130562. https://doi.org/10.3389/fphar.2023.1130562.

52. Eng L et al. Impact of antibiotic exposure before immune checkpoint inhibitor treatment on overall survival in older adults with cancer: a population-based study. J Clin Oncol 2023;41(17):3122–3134. https://doi.org/10.1200/JCO.22.00074.
53. IARC Working Group on the Evaluation of Carcinogenic Risks to Humans. Schistosomes, liver flukes and helicobacter pylori. IARC Monogr Eval Carcinog Risks Hum 1994, 61, 1–241.
54. Gagnière, J.; Raisch, J.; Veziant, J.; Barnich, N.; Bonnet, R.; Buc, E.; Bringer, M.-A.; Pezet, D.; Bonnet, M. Gut microbiota imbalance and colorectal cancer. World J. Gastroenterol. 2016, 22 (2), 501–518. https://doi.org/10.3748/wjg.v22.i2.501.
55. Simpson RC et al. Diet-driven microbial ecology underpins associations between cancer immunotherapy outcomes and the gut microbiome. Nat Med 2022;28(11):2344–2352. https://doi.org/10.1038/s41591-022-01965-2.
56. Tintelnot J. et al. Microbiota-derived 3-IAA influences chemotherapy efficacy in pancreatic cancer. Nature. 2023;615(7950):168–174. https://doi.org/10.1038/s41586-023-05728-y.
57. Gurbatri CR et al. Engineering tumor-colonizing E. coli Nissle 1917 for detection and treatment of colorectal neoplasia. Nat Commun 2024;15(1):646. https://doi.org/10.1038/s41467-024-44776-4.
58. Wu S. et al. A human colonic commensal promotes colon tumorigenesis via activation of T helper type 17 t cell responses. Nat Med. 2009;15(9):1016–1022. https://doi.org/10.1038/nm.2015.
59. Cuevas-Ramos, G. et al. Escherichia coli induces DNS damage in vivo and triggers genomic instability in mammalian cells. Proc Natl Acad Sci U A 2010, 107 (25), 11537–11542. https://doi.org/10.1073/pnas.1001261107
60. Tsoi H et al. Peptostreptococcus anaerobius induces intracellular cholesterol biosynthesis in colon cells, promoting proliferation and dysplasia in mice. Gastroenterology 2017;152(6):1419–1433.e5. https://doi.org/10.1053/j.gastro.2017.01.009.
61. Xuan, C. et al. Microbial dysbiosis is associated with human breast cancer. PLoS One 2014, 9 (1), e83744. https://doi.org/10.1371/journal.pone.0083744.
62. K, K. Ikigai: The Japanese secret to a long and happy life – #bookthoughts. Armed with A Book. https://armedwithabook.com/ikigai-the-japanese-secret-to-a-long-and-happy-life/ (accessed 2024-08-30).
63. Umar, A.; Dunn, B. K.; Greenwald, P. Future directions in cancer prevention. Nat. Rev. Cancer 2012, 12 (12), 835–848. https://doi.org/10.1038/nrc3397.

9

Körperliche Aktivität und Krebs

Inhaltsverzeichnis

9.1	Nebenwirkungen	268
9.2	Bewegung und körperliche Aktivität	269
9.3	Krebsvariablen	270
9.4	Sporttherapie	271
9.5	Ziele	272
9.6	Die richtige Art des Trainings	272
9.7	Koordination, Mobilität und Entspannung	274
9.8	Krebssportgruppe	276
9.9	Übungen für zu Hause	277
9.10	Das tägliche Leben als Übung	277
9.11	Ein Leitfaden für Patienten	278
9.12	Verbesserung der Lebensqualität	278
Literatur		279

Zusammenfassung In diesem Kapitel wird ausführlich über die Bedeutung körperlicher Bewegung in der Vorbeugung und Therapie von Krebs gesprochen. Es wird analysiert, inwiefern unser Lebensstil das Risiko für spezifische Krebsarten minder und wie körperliche Aktivität das Wachstum, die Vermehrung und das Überleben von Krebszellen beeinflussen kann. Des Weiteren werden wir über diverse Bewegungsformen wie Aerobic und Krafttraining sprechen und ihre individuellen Effekte auf Krebszellen erörtern. Die Bedeutung von Bewegung für die Reduzierung von Nebenwirkungen der Krebsbehandlung, die Steigerung der körperlichen Leistungsfähigkeit und die Förderung einer positiven Einstellung bei Krebspatienten werden wir ebenfalls behandeln. Des Weiteren werden wir über Ratschläge zur körperlichen Betätigung für Menschen, die Krebs überlebt haben, und die Bedeutung von mäßiger Bewegung für die Gesundheit und das Wohlbefinden sprechen. Zuletzt fassen wir die positiven Effekte von regelmäßiger körperlicher Betätigung zur Vorbeugung und Therapie von Krebs zusammen und präsentieren Ansätze zur Erhöhung der Bewegung im täglichen Leben.

In diesem Kapitel werden wir erläutern, wie körperliche Aktivität sowohl zur Krebsprävention als auch während der Krebsbehandlung helfen kann. Wir werden herausfinden, wie ein aktiver Lebensstil das Risiko für bestimmte Krebsarten senkt und wie Bewegung die Entwicklung, Vermehrung und das Überleben von Krebszellen beeinflussen kann. Darüber hinaus werden wir über die verschiedenen Arten von Bewegung, wie das aerobe Training oder das Widerstandstraining, und ihre spezifischen Auswirkungen auf Krebszellen diskutieren. Wir werden auch über die Bedeutung von Bewegung, die Minderung von Nebenwirkungen, der Verbesserung der körperlichen Leistungsfähigkeit und der Förderung einer positiven Lebenseinstellung bei Krebspatienten sprechen. Des Weiteren werden wir die Empfehlungen für körperliche Aktivität bei Krebsüberlebenden und die Bedeutung von moderater Bewegung für die Gesundheit und das Wohlbefinden erörtern. Schließlich werden wir die Vorteile von regelmäßiger Bewegung für die Krebsprävention und -behandlung zusammenfassen und Strategien vorstellen, wie man die körperliche Aktivität in den Alltag integrieren kann.

Wie Kap. 2 diskutiert wird, spielt ein gesunder Lebensstil eine entscheidende Rolle für das Krebsrisiko. In den letzten Jahrzehnten ist körperliche Aktivität mehr zu einer Option als zu einer Notwendigkeit geworden. Während in den 1950er- bis 1970er-Jahren noch sehr viele Menschen in Europa täglich aktiv in der Landwirtschaft gearbeitet haben, sind seit mehr als 40 Jahren mehr und mehr Menschen im Dienstleistungssektor und damit im Büro tätig – die meisten Menschen in Europa verbringen ihre Arbeitszeit im Sitzen. Laut dem WCRF (World Cancer Research Fund, deutsch: Weltkrebsforschungsfonds) sind 20–25 % aller Krebserkrankungen auf Fehlernährung und Übergewicht sowie unzureichende körperliche Aktivität zurückzuführen. Glücklicherweise können wir diese Faktoren durch Verhaltensänderungen und mehr Bewegung verbessern [1, 2], was wesentliche Elemente der Krebspräventions- und Interventionspläne sind. Tatsächlich haben Studien wiederholt gezeigt, dass ein aktiver Lebensstil vor bestimmten Krebsarten schützt [3, 4]. Neuere Forschung deutet darauf hin, dass körperliche Aktivität die Vermehrung, Aggressivität und Überlebensfähigkeit von Krebszellen reduzieren kann, indem sie die Aktivität von krebsfördernden Genen verringert. Klinische Studien deuten darauf hin, dass Bewegung ein wertvolles Mittel zur Krebsvorbeugung und zur Verlängerung der Überlebenszeit von Krebspatienten [5] ist. Bewegung ist ein wichtiger Bestandteil eines gesunden Lebensstils und viele Menschen profitieren von mehr körperlicher Aktivität aus Gründen, die nichts mit Krebs zu tun haben. Regelmäßige körperliche Betätigung kann nach einer Brustkrebsbehandlung das Risiko eines erneuten Auftretens um bis zu 35 % und die Sterblichkeit um bis zu 40 % senken [1, 6].

Es gibt zwei Trainingskonzepte, die unterschiedliche Auswirkungen auf den menschlichen Körper haben.

Erstens: Intensives aerobes Training, auch bekannt als Ausdauertraining. Diese Aktivität beansprucht unser Herz, Muskeln und unsere Blutgefäße. Studien haben gezeigt, dass diese Art von Bewegung dazu beiträgt, uns vor bestimmten Aspekten einer Krebserkrankung zu schützen, wie der Entstehung, der Sterblichkeitsrate und dem Wiederauftreten aggressiver Formen [7].

Zweitens: Widerstandtraining trägt zur Verbesserung der Körperzusammensetzung bei, indem es die Muskelmasse und -kraft erhöht, und es wurde sogar mit einer geringeren Metastasenbildung in Verbindung gebracht [8]. Neuere Studien versuchen zu erklären, wie regelmäßige Bewegung das Krebsrisiko senkt (Abb. 9.1). Obwohl es keine konkreten Beweise gibt, vermuten Forscher, dass die körperliche Aktivität mehrere Komponenten verändern kann, die unser Krebsrisiko senken. So verändert Bewegung die Reaktion der Muskeln auf Krebszellen, was zu zahlreichen Anpassungen in der Skelettmuskulatur führt, die sich schützend auf den Stoffwechsel und Infektionen auswirken. Bewegung verändert auch die molekulare und zelluläre Zusammensetzung des Blutes.

Bewegung kann daher aus vielen Gründen ein wirksames Mittel im Kampf gegen Krebs sein [9]. Erstens trägt sie dazu bei, die Adrenalinproduktion zu erhöhen, ein wichtiges Hormon, das für den Körper unerlässlich ist. Wenn Adrenalin an bestimmte Rezeptoren auf Krebszellen bindet, hilft dies, Entzündungen und die Bildung von Blutgefäßen zu kontrollieren, was wiederum die Invasion des Gewebes und das Tumorwachstum verlangsamen kann [10, 11]. Darüber hinaus wirkt sich Adrenalin positiv auf die Immunität aus, da es die Tötungskraft der natürlichen Killerzellen erhöht [12]. Adrenalin mobilisiert auch andere Immunzellen, die sich auf den Tumor zubewegen [13].

Bei körperlicher Betätigung werden außerdem Myokine Myokine (Singalmoleküle, die von der Skelettmuskulatur während der Muskelaktivität frei-

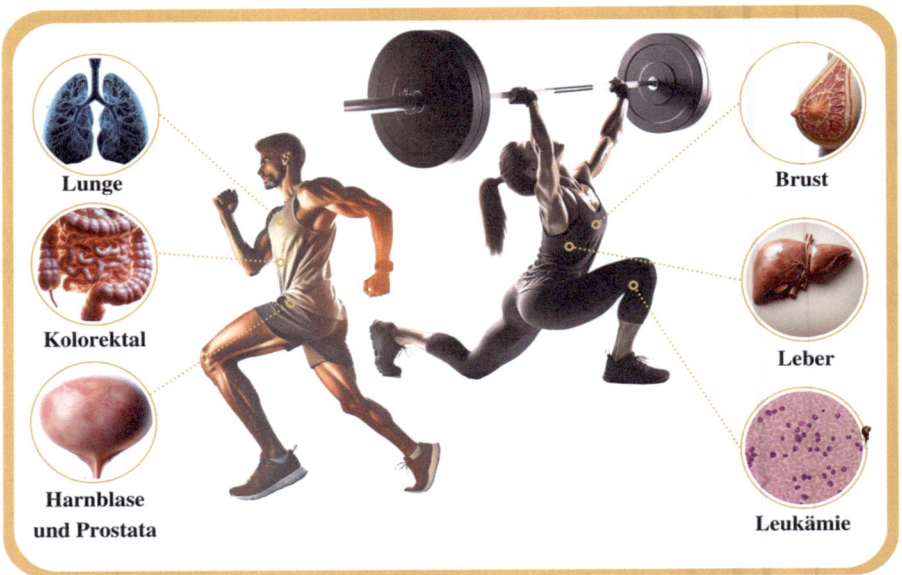

Abb. 9.1 Vermindertes Krebsrisiko durch körperliche Aktivität. Ein körperlich aktiver Lebensstil ist wichtig, um sich vor der Entstehung von Krebs zu schützen

gesetzt werden) freigesetzt, die für die Reparatur und Erhaltung des Gewebes verantwortlich sind. Ein wichtiges Myokin ist Decorin, das beeindruckende krebsbekämpfende Eigenschaften aufweist. Decorin hat entzündungshemmende, antioxidative und antiangiogene Eigenschaften und kann das Tumorwachstum direkt hemmen [14–17] (Abb. 9.2).

Unsere Muskeln benötigen bei körperlicher Betätigung Energie. Sie „verbrennen" Zucker (Kohlenhydrate) in Gegenwart von Sauerstoff, um Energie zu erzeugen. Wenn jedoch nicht genügend Sauerstoff im Blut vorhanden ist, verwendet unser Körper einen alternativen Mechanismus, um Energie aus Zucker zu gewinnen, was zu einem Abfallprodukt namens Laktat bzw. Milchsäure führt.

Bei Krebszellen sind bestimmte Abläufe im Stoffwechsel gestört und sie produzieren große Mengen Laktat (sogenannter Warburg-Effekt). Mithilfe eines Transportproteins wird Laktat aus der Zelle transportiert (MCT-4). Mithilfe eines weiteren Transportproteins (MCT-1) wird das Laktat dann in eine andere Krebszelle hineingeschleust – und dient dieser (leider!) als Nahrung. So kann dieser Gärungsstoffwechsel zu Wachstum von Tumoren und zur Metastasenbildung beitragen.

Deshalb ist es wichtig, dass Krebsbetroffene im aeroben Bereich trainieren.

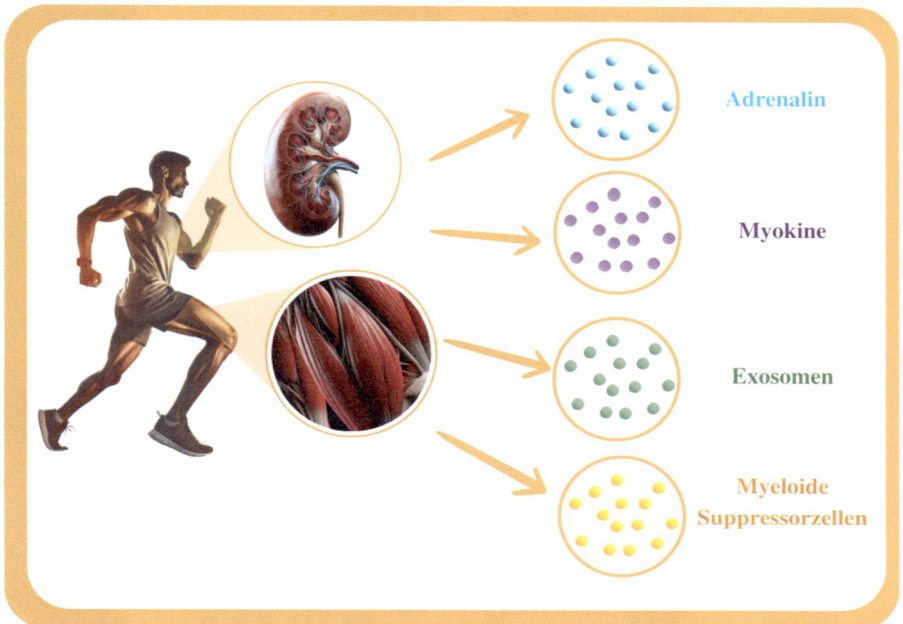

Abb. 9.2 Bewegung und krebsbekämpfende Moleküle. Körperliche Betätigung bewirkt die Freisetzung mehrerer Moleküle mit krebsbekämpfenden Eigenschaften

Das bedeutet zum einen, dass genügend Sauerstoff für die entsprechende Bewegungsintensität zur Verfügung stehet, damit der Stoffwechsel aerob abläuft.

Regelmäßige Pausen zwischen den körperlichen Aktivitäten helfen, überschüssiges Laktat zu verstoffwechseln und so eine wesentliche Vorstufe für die Krebsentwicklung zu neutralisieren.

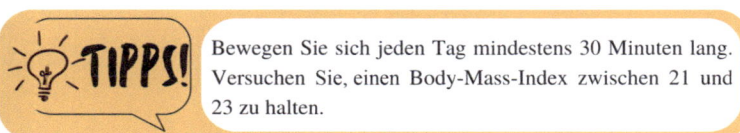

Krebspatienten haben oft einen erhöhten Insulinspiegel im Blut. Regelmäßige Bewegung trägt dazu bei, die Insulinkonzentration zu senken und das Krebsrisiko zu vermindern. Überdies löst Bewegung die Freisetzung von krebshemmenden Chemikalien aus, die die DNS-Reparatur anregen und abnorme Zellen bekämpfen. Diese Kombination verhindert, dass sich Krebszellen vermehren und ausbreiten (Abb. 9.3).

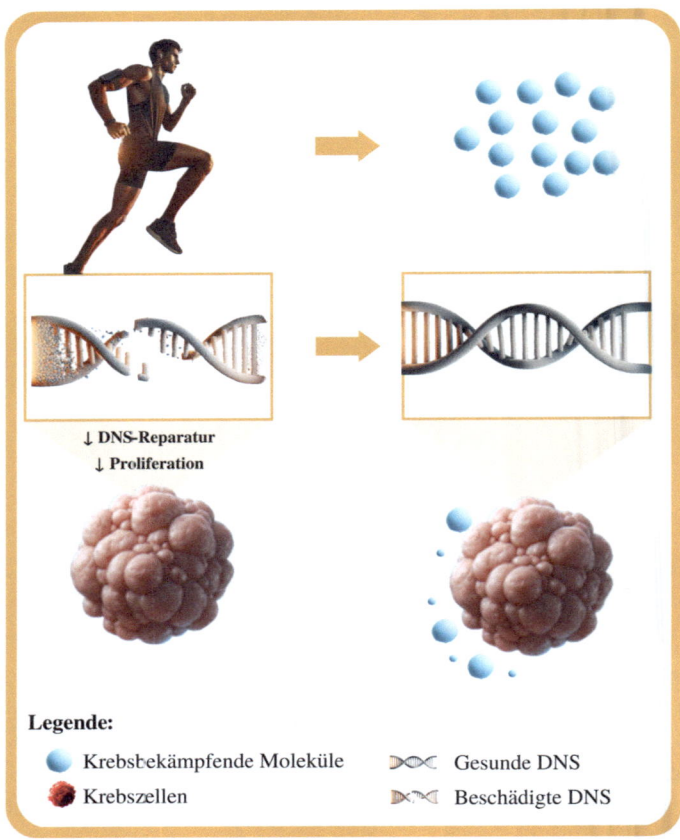

Abb. 9.3 Bewegung verändert die chemische Zusammensetzung unseres Körpers. Körperliche Aktivität setzt bestimmte krebsbekämpfende Chemikalien frei, die mit abnormen Zellen interagieren, die die DNS-Reparatur anregen und die Zellproliferation verringern

9.1 Nebenwirkungen

Sport ist essenziell für unsere körperliche und geistige Gesundheit. Der Umgang mit den körperlichen und seelischen Schmerzen einer Krebsbehandlung ist für jedermann eine Herausforderung. Die Behandlung ist ein bedeutendes Ereignis, das die Lebensqualität stark beeinträchtigen kann [18]. Ein intensives Behandlungsregime führt oft zu Nebenwirkungen wie Müdigkeit, Appetitlosigkeit, Verlust von Muskelmasse und verminderter Fähigkeit zu körperlicher Aktivität.

Viele Krebsüberlebende erleben oft Nebenwirkungen ihrer Behandlungen, wie Gewichtszunahme, Hormonstörungen und ein erhöhtes Risiko für Herz-Kreislauf-Erkrankungen. Glücklicherweise können diese Belastungen durch regelmäßige körperliche Betätigung gemildert werden. In dieser Phase sollten die Ziele darin bestehen, das Selbstvertrauen wiederherzustellen, die körperliche Leistungsfähigkeit zu verbessern und eine positive Lebenseinstellung zu stärken. Epidemiologische Studien haben gezeigt, dass körperliche Aktivität den selbst eingeschätzten Gesundheitszustand verbessert, Müdigkeit und Kurzatmigkeit reduziert und das Erinnerungsvermögen stärkt. Obwohl Bewegung oft das Letzte ist, woran Krebspatienten nach der Behandlung denken, belegen zahlreiche Studien ihre positiven Auswirkungen. Mehr als die Hälfte der Studien haben gezeigt, dass Sport die posttherapeutische Müdigkeit deutlich verringern kann [19], ein Trend, der besonders bei älteren Patienten, die während ihrer Krebsbehandlung eine Sporttherapie absolvieren, deutlich wird. Tatsächlich wird die professionell betreute Sporttherapie zu einem immer wichtigeren Bestandteil der Krebsbehandlung und -rehabilitation. Viele Krankenhäuser bieten ihren Patienten nun maßgeschneiderte physiotherapeutische Behandlungen an, um ihnen zu helfen, sich zu bewegen und ihre Müdigkeit nach der Behandlung zu überwinden.

9.2 Bewegung und körperliche Aktivität

Körperliche Aktivität ist ein mächtiges Werkzeug, um unsere körperliche und geistige Gesundheit zu verbessern. Es ist jedoch wichtig, sie in Maßen zu praktizieren. Zu viel Sport kann wie eine Überdosis sein, die mehr Schaden anrichtet, als Nutzen bringt. Wenn wir uns zu sehr intensiven Aktivitäten hingeben, riskieren wir Muskelzerrungen und Verletzungen, weil wir Muskeln oder Bänder überanstrengen. Eine zu schnelle und zu intensive Betätigung kann unseren Körper überfordern und zu Burn-out und Müdigkeit führen. Aufgrund dessen sollten wir bei der Bewegung auf die Intensität, Art und Dauer achten und maßvoll vorgehen, um den größtmöglichen Nutzen zu erzielen. Bewegung spielt eine wichtige Rolle bei der Kontrolle der Karzinogenese, dem Prozess der Krebszellenbildung. Indem wir unsere körperliche Aktivität erhöhen und die Nahrungs- und Kalorienaufnahme reduzieren, können wir das Krebswachstum deutlich eindämmen. Bewegung hat auch weitere bedeutende gesundheitliche Vorteile: Sie stärkt die Muskeln, hebt die Stimmung und verbessert die kardiovaskuläre Fitness. Letztendlich hat sich körperliche Betätigung als Schlüssel zur Senkung des Krebsrisikos erwiesen, da sie positiv auf Fettleibigkeit und die Verteilung von Körperfett wirkt. Durch Bewegung oder Sport können wir unser Bauchfett und unser allgemeines Übergewicht reduzieren, wodurch wir das Risiko, an bestimmten Krebsarten zu erkranken, verringern.

9.3 Krebsvariablen

Das Bewegungsniveau von Krebsüberlebenden kann sich von den Empfehlungen für die Allgemeinbevölkerung unterscheiden. Onkologen und Allgemeinmediziner geben möglicherweise unterschiedliche Ratschläge zu körperlicher Aktivität und Bewegung. Daher ist es wichtig, verschiedene Faktoren zu berücksichtigen, wenn ein persönliches Trainingsprogramm erstellt wird. Diese Faktoren können das Alter, das Geschlecht, die Art des Krebses und das Krebsstadium, die erhaltene Behandlung und Dosis sowie andere individuelle Aspekte umfassen. Leitlinien unterstützen Ärzte dabei, die beste Vorgehensweise für die Bedürfnisse jedes Überlebenden zu finden. Jede Art von körperlicher Betätigung ist wertvoll für ein gesundes Leben und kann helfen, Nebenwirkungen der Krebsbehandlung zu bewältigen [20].

Vielen Menschen fällt es schwer, eine körperliche Fitness aufzubauen. Wir können diesem Ideal jedoch näherkommen, indem wir einfache Übungen in unseren Alltag integrieren, wie beispielsweise zu Fuß oder mit dem Fahrrad zur Arbeit zu gehen bzw. zu fahren oder während des Fernsehens auf einem Heimtrainer zu strampeln.

Neuere groß angelegte Studien deuten darauf hin, dass regelmäßige Bewegung von mindestens 3 Stunden pro Woche für Krebspatienten sehr vorteilhaft sein kann. Aktivitäten mit moderater Intensität umfassen insbesondere Gehen mit einer Geschwindigkeit von 5 km/h oder Radfahren bis zu 25 km/h. Ein kräftiges Training würde ein Lauftempo von mindestens 8 km/h oder schnelleres Radfahren von mehr als 30 km/h beinhalten. Zwar können leichte Übungen wie zügiges Gehen nützlich sein, aber es hat sich gezeigt, dass intensivere Übungen die Sterblichkeitsrate senken können. Weitere Studien haben ergeben, dass bereits 30 Minuten körperliche Betätigung pro Tag die körperliche Leistungsfähigkeit und Gesundheit deutlich verbessern können. Derzeit wird empfohlen, aerobe Übungen wie Laufen oder Radfahren mit Krafttraining und Gewichtheben zu kombinieren, insgesamt 150 Minuten pro Woche [20].

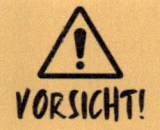

Es gibt Phasen einer Krebserkrankung, in denen körperliche Ruhe sehr wichtig ist. Nutzen und Risiken sollten immer sorgfältig abgewogen werden. Massnahmen, die bei einer Krebsart sinnvoll sein können, sind bei anderen möglicherweise nicht von Vorteil.

9.4 Sporttherapie

Sport eröffnet uns zahlreiche Wege, unsere Gesundheit und unser Wohlbefinden zu steigern. Egal, ob Schwimmen, Tanzen oder Wandern – jeder kann die für sich passende Art der körperlichen Aktivität entdecken. Für jene, die noch nie Sport gemacht haben, ist eine Krankheit oft der Anlass, etwas Neues zu beginnen. Zwar kann es anfangs herausfordernd sein, sich zu motivieren, aber Sporttherapie kann hier eine treibende Kraft sein. Der Schlüssel liegt darin, sich persönliche Ziele zu setzen und somit die Bewegung zu etwas Spaßigem und Erfolgreichem zu machen. Freunde oder Familie können ebenfalls eine wertvolle Unterstützung sein. Wer vor der Erkrankung schon sportlich aktiv war, kann dies mit angepassten Programmen fortsetzen, die auf die eigenen Bedürfnisse zugeschnitten sind. Bewegung ist für die Gesunderhaltung entscheidend, aber es ist wichtig zu berücksichtigen, dass jede Sportart genaue Zeitpläne hat. Idealerweise sollte eine Mischung aus Ausdauertraining wie Laufen oder Radfahren und Krafttrainingseinheiten mit insgesamt 150 Minuten angestrebt werden. Wir wissen, dass dieses Ideal nicht für jeden erreichbar ist, aber es ist wichtig, so nahe wie möglich daran zu kommen, um von den Vorteilen der Bewegung zu profitieren. Jede Kleinigkeit zählt, und selbst kleine Änderungen Ihrer Routine können zu einem bedeutenden Unterschied Ihrer Gesundheit und ihrem Wohlbefinden führen. Setzen Sie sich persönliche Ziele, selbst wenn Sie noch nie aktiv waren. Das Erreichen dieser Ziele kann Ihr Selbstwertgefühl stärken und Sie sich körperlich und geistig besser fühlen lassen. Beginnen Sie vielleicht damit, täglich vor dem Fernseher Rad zu fahren, um wieder genug Kraft für Einkäufe oder Spaziergänge mit Ihrem Haustier oder einem geliebten Menschen zu haben. Mehrmals wöchentlich ins Fitnessstudio zu gehen, kann ebenfalls helfen, sich in Ihrem Körper wohler zu fühlen. Treffen Sie sich mit Freunden zur Wassergymnastik oder spielen Sie mit einem Kumpel Tennis – dies sind weitere gute Möglichkeiten, aktiv zu bleiben. Ein paar Kilo abzunehmen kann Knieschmerzen lindern, und ein Bad in der Natur während einer Wanderung ist hervorragend für Ihre Gesundheit. Die Kombination aus körperlicher Aktivität und Freundschaft macht Bewegung auf mehreren Ebenen angenehm und nützlich.

9.5 Ziele

Regelmäßige Bewegung ist ein einfacher und effektiver Weg, um Autonomie zu erlangen und langfristige Ziele zu erreichen. Beginnen Sie mit einem täglichen Spaziergang von 30 Minuten, den Sie in zwei Abschnitte von je 15 Minuten unterteilen können. Schlendern Sie zu einer nahe gelegenen Teestube, um einen Kaffee zu genießen, um im Anschluss gemütlich nach Hause zurückzulaufen. Oder besuchen Sie einen Park mit einer 15-minütigen Pause auf einer Bank, und setzen Sie anschließend Ihren Spaziergang fort. Wenn Sie bereits körperlich aktiv sind, kann eine Trainingseinheit nicht schaden, hören Sie jedoch auf, sobald die Müdigkeit Oberhand gewinnt. Die Vorteile regelmäßiger körperlicher Aktivität sind unschätzbar. Sie kann Ihre Kondition, Gesundheit, Ihr Selbstvertrauen und Selbstwertgefühl verbessern sowie Ihre Reaktionszeit, Ihr Gleichgewicht und Ihre Unabhängigkeit in alltäglichen Aufgaben steigern. Für Krebspatienten können Physiotherapiesitzungen in bestimmten Abständen dazu beitragen, diese Ziele zu erreichen. Sie bieten die nötige Anleitung zur körperlichen Betätigung und stärken das Vertrauen in die eigenen Fähigkeiten. Lassen Sie sich von Befürchtungen oder Ängsten nicht zurückhalten. Machen Sie noch heute den ersten Schritt in ein gesünderes und glücklicheres Leben.

9.6 Die richtige Art des Trainings

Egal, welche Ziele Sie anstreben, die Wahl der richtigen Trainingsform ist entscheidend für Ihren Erfolg. Beim Auswählen geeigneter Aktivitäten sollten Sie Ihre persönlichen Fähigkeiten, Bedürfnisse und Vorlieben berücksichtigen. Überlegen Sie, ob Hilfsmittel wie Maschinen oder Geräte für Ihr Training nützlich sind oder ob ein Fitnessstudio mit allen erforderlichen Hilfsmitteln besser geeignet ist. Wir empfehlen Ihnen, mit einem Fachmann zusammenzuarbeiten. Dieser kann sicherstellen, dass Sie beim Training die richtige Haltung einnehmen, und bietet gleichzeitig Unterstützung und Feedback, um optimale Ergebnisse zu erzielen.

Ausdauertraining

Ausdauertraining ist ein effektives Werkzeug, um sowohl die körperliche als auch die geistige Gesundheit zu stärken. Es ist auch nachhaltig, wenn Sie langfristige Erfolge anstreben. Um es richtig zu machen, sollten Sie mindestens 2 bis 3 Trainingseinheiten pro Woche mit mittlerer Intensität und einer Dauer zwischen 15 und 45 Minuten planen. Für die Teilnahme an einem solchen Programm ist ein gewisses Maß an Fitness erforderlich. Allerdings ist nicht jeder in der Lage, die nötige Disziplin aufrechtzuerhalten. Wer jedoch durchhält und sich engagiert, wird schon nach wenigen Wochen positive Veränderungen spüren, wie vielleicht eine verbesserte Ausdauer. Für diejenigen, die aufgrund von Vorerkrankungen mehr auf Schutzmaßnahmen achten müssen, gibt es Alternativen wie tägliches Training mit geringer Intensität und Intervalltraining, bei dem kurze Ausdauereinheiten mit Ruhephasen abwechseln.

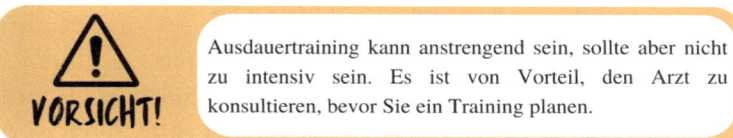

Ausdauertraining kann anstrengend sein, sollte aber nicht zu intensiv sein. Es ist von Vorteil, den Arzt zu konsultieren, bevor Sie ein Training planen.

Krafttraining

Nach einer Krebsbehandlung fühlen sich viele Menschen schwächer als zuvor und neigen dazu, schneller müde zu werden. Dies kann dazu führen, dass sie ihre regelmäßigen Aktivitäten einschränken, was manchmal ein Gefühl der Hilflosigkeit hervorrufen kann. Inaktivität kann dazu führen, dass die Muskeln schlaff werden und die Muskelmasse abnimmt. Es ist jedoch wichtig zu bedenken, dass die Psyche den Körper beeinflussen kann und es schwierig sein kann, regelmäßig Sport zu treiben, wenn Sie sich nicht dazu motivieren können. Umgekehrt kann die Psyche der Schlüssel zu sportlichen Leistungen sein. Der Körper kann auch die Psyche beeinflussen: Wenn Sie sich in Ihrem Körper wohler fühlen und erkennen, dass Sie durch Sport an Autonomie und Unabhängigkeit gewinnen, kann Ihr Selbstvertrauen steigen. Krafttraining kann Sie stärker und fitter machen. Es ist wichtig, diese Übungen vorsichtig durchzuführen. Wenn aufgrund von Erkrankungen wie Knochenmetastasen oder Osteoporose das Risiko von Knochenbrüchen besteht, ist es empfehlenswert, vor der Aufnahme eines Fitnessprogramms die Genehmigung und Anleitung eines Arztes einzuholen. Dies kann dazu beitragen, Frakturen bei brüchigen Knochen zu verhindern. Wählen Sie nach Absprache mit Ihrem Arzt Übungen, die zu Ihren Fähigkeiten passen. Trainieren Sie zwei- bis dreimal pro Woche mit jeweils 6 bis 10 verschiedenen Übungen. Wärmen Sie sich vor jedem Training gut auf, um Verletzungen zu vermeiden, und achten Sie auf eine gleichmäßige Atmung. Führen Sie alle Wiederholungen langsam und ohne ruckartige Bewegungen durch und setzen Sie nur die Hälfte Ihrer Kraft ein, um eine leichte Anstrengung zu spüren. Passen Sie die Widerstandseinstellungen an den Geräten entsprechend an. Dies wird Ihnen helfen, das Beste aus Ihrem Krafttraining herauszuholen. Auf diese Weise können Sie die Vorteile des Trainings maximieren und ein gesünderes, glücklicheres Leben führen. Es ist wichtig, die Intensität und Art des Trainings an die Bedürfnisse des Einzelnen anzupassen.

9.7 Koordination, Mobilität und Entspannung

Beweglichkeits- und Koordinationsübungen sind für unsere Gesundheit und unser Wohlbefinden genauso wichtig wie Ausdauer- und Krafttraining. Übungen wie das Dehnen können tägliche Aktivitäten erleichtern und die Qualität unserer Bewegungen verbessern, was für Beweglichkeit, Koordination und Geschmeidigkeit entscheidend ist. Zudem kann es für Ihren Körper sehr vorteilhaft sein, kurze Phasen absoluter Entspannung in Ihren Tagesablauf einzuplanen – vor oder nach dem Sport. Diese Pausen helfen Ihrem Körper, sich zu erholen und neue Energie zu tanken. Angenehme Aktivitäten, die ein Gefühl der vollständigen geistigen und körperlichen Erholung vermitteln, sind warme Bäder, Musiktherapie, Atemübungen, mentales Training, Visualisierung, Meditation, Massagen oder andere auf Ihre Bedürfnisse zugeschnittene Aktivitäten. Es gibt viele Übungen, die eine sanfte Kräftigung und Koordination einzelner Muskelgruppen ermöglichen, wie Qigong, Tai-Chi, Chi Ball, Yoga, Pilates, Kreistanz, autogenes Training und Shiatsu. Um den größtmöglichen Nutzen aus diesen Übungen zu ziehen, ist es wichtig, auf Form und Technik zu achten und sicherzustellen, dass die Aktivitäten an Ihren Körpertyp und Ihr Fitnessniveau angepasst sind.

Behalten Sie auch die tiefe Atmung bei, um körperliche Übungen mit der Entspannung von Geist und Körper zu verbinden. In unserer hektischen Welt ist die Pflege der geistigen und körperlichen Gesundheit unerlässlich. Diese Sport- und Entspannungsaktivitäten verbessern Ihr Körperbewusstsein und helfen Ihnen, sich auf den gegenwärtigen Moment zu konzentrieren. Sie können Ihre Ängste in den Griff bekommen und Stress abbauen, indem Sie sich darin üben, präsent zu sein.

Sich körperlich zu betätigen und sich Ziele zu setzen, kann Ihnen ein Gefühl der Erfüllung und Kontrolle über Ihr Leben geben. Viele von uns haben das Gefühl, die Kontrolle verloren zu haben, und fürchten sich vor dem, was passieren könnte. Wenn Sie jedoch die Kontrolle über Ihren Körper und Ihren Geist übernehmen, können Sie sich selbstbewusst und sicher fühlen. Egal ob Sie das Haus verlassen oder sich einer sportlichen Herausforderung stellen wollen – jede Aktivität, die es Ihnen ermöglicht, Ihre Ziele zu erreichen, gibt Ihnen das Gefühl, die Kontrolle zu behalten. Warum sich also nicht die Zeit nehmen, Ihre geistige und körperliche Gesundheit in den Vordergrund zu stellen? Körperliche Aktivitäten, Sport und Entspannungstechniken können dazu beitragen, das Körperbewusstsein zu schärfen und uns auf den gegenwärtigen Moment zu konzentrieren. Wenn wir uns auf eine körperliche Aktivität konzentrieren, selbst wenn es nur die Aufmerksamkeit auf unsere Atmung ist, sind wir weniger geneigt, uns über die ungewisse Zukunft Sorgen zu machen. Diese Praxis des Gegenwärtigseins kann unsere Neigung, uns über das Kommende Gedanken zu machen, verringern und uns ein Gefühl der Erleichterung vermitteln. Körperliche Aktivitäten und das Setzen erreichbarer Ziele können uns helfen, ein Gefühl der Kontrolle wiederzuerlangen, das dem Gefühl des Kontrollverlusts entgegenwirkt, das viele von uns erleben, wenn wir Angst vor der Zukunft haben.

Der Sprachtest
Wenn Sie während des Trainings nicht klar und deutlich sprechen können, könnte dies ein Zeichen dafür sein, dass die Intensität zu hoch ist. Mit dem sogenannten Sprachtest können Sie die richtige Intensität für Ihr Training bestimmen. Der Sprachtest bedeutet, dass Sie sprechen können, ohne außer Atem zu geraten oder Seitenstechen zu bekommen. Verlangsamen Sie gegebenenfalls Ihre Atmung und reduzieren Sie insbesondere das Gewicht, das Sie heben, um sicherzustellen, dass Sie auf dem richtigen Niveau trainieren.

Das optimale Trainingsprogramm
Ein individuell auf Sie zugeschnittenes Trainingsprogramm kann Ihre allgemeine körperliche Fitness verbessern, Ihre Kraft und Ausdauer steigern und Ihnen dabei helfen, beweglicher und entspannter zu werden. Es ist jedoch wichtig, alle persönlichen Einschränkungen zu berücksichtigen und eine Aktivität zu unterbrechen, wenn sie Schmerzen oder Unbehagen verursacht. Um das Training fortzusetzen, ohne den Körper zu überfordern, muss die Intensität der Übungen verringert und gleichzeitig die Dauer erhöht werden. Pausen sind wichtig, damit sich Ihr Körper erholen kann. Es ist sehr empfehlenswert, während des Trainings ausreichend Flüssigkeit wie Tee oder Wasser zu trinken. Mit einem Sport- und Bewegungsprogramm, das Sie mindestens dreimal pro Woche für jeweils eine Stunde absolvieren, können Sie

Ihre Muskeln stärken und Ihre Ausdauer verbessern. Es ist normal, sich nach einer Stunde Sport müde zu fühlen. Es ist besser, regelmäßig zu trainieren, auch wenn es nur kurze Einheiten sind. Selbst 10–15 Minuten pro Tag sind hilfreich, anstatt aufzugeben und sich einzureden, dass man es nicht schafft. Ja, selbst 10–15 Minuten pro Tag sind hilfreich!

9.8 Krebssportgruppe

Die Teilnahme an einer Sportgruppe für Krebspatienten und -überlebende kann eine wertvolle Unterstützung im Genesungsprozess sein. Indem die Teilnehmer ihre sportlichen Aktivitäten selbst steuern und sich Ziele setzen, können sie aktiv an ihrer Erholung mitwirken. Die Gruppensituation ermöglicht zudem den Aufbau von Kontakten und den Austausch mit Gleichgesinnten, was das geteilte Verständnis erleichtern kann. Dies kann ein starker Anreiz sein, sich einer solchen Gruppe anzuschließen. Letztlich kann dies dazu beitragen, dass wir uns besser an ein Bewegungsprogramm halten und unsere Lebensqualität verbessern [21]. Moderatoren mit spezieller Erfahrung in der Arbeit mit Krebssportgruppen unterstützen die Teilnehmer dabei, ihre Fähigkeiten einzuschätzen und das Programm an ihre körperlichen Bedürfnisse anzupassen. Dies kann Aspekte wie die Verbesserung von Koordination, Gleichgewicht, Beweglichkeit, Ausdauer und Kraft umfassen. Vor der Teilnahme an einer Aktivität sollten Sie Ihren Betreuer über mögliche Probleme, wie einen niedrigen Blutdruck oder ein erhöhtes Frakturrisiko aufgrund einer Osteoporose informieren. In einigen Fällen ist auch die Erlaubnis Ihres Arztes für bestimmte Aktivitäten erforderlich.

Einige Patienten bevorzugen es, einem „normalen" Verein beizutreten, um sich von ihrem Krebsumfeld zu distanzieren und über andere Themen zu sprechen. Viele Vereine bieten Anfängerprogramme an, die auch für diese Patienten geeignet sind. Andere wiederum möchten in ihren bereits bestehenden Sportverein zurückkehren, wo sie schon Freunde gefunden haben. Für Wettkämpfe kann manchmal ein ärztliches Attest erforderlich sein.

Krebspatienten möchten oft im Rahmen ihres körperlichen Genesungsplans Sport treiben, zögern jedoch manchmal, einem Team beizutreten, aufgrund von negativen Gefühlen wie geringem Selbstwertgefühl, Problemen mit dem Körperbild oder ständigen Gedanken an ihre Krankheit. In solchen Fällen kann ein professioneller Trainer durch Unterstützung, soziale Interaktion und Motivation helfen, was für eine erfolgreiche Rehabilitation entscheidend ist. Es ist immer ratsam, bei Fragen mit einem Fachmann zu sprechen, auch im Hinblick auf die Teilnahme an einer Krebssportgruppe. Ein Traingstagebuch kann ein äußerst wertvolles Werkzeug sein, um Ihre körperliche Aktivität in der Krebssportgruppe zu dokumentieren. Indem Sie Ihre Gefühle, Erfolge, Herausforderungen und die Intensität Ihrer Aktivitäten genau aufzeichnen, können Sie besser auf Ihren Körper hören und erkennen, welche Übungen Ihnen am meisten Freude bereiten. Als ersten Schritt können Sie die Krebssportgruppe um eine Vorlage für ein solches Tagebuch bitten. Dies unterstützt Sie dabei, ein persönliches Tagebuch zu führen, das Ihren individuellen Fortschritt widerspiegelt. Mit diesem Tagebuch gewinnen Sie mehr Einblick in die Auswirkungen der verschiedenen Übungen auf Ihr Wohlbefinden. Zudem erleichtert es Ihnen, konstruktive Gespräche mit Betreuern und Gesundheitsfachkräften zu führen.

9.9 Übungen für zu Hause

Heutzutage ist es nicht mehr nötig, das heimische Nest zu verlassen, um effektiv zu trainieren. Sie können auch sehr einfach zu Hause an Aktivitäten teilnehmen, die Ihr Wohlbefinden fördern, um Ihre Energie zu steigern. Simple Übungen wie Stretching sind hervorragend, um die Wirbelsäule und den Oberkörper beweglich zu halten, sowie um Rücken, Beine, Schultern, Gesäß und Bauchmuskeln zu stärken. Sie können einfache Übungen ausführen, die die Schulterbeweglichkeit verbessern, während Sie gleichzeitig auf Ihren Atem achten und abwechselnd Muskelgruppen anspannen und entspannen. Diese Grundlagen der körperlichen Fitness tragen dazu bei, dass Sie stark, fit und wohlaussehend bleiben.

Denken Sie beim Training daran, auf Ihre Atmung zu achten. Sollten Sie Schmerzen verspüren, hören Sie sofort auf. Nehmen Sie sich kurze Pausen, um Ihren Rhythmus während der gesamten Trainingseinheit gleichmäßig zu halten. Viele einfache Übungen können Sie zwischen oder nach physiotherapeutischen Sitzungen zu Hause durchführen, um Ihre Energie, Beweglichkeit, Kraft und Gleichgewichtsfähigkeit zu verbessern.

9.10 Das tägliche Leben als Übung

Es ist ziemlich einfach, Ihre körperliche Aktivität zu steigern, ohne sich dabei übermäßig anzustrengen. Sie müssen nicht unbedingt einen Kurs besuchen oder einer Sportgruppe beitreten. Stattdessen können Sie Ihr Alltagsleben mit unkomplizierten und unterhaltsamen Aktivitäten bereichern, die Ihnen Freude bereiten. Probieren Sie etwa, statt des Aufzugs die Treppe zu nehmen.

Gehen Sie in Ihrer Nachbarschaft spazieren, anstatt kurze Strecken mit dem Auto zurückzulegen. Unternehmen Sie mit ihrer Familie und Freunden Spaziergänge in der Natur. Spielen Sie mit Ihren Kindern Ball. Diese Aktivitäten tragen dazu bei, Ihre Fitness zu verbessern und in Ihnen eine Leidenschaft und Begeisterung zu entfachen, die weit über das Ziel des Abnehmens hinausgeht. Egal ob Sie tanzen, laufen oder sich einfach mehr bewegen – machen Sie Bewegung zu einem Bestandteil Ihres Lebens, indem Sie neue Arten der körperlichen Betätigung entdecken, die Ihnen Spaß machen. Treppensteigen ist eine hervorragende Möglichkeit, Ihre Muskeln zu stärken. Und denken Sie daran, auf Ihre Atmung zu achten – sie sollte fließend bleiben, und Sie sollten in der Lage sein, während der Aktivität zu sprechen.

9.11 Ein Leitfaden für Patienten

Sich körperlich zu betätigen, ist eine hervorragende Möglichkeit, die geistige Gesundheit zu stärken. Der Einstieg sollte jedoch nicht einschüchternd sein. Finden Sie heraus, wie viel Zeit Sie wöchentlich für Bewegung einplanen können. Dabei können Sie mit einfachen Aktivitäten, wie beispielsweise Spazierengehen, Stretching, einfachen Fitnessübungen oder Aktivitäten wie Yoga beginnen, um Ihr Fitnesslevel allmählich zu steigern. Selbst wenn Sie nicht mehr über dieselbe Energie oder Flexibilität verfügen wie früher, kann es inspirierend sein, körperliche Aktivitäten auszuführen, die Sie in jüngeren Jahren genossen haben.

Teilen Sie Ihre Pläne mit Ihren Freunden und Ihrer Familie und nehmen Sie gemeinsam an Kursen oder Aktivitäten teil, wie im Fitnessstudio, im Tischtennisverein oder beim Schwimmen. Sobald Sie wissen, welche Art von Bewegung Ihnen gefällt und wie viel Zeit Sie dafür benötigen, geht es darum, Wege zu finden, um motiviert zu bleiben und Ihren Plan durchzuhalten. Vergessen Sie nicht, dass jedes Bisschen zählt, auch wenn Sie nur langsam vorankommen. Regelmäßige Belohnungen können dabei helfen, die Motivation zu erhalten. Jeder sollte seinen eigenen Anreiz finden. Vielleicht freuen Sie sich auf einen Ausflug, wenn Sie ein Ziel erreicht haben. Denken Sie daran: jeder Schritt, so klein er auch sein mag, bringt Sie voran!

9.12 Verbesserung der Lebensqualität

Regelmäßige Bewegung ist ein wesentlicher Bestandteil eines gesunden Lebensstils und sollte nicht vernachlässigt werden. Sie trägt nicht nur zu unserem allgemeinen Wohlbefinden bei, sondern verbessert auch unsere

Mobilität, Kraft und Ausdauer. Außerdem kann Bewegung die natürlichen Abwehrkräfte unseres Körpers stärken und die Nebenwirkungen einer Krebsbehandlung, wie Müdigkeit, verringern. Dies führt zu einer gesteigerten Leistungsfähigkeit und einem erhöhten Selbstvertrauen, was wiederum unsere Lebensqualität deutlich verbessert. Kurzum, regelmäßige körperliche Aktivität leistet einen unschätzbaren Beitrag zu unserer psychischen Gesundheit und unserem physiologischen Wohlbefinden [10].

Zusammenfassung
Körperliche Aktivität spielt eine entscheidende Rolle in der Krebsprävention und -behandlung. Sie reduziert das Krebsrisiko, verbessert die Überlebenschancen und lindert Nebenwirkungen der Behandlung. Aerobes und Widerstandstraining sind besonders wirksam, da sie die Krebszellaktivität hemmen und die körperliche Fitness steigern. Regelmäßige Bewegung stärkt das Immunsystem, verbessert die Stimmung und erhöht die Lebensqualität. Es wird empfohlen, ein individuell angepasstes Trainingsprogramm zu erstellen, das aerobe Übungen, Krafttraining und Beweglichkeitsübungen beinhaltet. Die Teilnahme an Krebssportgruppen kann zusätzliche Unterstützung und Motivation bieten. Am Ende des Kapitels wird betont, dass jede Form von Bewegung zählt und dass es einfache Möglichkeiten gibt, den Alltag aktiver zu gestalten.

Literatur

1. Schrack, J. A. et al. Understanding physical activity in cancer patients and survivors: new methodology, new challenges, and new opportunities. Cold Spring Harb Mol Case Stud 2017;3(4).10.1101/mcs.a001933.
2. Global cancer facts & figures. https://www.cancer.org/research/cancer-facts-statistics/global-cancer-facts-and-figures.html (accessed 2024-07-05).
3. Wiseman M et al. Food, nutrition, physical activity and the prevention of cancer: a global perspective. Summary, 2007.
4. Pedersen, B. K.; Saltin, B. Exercise as medicine – evidence for prescribing exercise as therapy in 26 different chronic diseases. Scand J Med Sci Sports 2015, 25 Suppl 3, 1–72. https://doi.org/10.1111/sms.12581.
5. McTiernan A et al. Physical activity in cancer prevention and survival: a systematic review. 2019;51:1252–1261.
6. Umar, A.; Dunn, B. K.; Greenwald, P. Future directions in cancer prevention. Nat. Rev. Cancer 2012, 12 (12), 835–848. https://doi.org/10.1038/nrc3397.
7. Friedenreich, C. M. et al. Physical activity and survival after prostate cancer. Eur Urol 2016;70(4):576–585. https://doi.org/10.1016/j.eururo.2015.12.032.

8. Rocha-Rodrigues, S. et al. "Skeletal muscle – adipose tissue – tumor axis: molecular mechanisms linking exercise training in prostate cancer." Int. J. Mol. Sci., 2021, 22(9). https://doi.org/10.3390/ijms22094469.
9. Matta, K. et al. Healthy lifestyle change and all-cause and cancer mortality in the European prospective investigation into cancer and nutrition cohort. BMC Med. 2024, 22(1), 210.
10. Kesting, S.; Weeber, P.; Schönfelder, M.; Renz, B. W.; Wackerhage, H.; von Luettichau, I. Exercise as a potential intervention to modulate cancer outcomes in children and adults? Front. Oncol. 2020, 10. https://doi.org/10.3389/fonc.2020.00196.
11. Cole, S. W.; Sood, A. K. Molecular pathways: beta-adrenergic signaling in cancer. Clin Cancer Res 2012, 18 (5), 1201–1206. https://doi.org/10.1158/1078-0432.CCR-11-0641.
12. Elenkov, I. J. Glucocorticoids and the Th1/Th2 balance. Ann. N. Y. Acad. Sci. 2004, 1024 (1), 138–146. https://doi.org/10.1196/annals.1321.010.
13. Run for your life: Exercise protects against cancer. ScienceDaily. https://www.sciencedaily.com/releases/2016/04/160407121459.htm (accessed 2024-07-04).
14. Hojman, P. et al. Exercise-induced muscle-derived cytokines inhibit mammary cancer cell growth. Am J Physiol Endocrinol Metab 2011;301(3). https://doi.org/10.1152/ajpendo.00520.2010.
15. Roy, P. et al. Exercise-induced myokines as emerging therapeutic agents in colorectal cancer prevention and treatment. Future Oncol 2018;14(4):309–312. https://doi.org/10.2217/fon-2017-0555.
16. Vu, T. T. et al. The role of decorin in cardiovascular diseases: more than just a decoration. Free Radic Res 2018;52(11–12):1210–1219. https://doi.org/10.1080/10715762.2018.1516285.
17. Manole, E. et al. Myokines as possible therapeutic targets in cancer cachexia. J Immunol Res 2018;2018:8260742. https://doi.org/10.1155/2018/8260742.
18. Courneya, K. S. Physical activity and cancer survivorship: a simple framework for a complex field. Exerc Sport Sci Rev 2014, 42 (3), 102–109. https://doi.org/10.1249/JES.0000000000000011.
19. Cormie, P. et al. The impact of exercise on cancer mortality, recurrence, and treatment-related adverse effects. Epidemiol Rev 2017;39(1):71–92. https://doi.org/10.1093/epirev/mxx007.
20. Lemanne, D. et al. The role of physical activity in cancer prevention, treatment, recovery, and survivorship. Oncol. Williston Park 2013;27(6):580–585.
21. Abdin, S. et al. A systematic review of the effectiveness of physical activity interventions in adults with breast cancer by physical activity type and mode of participation. Psychooncology 2019;28(7):1381–1393. https://doi.org/10.1002/pon.5101.
22. Miyamoto, T. et al. Effect of post-diagnosis physical activity on breast cancer recurrence: a systematic review and meta-analysis. Curr. Oncol. Rep. 2022. https://doi.org/10.1007/s11912-022-01287-z.
23. Spei, M.-E. et al. Physical activity in breast cancer survivors: a systematic review and meta-analysis on overall and breast cancer survival. The Breast 2019;44:144–152. https://doi.org/10.1016/j.breast.2019.02.001.

Epilog

Dieses Buch hat uns in die atemberaubende Welt der Zellen entführt, die, trotz ihrer geringen Größe, eine unvorstellbare Komplexität besitzen und das Fundament des Lebens bilden. Wir haben die erstaunliche Vielfalt der Zellfunktionen und die Präzision des Zellzyklus kennengelernt. Diese Zellen bilden das Gewebe und die Organe im menschlichen Körper. Zugleich haben wir erkannt, dass Störungen in diesem Zyklus zu unkontrolliertem Zellwachstum und Krebs führen können.

Wir haben tiefgreifende Einblicke in das Wesen von Krebs gewonnen, seine Ursachen und Charakteristika erforscht. Die kritische Rolle von DNS-Mutationen, insbesondere Treibermutationen, wurde beleuchtet, ebenso wie die Einflüsse des Microenvironments und Entzündungen auf die Krebsentstehung.

Wir haben gelernt, dass eine Vielzahl von Risikofaktoren, von genetischen Dispositionen bis zu Umwelteinflüssen zur Entwicklung von Krebs beitragen. Krebsprävention hat sich als ein wesentlicher Baustein erwiesen, um Krebs frühzeitig zu erkennen und zu verhindern. Untersuchungen wie die Mammografie, der Pap-Test und Darmspiegelungen sind notwendig, da sie Vorstufen von Krebs und frühe Krebsstadien entdecken können. Die regelmäßige Anwendung dieser Tests kann Leben retten und verlängern. Nach der Diagnose arbeiten Ärzte in Tumorboards daran, die optimale Behandlung zu bestimmen. Jede Therapie muss individuell angepasst werden, da Krebs und die Reaktion der Patienten variieren. Lokale Behandlungen wie Chirurgie und

Strahlentherapie sind bei einigen Patienten erfolgreich, während andere von Chemotherapie profitieren.

Die emotionale und psychische Belastung durch eine Krebsdiagnose wurde offengelegt. Wir haben verstanden, dass Krebs zwar nicht mehr zwangsläufig ein Todesurteil ist, aber weiterhin Angst, Stress und Depression hervorrufen kann. Die Stärke von Familie, Freunden, medizinischem Personal und Selbsthilfegruppen sind in diesem Kampf unverzichtbar.

Krebsüberlebende stehen vor der Herausforderung, mit den Folgen des Überlebens und möglichen Spätfolgen der Behandlung zurechtzukommen. Survivorship. Pläne und regelmäßige Nachsorge sind essenziell, um Rückfälle und Folgeerkrankungen frühzeitig zu erkennen und zu behandeln. Die Bedeutung einer gesunden Ernährung für Krebsprävention und -behandlung wurde unterstrichen. Eine Ernährung, die reich an Obst und Gemüse ist, kann das Krebsrisiko senken, während verarbeitetes Fleisch und Alkohol es erhöhen. Körperliche Aktivität hat sich als ein mächtiger Verbündeter in der Krebsprävention und -behandlung erwiesen. Sie vermag das Krebsrisiko zu reduzieren, die Überlebenschancen zu verbessern und Nebenwirkungen der Behandlung zu lindern.

Abschließend erkennen wir, dass der Kampf gegen Krebs ein vielschichtiger Ansatz ist, der Prävention, Früherkennung, maßgeschneiderte Therapien, psychologische Unterstützung und Lebensstilveränderungen umfasst. Jeder Schritt auf diesem Weg ist bedeutend und führt uns zu einer gesünderen Zukunft, in der Krebs nicht länger als unbesiegbarer Feind, sondern als eine Herausforderung gesehen wird, der wir gemeinsam mit Mut und Entschlossenheit begegnen können.

Stichwortverzeichnis

A

Abwarten 158
Adipositas 59, 238, 240
Adjuvante Behandlung 160
Alkoholkonsum 59, 231
    und Rauchen 233
Alkoholmissbrauch 56
Allel 13
Allergie 51
AlphaMissense 139
Alter 67
Alterungsprozess 67
Aminosäure 9
Anämie 109
Anamnese 105
Andropause 180
Angiogenese 48, 58
Angiogenese 75
Angiogenesehemmer 191
Angst 146
    vor Rückfällen 221
Anti-Aging-Medizin 68
Antikörper 184
Antikörper-Wirkstoff-Konjugat
    (ADC) 177
Antioxidans 244
Apoptose 17. Siehe auch Zelltod

Apoptose 72
Apoptosegen 33, 79
App-Diagnostik 131
Arsen 62
Asbest 46, 62
Ausdauertraining 265, 273
Autoimmunerkrankung 51

B

Ballaststoff 254
Bauchspeicheldrüsenkrebs 60, 97, 194
Benigner Tumor 25
Benzol 62
Bestrahlung 124, 159
Beweglichkeit 274
Bikarbonat 174
Biopsie 125
    chirurgische 127
Blei 62
Blutausstrich 128
Blutbild 109
Blutgefäß 48, 75
Blutkörperchen 3
    rote 175
    weiße 57, 109, 129, 175

Blutkrebs 27
Blutplättchen 175
Blutstammzelle 67
Bluttest 109
Bösartiger Tumor 25
Bronchoskopie 111
Brustkrebs 59, 66, 179
Brustkrebsrisiko 89
Brustkrebs-Screening 90, 91
B-Zelle 54

C

Cadmium 62
CAR-T-Zelltherapie 196
CEA-Test 130
Chemotherapeutikum 171
    Resistenz 178
    Tablettenform 171
Chemotherapie 168, 169
    Behandlungszyklus 175
    Nebenwirkungen 172
Chlamydien 56
Chrom 62
Computertomografie (CT) 115
Cortisol 148
CRISPR-Cas9 198
ctDNS 129
CT-Scan 116
CUP-Syndrom 91
Curcumin 247
CXR-Lung-Risk-Modell 89

D

Darm 50
Darmkrebs 59
    und Ernährung 234
Darmkrebsrisiko 67
Darmkrebsvorsorge 93, 222
Darmmikrobiom 253
Darmspiegelung 93, 110
Depression 149

Diabetes 230, 238
Diagnosemethode 104
Dickdarmtumor 32
Digitale rektale Untersuchung 96
DNS 2, 9, 28
DNS-Base 9, 29
DNS-Reparatur 28, 56
DNS-Sequenzierung 134
Doppelhelix 11

E

Eltern und Krebserkrankung 151
Endoskop 93
Endoskopie 110
Entspannung 274
Entzündung 44, 53, 77
    chronische 51, 55
    und depressive Störungen 149
Entzündungsprozess 57
Enzym 6
Epstein-Barr-Virus-Infektion 56
Ernährung 58, 228
    Einfluss auf Krebsrisiko 228
    in Okinawa 256
    Tipps für Krebspatienten 252
    und Krebstherapie 229
    westliche 230
Ernährungsstrategie 246
Exom-Sequenzierung 135

F

Familie 151
Fast Food 230
Fernrezidiv 217
Fettleber 56
Fettleibigkeit 59, 238, 240
FISH-Scan 134
Fluoreszenz-in-situ-
    Hybridisierung 134
Flüssigbiopsie 129

Freies Radikal 7, 67
Fruchtbarkeit 157, 218
Früherkennungsuntersuchung 99, 223

G

Gammakamera 123
Gammastrahlung 165
Ganzkörper-MRT 121
Gebärmutterhalsabstrich 92
Gebärmutterhalskrebs 92, 224
Gebärmutterkrebs 59
Gebet 152
Gen 9, 13
Genom 9
Gen-Panel-Sequenzierung 135
Glaube 151
Glukosestoffwechsel 78
Grading 139
Grillen 236
Grüner Tee 247
Gutartiger Tumor 25

H

Haarausfall 167, 173
Halskrebs 60
Hämoglobinspiegel 109
Hämorrhoiden 95
Hara Hachi Bu 230
Hautirritation 173
Hautkrebs 60, 61, 194
　　App-Diagnostik 131
HeLa-Zelle 24
Helicobacter pylori 56, 64
Hepatitis-B-Virus 56, 65
Hepatitis-C-Virus 65
Hepatitis-Impfung 224
Histologie 124
Histotripsie 120
HIV-Infektion 64
Hormon 58, 178

Hormonersatztherapie 66
Hormonhaushalt
　　und Ernährung 243
Hormonrezeptor 179
Hormontherapie 178
Humanes Papillomavirus 64
　　Impfung 98, 224
Humangenomprojekt 14, 134
Hysteroskopie 111

I

Immunantwort 54
Immun-Checkpoint-Inhibitor 77, 186
Immun-Checkpoint-Therapie 186
Immunsystem 48, 49, 76, 181
　　Schwächung 176
　　und depressive Störungen 150
　　und Stress 148
Immuntherapie 51, 56, 181
　　aktive 184
　　passive 184
Immunzelle 54
Impfung 51, 98, 223
Initiation 43
Inoperabler Krebs 163
Insulin 58
Insulinresistenz 238
Insulinspiegel 68, 267
Intravenöse Therapie 171
Isoflavon 247

K

Kapselendoskopie 111
Karyotypisierung 133
Karzinogen 43, 46
Karzinom 25
　　basalzelluläres 26
Klinische Studie 202
Klon 32
Knoblauch 248

Knochenkrebs 124
Knochenmark 50, 175
Koloskopie 93, 110
Koordination 274
Körperliche Aktivität 264
  im Alltag 277
  Leitfaden 278
Körperliche Untersuchung 106
Kortison 78, 188
Krafttraining 273
Krebsart 27
Krebschirurgie 160
Krebsentstehung 43, 44
Krebsgen 28
Krebsorganisation 152
Krebsprävention 68, 222
  ernährungsbasierte 249
  primäre 223
  sekundäre 223
  und körperliche Aktivität 264
Krebsrisiko 88
  am Arbeitsplatz 62
  individuelles 87
  und Alkohol 234
  und Ernährung 228
  und Fleisch 234
  und Nahrungsergänzungsmittel 243
  und Übergewicht 241
  und Zucker 238
Krebsrisikofaktor 58
Krebssportgruppe 276
Krebstherapie 156
  und Ernährung 229
  und körperliche Aktivität 264
Krebsüberlebender 216
Krebsuntersuchung 106
Krebsvorsorge 86
Krebsvorstufe 44
Krebszelle 23
Kreuzblütler 249
4K-Score 97

Kühlhelm 174
Künstliche Intelligenz 89
  Bestimmung des Brustkrebsrisikos 89
  Bestimmung des Lungenkrebsrisikos 89
  Suche nach Primärtumor 90
  und Hautkrebsdiagnostik 131
  und Sonografie 118
  zur Brustkrebserkennung 90

L

Latenzzeit 43
Lebensmittel 228
  pflanzliche 247
  ultrahochverarbeitete 242
  verarbeitete 229
Lebensmittelhygiene 251
Lebensmittelsynergie 244
Lebensstil 58, 250, 264, 278
Leberkrebs 56, 120, 224
Leukämie 28, 196
  chronische myeloische 129
Liposom 168
Lokale Behandlung 159
Lokalrezidiv 217
Lungenkrebs 41, 46, 60
Lungenkrebsrisiko 89
Lymphflüssigkeit 54
Lymphgefäß 48
Lymphknoten 50, 54
Lymphom 28, 56, 196

M

Magenkrebs 59
Magnetresonanztomografie (MRT) 120
Makrophage 54
Maligner Tumor 25
MALT-Lymphom 56

Mammasonografie 118
Mammografie 89, 91
Massage 274
Medikamentenverabreichung 168
Meditation 152, 274
Melanom 27, 60
Melatonin 148
Menopause 66, 180
Menstruation 66
Mentor 152
Metastase 27
Metastasierung 45, 48, 75
Methylgruppe 11
Methylierung 9
Microenvironment 52
Mikrobiom 50, 253
Mikro-RNA 194
Mikroskop 162
Mikrotumor 43, 68
Missense-Mutation 139
Mitochondrium 7
Monoklonaler Antikörper (MAB) 184, 191
mRNA 193
MRT 120
Müdigkeit 167
  und Sport 269
Musiktherapie 274
Muskelmasse 265, 273
Mutation 7, 17, 28, 34
Myelom 28
Myokin 266

N

Nachsorge 216
Nadelbiopsie 127
Nahrungsergänzungsmittel 243
Nanoträgersystem 168
Nanovehikel 168
Natürliche Killerzelle 51, 183
Nebenwirkung
  der Chemotherapie 172
  der Strahlentherapie 167
  Schweregrad 172
Neoadjuvante Behandlung 160
Neutrophile 54
Next-Generation-Sequenzierung 136
Nickel 62
Nierenkrebs 59
Nuklearmedizinische
  Untersuchung 123

O

Okinawa 256
Okkultes Blut im Stuhl 94
Omega-3-Fettsäure 249
Onkogen 38, 47, 69
Operation 159
Organoid 195
Östrogen 58, 66, 179
  und Übergewicht 241

P

Pap-Abstrich 92
Passagiermutation 34
PET-Scan 122
Phase-1-, -2- und -3-Studie 203
Phytochemikalie 247
Phytoöstrogen 247
Plasmamembran 8
Polyp 93
Polyphenol 247
Positronen-Emissions-Tomografie (PET) 122
Posttraumatische Belastungsstörung (PTBS) 221
Präzisionsmedizin 189
Primärtumor 90

Probiotikum 254
Progressionsphase 44
Proliferationsgen 34
Promotion 43
Prostatakrebs 67, 96, 180
Prostata-Screening 96
Protein 6
Proteinkinase 42
Protonentherapie 121
Protoonkogen 38, 79
PSA-Test 96
PTBS 221

Q

Quecksilber 62

R

Radiochirurgie 166
Radongas 62
Rand, chirurgischer 161
RAS-Gen 46, 69
Rauchen 46, 58, 60
Reaktive Sauerstoffverbindung 55
Reparaturgen 36, 79
Rezidiv 206, 217, 221
Röntgenbild 113
Röntgenstrahlung 63, 165
Rotes Fleisch 234
Rückfall 206, 217, 221
Rückfall 217

S

Sägemehl 62
Salz 239
Sauerstoff 7
Schilddrüsenkrebs 123
Schlafstörung 148
Schleimhautschädigung 174
Schluckbeschwerden 167, 174
Screening-Programm 88

Screening-Test 86
Selbsthilfegruppe 152
Signalhormon 179
Signalmolekül 48
Signaltransduktionshemmer 191
Signalübertragung 70
Signalweg 39, 80
Soja 247
Solider Krebs 27
Sonografie 118
Spätfolge 217
  psychologische 219
Speiseröhrenkrebs 59
Sport 222
Sporttherapie 271
Sprachtest 275
Staging 139
Stammzelle 16
Strahlentherapie 165, 170
  Nebenwirkungen 167
Strahlung 60
Stress 147
Stresshormon 148
Stuhltest 94, 96
Survivorship-Plan 217
Systemische Behandlung 168
Szintigrafie 123

T

Teilremission 158
Telomer 67, 73
Telomerase 73
Testosteron 58, 179
  und Übergewicht 241
Therapiemüdigkeit 209
Thymusdrüse 50
TNM-System 139
Tracer 124
Training 265
  aerobes 265
  zu Hause 277

Trainingsform 272
Trainingsintensität 275
Trainingsprogramm 275
Treibermutation 34
Tumor, Definition 25
Tumorboard 156
Tumorsuppressor 36
Tumorsuppressorgen 36, 47, 70, 79
Typ-2-Diabetes 230
Tyrosinkinase-Hemmer 42
T-Zelle 51, 54, 183
T-Zell-Rezeptor 185

U

Übelkeit 167
Übergewicht 66, 241, 264
  und Darmflora 255
Ultraschall 118
Umwelteinfluss 58
Unfruchtbarkeit 219
UV-Strahlen 60

V

Vascular Endothelial Growth Factor
  (*VEGF*) 58
Verarbeitetes Fleisch 234
Verhütungsmittel, orales 66
Vinylchlorid 62
Vollgenomsequenzierung 137

Vollwertkost 248
Vorsorgeuntersuchung 217

W

Wachstumsfaktor 57
Wachstumshemmer 191
Warburg-Effekt 239, 266
Wechseljahre 66
Widerstandstraining 265

Z

Zellalterung 73
Zelle 2
Zellseneszenz 18
Zellteilung 15
Zellteilung 69
Zelltod 42
  kontrollierter 18
  programmierter 17, 23
  unkontrollierter 44
Zelltod
  kontrollierter 72
Zelltyp 16
Zellzyklus 15, 17, 43, 70
Zielgerichtete Therapie 189
Zitrusfrucht 248
Zucker 237
Zytometrie 128

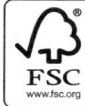
MIX
Papier aus verantwortungsvollen Quellen
Paper from responsible sources
FSC® C105338

If you have any concerns about our products,
you can contact us on
ProductSafety@springernature.com

In case Publisher is established outside the EU,
the EU authorized representative is:
**Springer Nature Customer Service Center GmbH
Europaplatz 3, 69115 Heidelberg, Germany**

Printed by Libri Plureos GmbH
in Hamburg, Germany